TRÄNING
FÖR NYBLIVNA MAMMOR

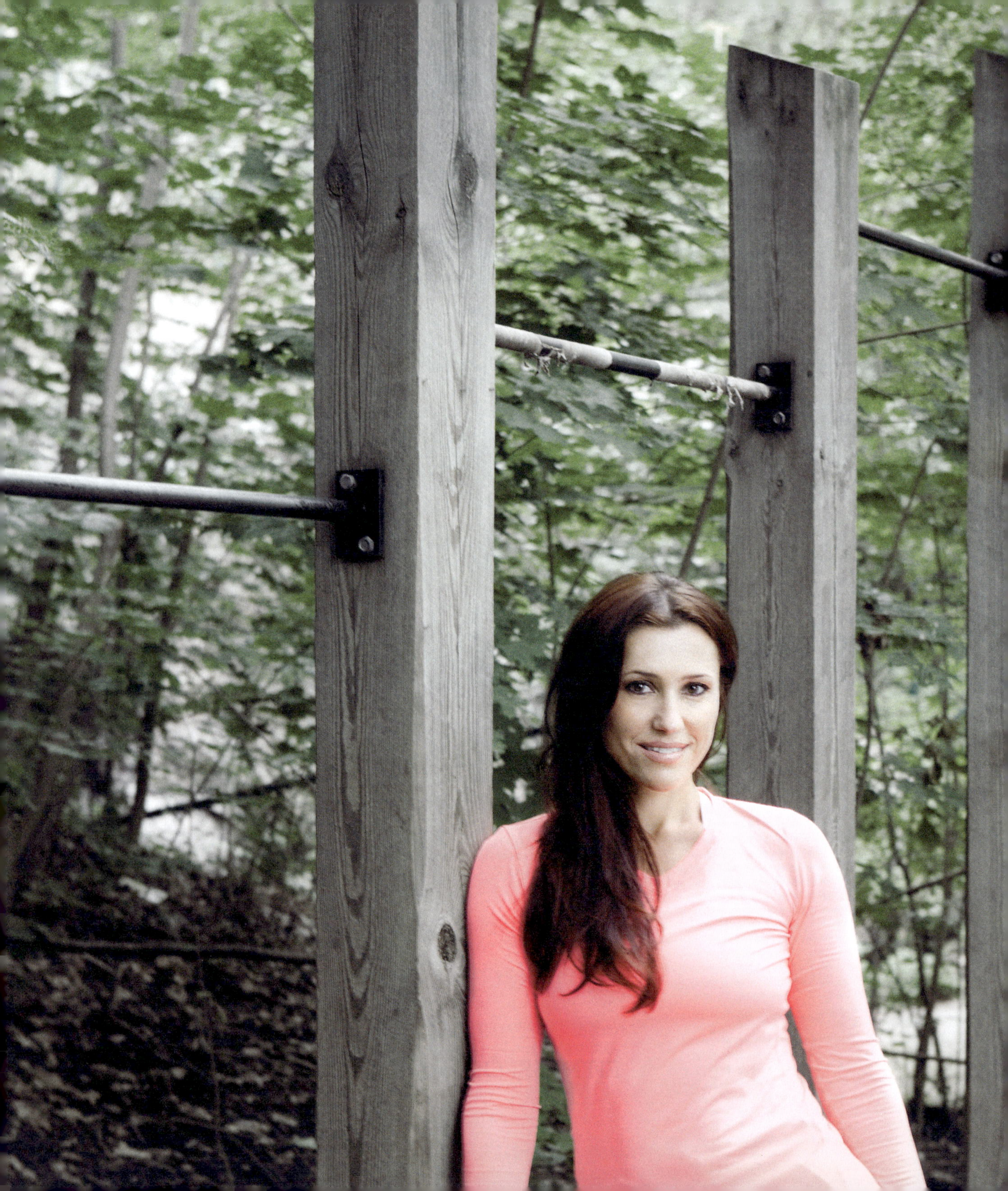

TRÄNING
FÖR NYBLIVNA MAMMOR

OLGA RÖNNBERG

FOTO PÄR OLSSON

FITNESSFÖRLAGET

Om du vill veta mer eller boka
mig som personlig tränare online,
besök min hemsida
www.mammafitness.se

fitnessförlaget
– en del av Bonnier Fakta

Fitnessförlaget
Box 3159, 103 63 Stockholm

Grafisk form Anna-Karin Sundin
Redaktör Linnéa von Zweigbergk
Repro Italgraf Media
Tredje tryckningen
Tryckt hos Livonia Print, Lettland 2013
ISBN 978-91-7363-054-2

INNEHÅLL

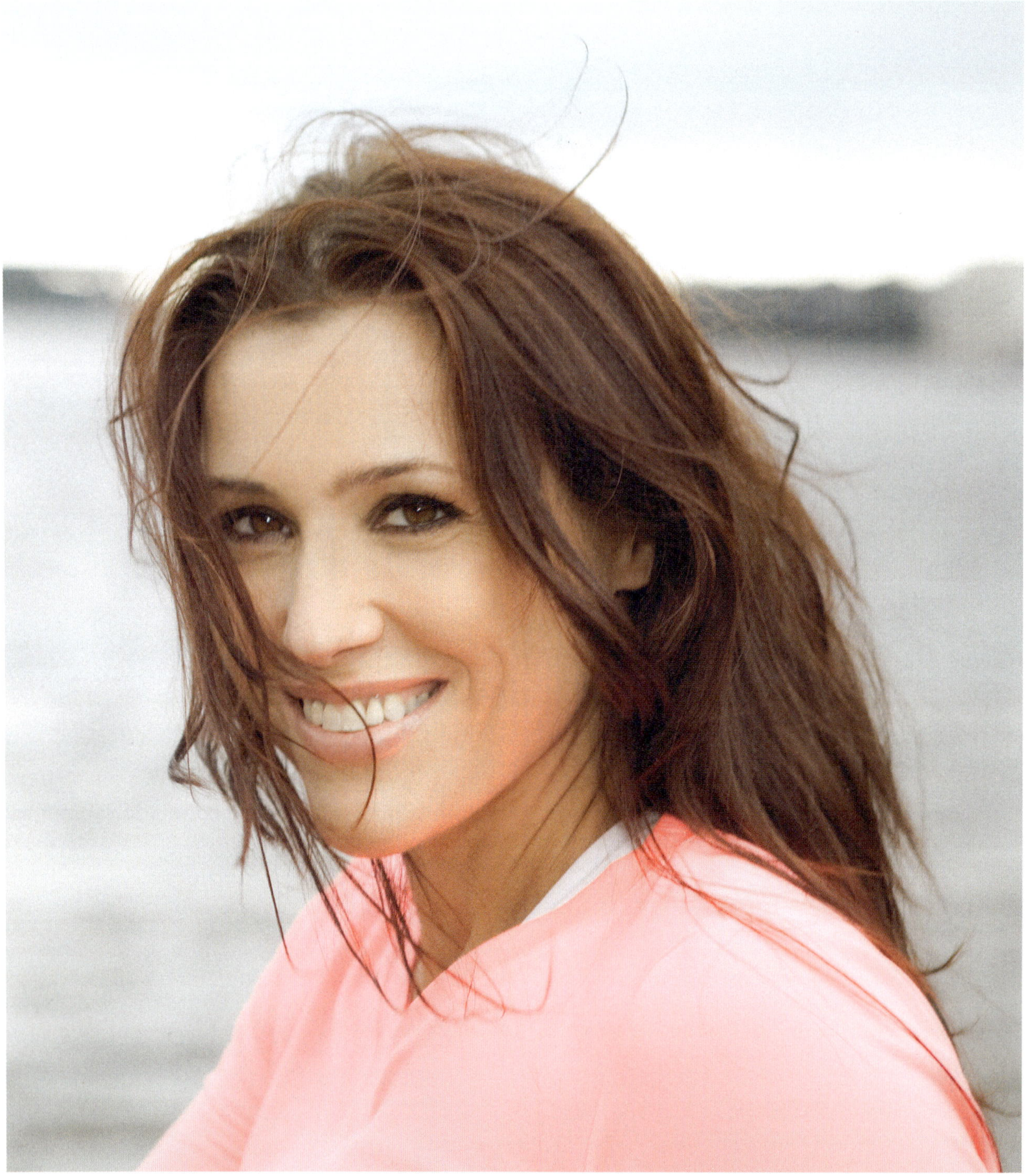

MIN TRÄNINGSRESA

Jag blev mamma för första gången redan som nittonåring. Viktuppgången under graviditeten blev 30 kilo. Hur kunde det bli så mycket? Svaret är enkelt – jag gillade mat och avskydde att röra på mig. Eller snarare, träning hade aldrig varit en del av mitt liv. På den tiden fanns inga riktlinjer för hur mycket en kvinna får gå upp under sin graviditet, inte heller fick man några träningsråd. Efter graviditeten gick jag ner i vikt på absolut fel sätt, med att äta för lite, gå på pulverdiet och dessutom utan träning. Efter nästa graviditet, fyra år senare, stod vågen återigen på 30 kilo för mycket. Även denna gång gick jag ner i vikt på samma felaktiga sätt. Tredje gången blev uppgången lika stor. Och där stod jag – trebarnsmamma med övervikt. Trött, otränad, utan flås och allt kändes bara hopplöst och jobbigt. Uppförsbacken var rätt så brant – det var precis så jag kände det. Nu fick det bara vara nog!

Min räddning blev fysisk aktivitet. Från att aldrig ha tränat började jag träna sex dagar i veckan. Varenda morgon klockan halv sju stod jag på gymmet, det var enda tiden på dagen jag kunde avsätta för träning. Det är absolut inget jag skulle rekommendera någon idag – det var ett under att jag inte skadade mig. Du kan nog förstå hur desperat jag var att komma i form. Jag tänkte på det dag och natt. Jag tränade, jag åt bra mat, jag tog hand om familjen, jag sov – ungefär så var mitt liv.

Så från att äta helt fel gick jag till att träna helt fel, men visst, resultaten kom! Jag blev piggare, orkade betydligt mer, jag blev starkare och vågen pekade åt rätt håll. Samtidigt började träning bli min nya livsstil och det blev ett naturligt steg att utbilda mig till personlig tränare.

Beslutet att fokusera på enbart mammaträning kom för sex år sedan. Jag såg behovet, jag har varit i samma situation som alla mammor befinner sig i efter förlossningen, och jag visste hur man åstadkommer förändringen. I samma veva startade jag Mamma BootCamp, ett koncept för utomhusträning med barnvagn som i skrivande stund finns på över 70 orter i Sverige och Finland.

Idag har jag även ett par tvillingtjejer, det gör mig alltså till fembarnsmamma. Denna graviditet blev det ultimata testet för mina metoder. Min mage var gigantisk och nu skulle jag tillbaka i min ursprungliga form om inte all min trovärdighet som tränare skulle ifrågasättas. Jag vill nog säga att jag lyckades med råge. Visserligen var mitt utgångsläge bättre än många andras, men jag har inte gått till ytterligheter utan bara noga följt min metod som du finner i denna bok.

Jag hoppas att du ska se den här boken som din träningsbibel under det första året efter barnets födelse. Här visar jag dig steg för steg hur du kan bli starkare, trivas med dig själv och framförallt undvika att hamna i mammafällan som jag gjorde för många år sedan. Mår man bra fysiskt blir allt mycket lättare och roligare. Glad mamma = glad bebis, men även glad familj!

Olga Rönnberg

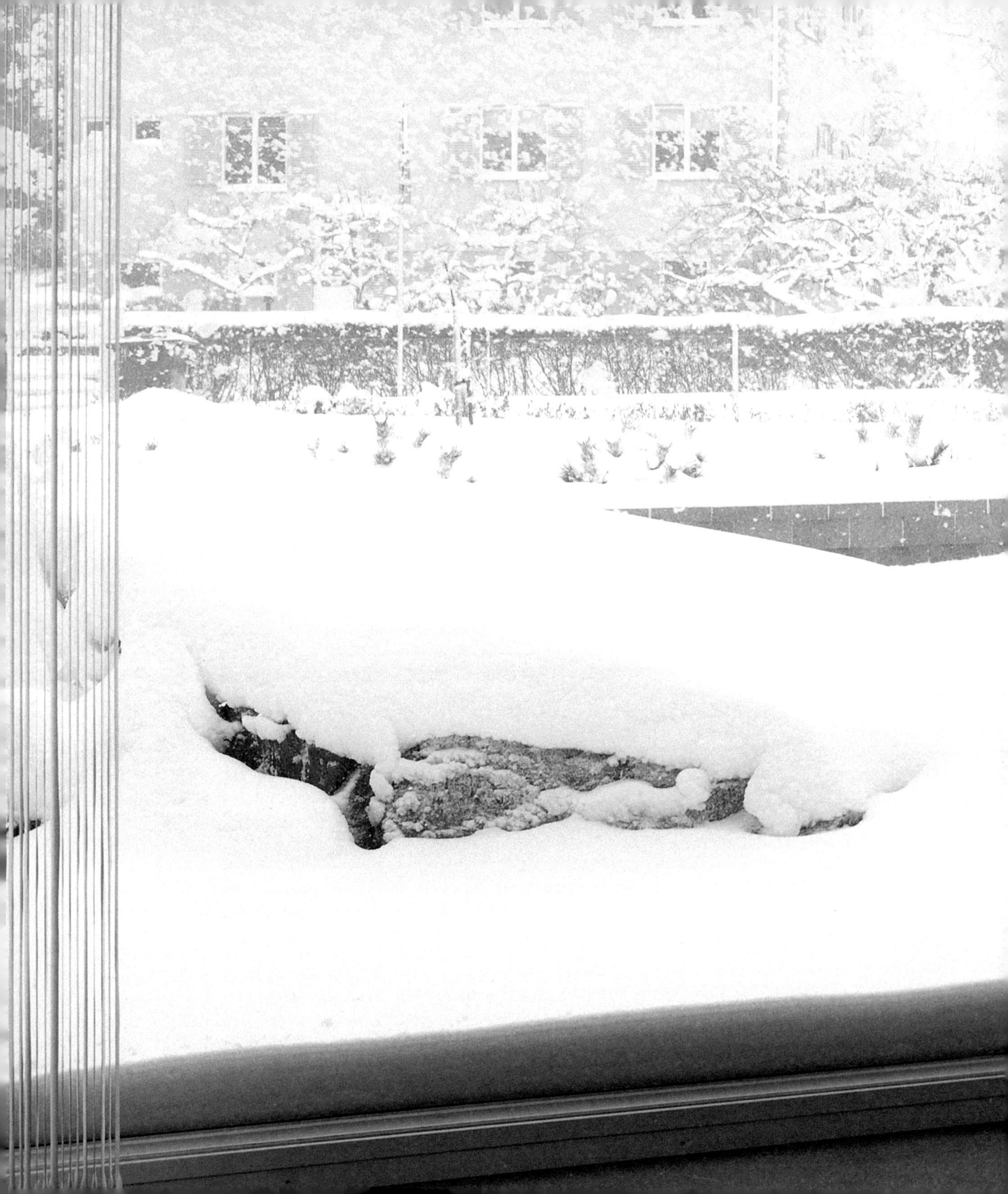

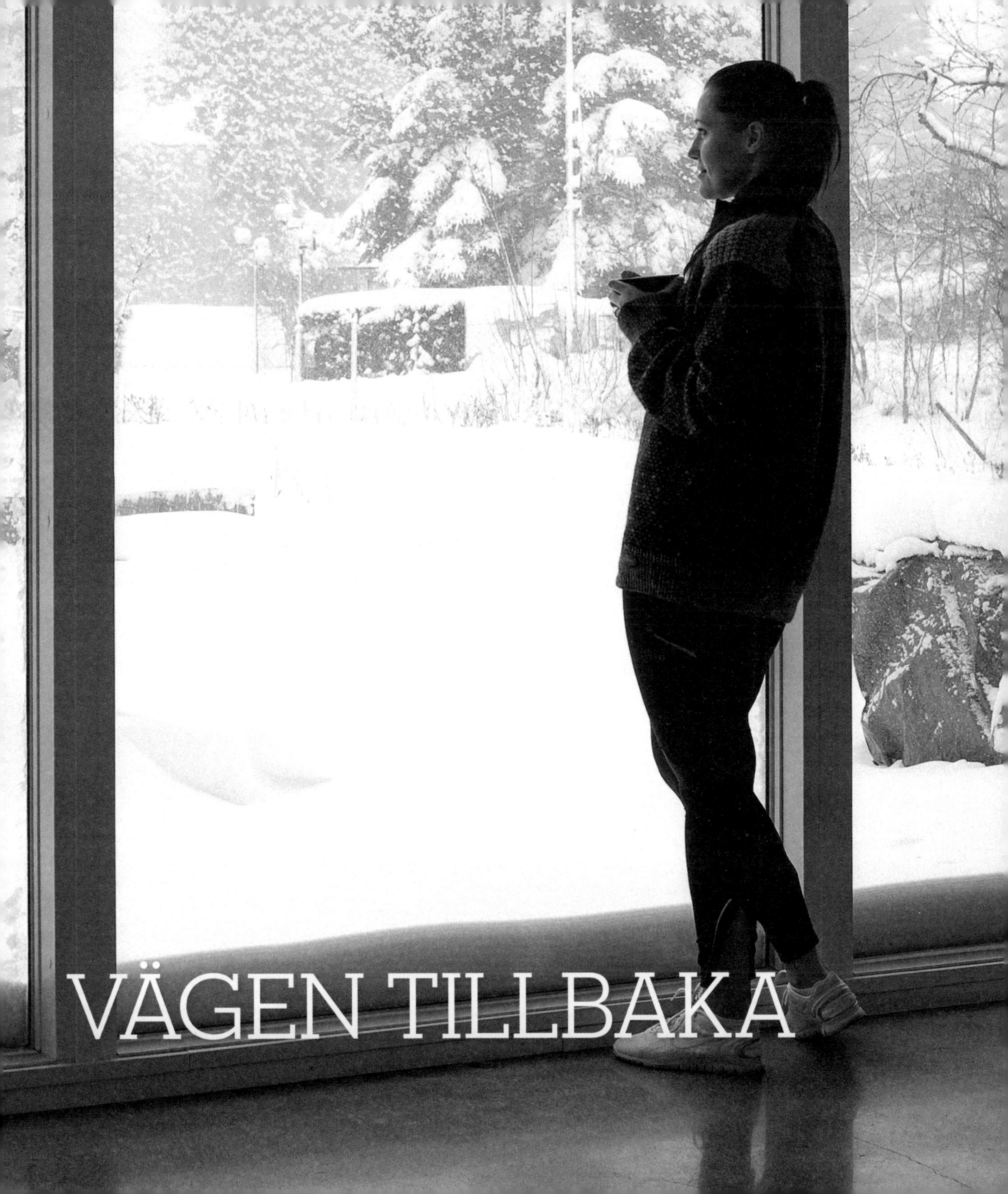

VÄGEN TILLBAKA

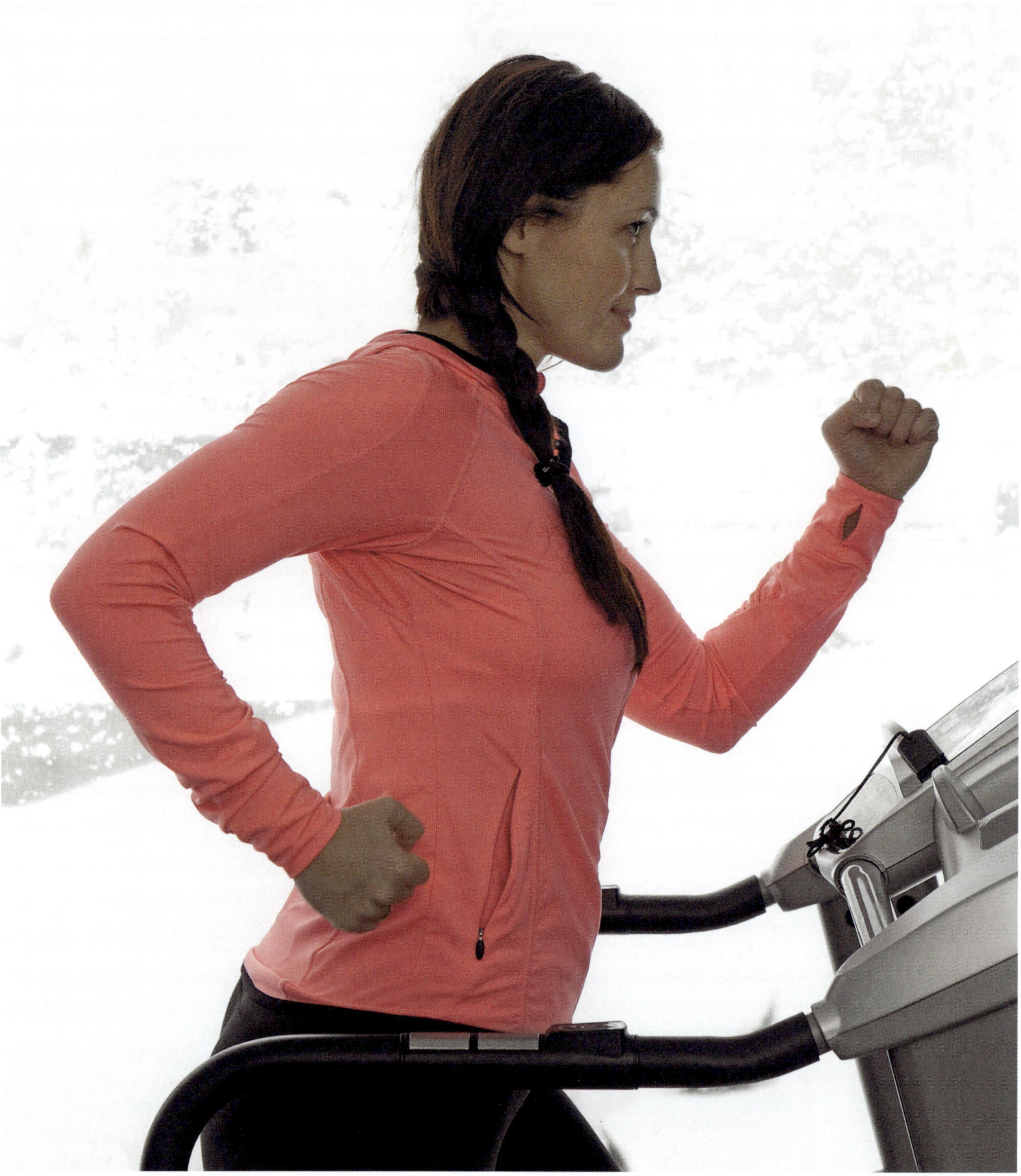

Grattis, du är nybliven mamma! När din bebis har kommit är den något av det vackraste du sett, även om den håller dig vaken på nätterna, vill ha din uppmärksamhet dygnet runt och kräver mat titt som tätt. Du har tur om du själv hinner äta!

Tiden då nyblivna mammor ordinerades total vila är lyckligtvis förbi. Min metod består av fyra steg och omfattar ungefär ett år. Jag resonerar så att om det har tagit dig nio månader att gå upp och bli påverkad av graviditeten kommer det att ta minst lika lång tid att få tillbaka kroppen i sin tidigare form. Det låter logiskt, eller hur? Om din tidigare form var sisådär så kommer du dessutom att bli glatt överraskad över hur mycket du kommer att förbättra din form om du följer mina program. Att komma i form handlar inte bara om träning, kosten är också viktig. Därför kommer jag att i varje steg skriva om hur du ska tänka angående din kost, därefter följer ett konditionsprogram som startar med lugna barnvagnspromenader i steg 1, till tuffare intervallöpning i steg 4. Efter teoridelen kommer mina övningar och träningsprogram.

Du kommer inte att behöva spendera massor av tid på gymmet, det gäller att inte träna mer utan smartare. Man kan åstadkomma mycket på 30–40 minuter per dag. Träning behöver inte vara krångligt och jag vill visa dig i boken att du kan göra alla mina övningar hemma eller på gym.

Jag delar upp varje steg i 2 perioder, en lättare och en tuffare. Den första perioden ska du alltid följa i minst 4 veckor, och tills du känner att övningarna inte är tillräckligt utmanande. Du kan alltid ta med övningar från den första perioden när du kommit in i den andra eller backa tillbaka om det blir för tungt. I det första steget måste du ta god tid på dig med period 1, så att du kommer igång utan skaderisk.

Kan du inte starta direkt efter ditt barns födelse är det inte något problem, men varje steg kan ta lite längre tid. Räkna månad noll nedan som din startmånad.

Så här fördelar jag stegen och månaderna:

Steg 1: Månad 0–3
Steg 2: Månad 3–6
Steg 3: Månad 6–9
Steg 4: Månad 9–12

Jag vill poängtera att det är *mycket viktigt* att du inte hoppar över något av stegen. Det kanske kan ta kortare tid att genomföra varje steg eftersom mycket beror på din ursprungliga form, träningserfarenhet, dina nuvarande förutsättningar i form av tid och engagemang, men det är ändå viktigt att följa träningsprogrammet från början till slut. Varje steg innehåller en viktig del, så om du hoppar över något kommer det att försämra eller försena din återhämtning.

Här är några enkla riktlinjer att tänka på innan du börjar:

- I varje övning ska du fokusera på din hållning – neutral ryggposition, öppen bröstkorg och sänkta axlar. Du kan läsa mer om hållningen på sidan 16.
- Modifiera övningarna om du inte kan utföra dem fullt ut. Om du till exempel har problem med handlederna eller bäckenet, kommer jag att visa hur du kan anpassa övningarna så att dina handleder eller ditt bäcken inte tar ännu mer stryk.
- Övningarna ska inte göra ont, känns det inte bra – avbryt genast. Om det känns fel så är det troligen det. Kanske behöver du backa lite till föregående steg eller göra en blandning av gamla och nya övningar.
- Gör *kvalitativa* repetitioner. Med det menar jag att om det står 15 repetitioner ska du kunna göra alla med bra teknik och rätt vikt.

För att du lättare ska förstå uppbyggnaden av stegen och tanken bakom programmet vill jag att du ska veta vad som pågår mer exakt i kroppen under graviditeten. Du vill nog hoppa direkt till själva programmet, men jag ska försöka förklara det så enkelt som möjligt!

KROPPEN OCH GRAVIDITETEN

Kanske har du redan märkt att något inte är som det ska i kroppen – magen är mjuk och degig, hållningen... Vilken hållning? Du kanske till och med har upptäckt ett litet urinläckage varje gång du nyser eller skrattar. Har du förresten sett hur mycket du svankar? Extra fett har kommit från ingenstans och placerat sig där man minst vill.

Vi är många som känt eller känner så här efter våra förlossningar men jag vill ge dig hopp – i den här boken kommer du att få konkreta steg för steg-tips på hur du kan ändra på precis alla dessa "biverkningar". Och vi börjar inifrån, med andning och hållning.

HJÄRTA

Under graviditeten ökar kroppens behov av syre och detta leder till vissa förändringar för hjärta och blodomlopp.

Blodvolymen i kroppen kan öka med upp till 30–50 procent under graviditeten. Både mängden blodplasma och blodkroppar ökar under graviditeten, men plasman ökar mer. Detta ger sämre syretransport i kroppen. Därför är det inte så konstigt om du känner dig andfådd större delen av graviditeten. Även hjärtfrekvensen ökar, 10–15 fler slag per minut är vanligt.

Några veckor efter förlossningen går blodvolym och hjärtfrekvens tillbaka till normala värden. Omställningen gör att man känner sig sliten och trött. På grund av att vätskan försvinner ur kroppen svettas man också mer än vanligt.

BÄCKENBOTTEN

Bäckenbotten består av 70 procent långsamma muskelfibrer och 30 procent snabba muskelfibrer. Långsamma fibrer kan töjas och är uthålliga eftersom de kan uppta syre, medan snabba muskelfibrer står för snabba kontraktioner. Det är dem som du använder för att knipa vid nysningar eller andra plötsliga påfrestningar.

Bäckenbottens uppgift är att stödja de inre organen i bäckenet och buken. Under graviditeten töjs bäckenbotten ut på grund av det höga trycket från barnets tyngd. Samma gäller även dig som födde med kejsarsnitt, det är många kejsarsnittsmammor som avfärdar bäckenbottenträning. Men vi var i samma båt under graviditeten, även om vi födde på olika sätt.

Smärta i bäckenet och nedre delen av ryggen utlöses på grund av felbelastning eller överbelastning av bäckenleder och/eller ledband. Om vi ska hitta en enda "bov" som orsakar förändringar i kroppen under graviditeten så är det hormonet relaxin!

Relaxin produceras det extra mycket av under graviditeten, särskilt under den första trimestern. Om du var gravid med tvillingar eller har varit gravid tidigare så blir dessa nivåer högre än om du är gravid för första gången.

Relaxinets funktion är att mjuka upp leder och bindväv för att göra det möjligt för barnet att komma ut. Det för med sig uttöjda mag- och bäckenbottenmuskler men även resten av kroppen påverkas. Fotleder, knäleder, vrister, armbågar och axlar. Kvinnor som redan är överrörliga påverkas förstås mest. Du kan även känna av äldre skador under graviditeten.

En naturlig reaktion på hormonet relaxin är foglossning, smärtor kring blygdben och fogar som förvärras vid rörelse.

RYGGEN

Ryggraden består av 33 ben och 24 kotor och är beroende av ligament och muskler för att vara stabil. Stabiliteten är en förutsättning för att ryggraden ska kunna hålla en neutral position då. En neutral position är optimal eftersom kroppens mekanismer fungerar som bäst då. Dessutom minskar eventuell smärta och skador i ryggraden förebyggs. En stabil rygg gör att blodcirkulationen ökar, kroppen blir rörligare och dessutom blir andningen optimal.

Neutral position i ryggraden beror också på positionen i bäckenet. Om bäckenet är framåt- eller bakåtlutat så kommer det även att påverka ryggraden så att en neutral position förhindras.

Besök gärna en kiropraktor för att kolla bäckenet, det kan hamna snett efter graviditeten och det är bra att ett proffs tar en titt. Allt för att du ska slippa snedbelastningar i kroppen som kan påverka ryggraden.

MUSKLER OCH MAGE

En del muskler blir försvagade och behöver stärkas efter graviditeten. Det gäller bäckenbotten, sätesmusklerna, magmusklerna (korsettmuskeln och de sneda magmusklerna) och axelns baksida. Redan under det första steget kommer de här muskelgrupperna att få jobba. Mitt träningsprogram är anpassat efter att ta hand om dessa muskelgrupper så snart som möjligt på ett skonsamt sätt och därför börjar det med andningsövningar.

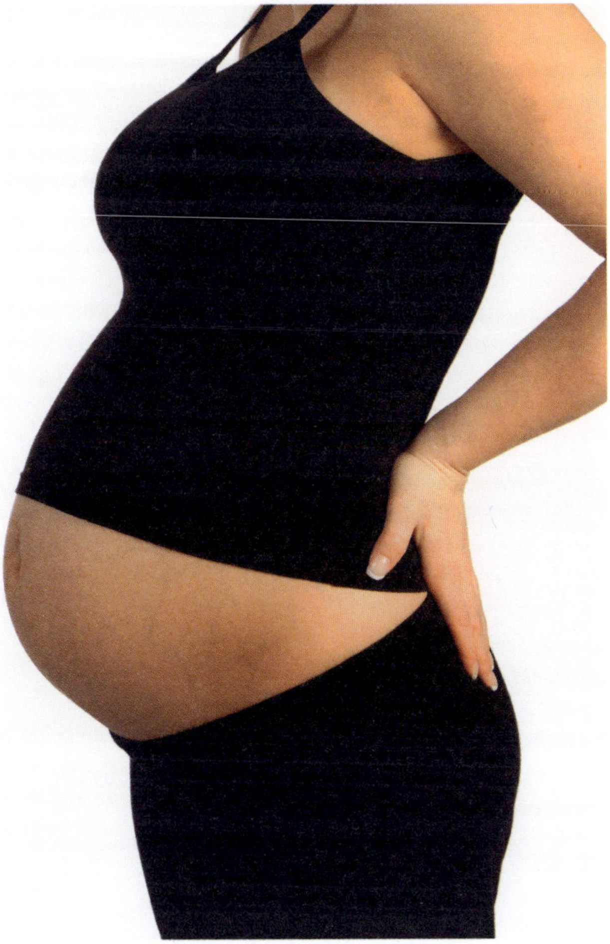

Typiska förändringar vid graviditet: uttöjda magmuskler och ökad svank.

En del muskler blir för korta eller tajta (och behöver därför stretchas ut) under graviditeten. Det gäller höftböjaren, lårets framsida, ländryggens djupa muskler och bröstmuskeln.

Alla de här musklernas olika behov kommer vi att ta hand om med övningarna i den här boken.

Magmuskeldelning

Många mammor går ner i vikt efter sin förlossning, men de kan ändå känna att det är något som inte stämmer. Visst kommer man i sina gamla kläder men hatobjekt nr 1 hos många – magen – hänger inte riktigt med. Den är fortfarande degig och putar ut, oavsett om man gör hundratals situps dagligen. Den vägrar att försvinna. Vad är felet?

Magmuskeldelning eller Diastasis recti (DR) är en separation i den raka magmuskeln, den muskel som bildar ditt så kallade sex-pack. Den delas då i två halvor längs den vertikala mittlinjen och man kan känna ett tydligt mellanrum mellan muskeldelarna mitt på magen.

Det som orsakar separationen tros vara hormonell påverkan och mekanisk stress då magmusklerna sträcks ut i alla riktningar under graviditeten. Separationen kan vara allt mellan 2 cm bred och 12 cm lång till 20 cm bred och lika lång som hela raka magmuskelns längd.

Nästan alla har magmuskeldelning efter en graviditet. Ibland hänger den sig kvar, och det kan orsaka ryggont då ryggraden saknar stödet från magmusklerna och det kan det bli kosmetiska problem i form av att magen tappar sin naturliga form och blir hängig.

Många vet inte ens att de har det och somliga kämpar i åratal för att åtgärda delningen med fel sorts träning. Nedan beskrivs hur du kan mäta din delning, på sid 20-22 får du veta hur du kan åtgärda delningen.

Mät din magmuskeldelning

1. Lägg dig på rygg med böjda ben.
2. Placera fyra fingertoppar ovanför naveln och fyra fingertoppar under naveln. Andas in djupt genom näsan.
3. Andas ut genom munnen och lyft upp ditt huvud och axlarna från golvet. Känner du en vertikal (längsgående) separation av raka magmuskeln och/eller att det blir en markerad uppbuktning? Om det stämmer – var förekommer öppningen? Under eller ovanför naveln, eller kanske båda två?
4. Ligg ner och andas in genom näsan igen.
5. Andas ut genom munnen och lyft upp huvudet och axlarna från golvet.
6. Placera nu fyra fingrar pekande mot fötterna i separationens område.
7. Hur många fingrar ryms det i separationen? En eller två fingrar är normalt. Om du kan placera fler än två fingrar så är separationen stor.

Vad händer med bukmuskulaturen under ett kejsarsnitt?

Många tror att bukens muskulatur skärs av i samband med ett kejsarsnitt. Det stämmer inte riktigt. Snittet är ungefär 10 cm brett och görs strax ovanför blygdbenet. Den raka bukmuskelns bindvävshölje skärs av och magmusklerna kommer att dras isär för att ge fri passage för barnet.

Många kvinnor upplever att det är svårt att komma i form efter ett kejsarsnitt. Självklart är det lite mer komplicerat eftersom det är en operation du har gått igenom. Även om magmusklerna inte var avskurna har vävnaderna utsatts för påfrestningar, både under graviditet och förlossning.

Vad "väger" en graviditet?

- Foster 3, 5 kilo
- Moderkaka 0, 5 kilo
- Livmoder 1 kilo
- Bröst 0, 4 kilo
- Fostervatten 0, 8 kilo
- Blodvolym 1, 3 kilo
- Extra vätska 1, 2 kilo
- Fettinlagring 3, 3 kilo
- Protein 1 kilo

Med andra ord så väger en normal graviditet cirka 13 kilo. Självklart finns det skillnader, vissa samlar mycket vätska som brukar försvinna rätt snabbt direkt efter förlossningen.

Att jag själv gick upp 30 kilo vid var och en av mina graviditeter berodde inte enbart på ren vätska som du kanske förstår!

Ont i kroppen?

- **Bäckensmärta:** Det är normalt att känna av bäckenet så här nära efter förlossningen. Om du får kraftiga känningar under övningarna är mitt tips att använda dig av ett bäckenbälte, ett vanligt brett gummiband eller en scarf under själva träningen. Fokusera på tekniken extra mycket under dina träningspass.
- **Benhinnesmärta:** Du kan uppleva att du börjar få känningar på underbenen. Kroppen kan vara ovan vid långa promenader och benhinnorna kan bli inflammerade, men det kan även bero på att dina sätesmuskler inte jobbar som de ska. Mina tips här blir att inte starta med promenader för tidigt och att inte öka på tiden för snabbt. Ta en vecka i taget och öka tiden med 10–15 minuter per vecka. Sedan ska du också påbörja träningsprogrammet, jag fokuserar extra mycket på att aktivera just sätet.
- **Känsliga handleder:** Om handlederna är ett problem så håll i barnvagnshandtaget underifrån eller på sidorna, på det sättet kommer handlederna vara raka och stabiliserade. Om du gör armhävningar eller diagonala benlyft – gör dem på knytnävarna. Se till att du vrider händerna mot varandra och att handleden hålls rak.
- **Karpaltunnelsyndrom, CTS:** Det är ganska vanligt att gravida och ammande kvinnor drabbas av ger domningar (karpaltunnelsytdrom, CTS) i tumme, pek-, lång- och ringfinger. CTS orsakas av att medianusnerven i handledens karpaltunnel kommer i kläm, oftast på grund av vätskeansamling. Vid övningar som utförs på alla fyra kan du stå på knytnäven, eller hålla i kantiga hantlar som vid känsliga handleder, se text ovan.

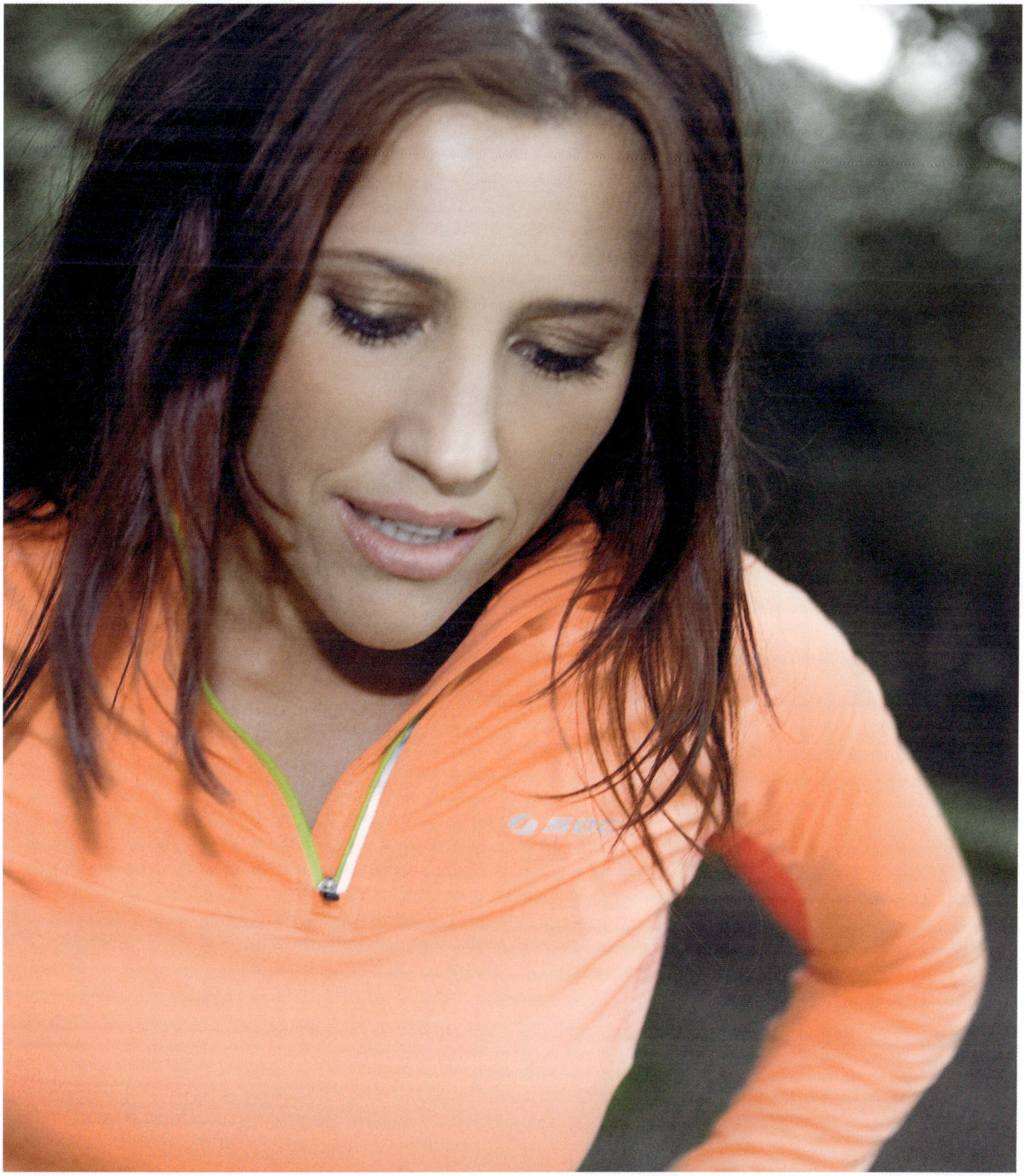

DIN HÅLLNING

En sak är säker: din hållning påverkas av att barnet växer i magen. När barnet blir större och tyngden ökar tippar ditt bäcken framåt. Även ländryggen och knäna påverkas av detta. När kroppen är ur balans så måste den jobba hårdare för att hitta upprätt position. Musklerna som egentligen inte är gjorda för att ge kroppen stöd jobbar extra mycket och blir tajta.

Faktorer som kommer att påverka din hållning:

- Muskulär obalans i förgraviditetstillstånd
- Kroppsliga förändringar på grund av graviditeten
- Barnets storlek
- Viktökning under graviditeten
- Hur tränad man är före, under och efter graviditeten

Vad är bra hållning?

Låt någon kontrollera dessa punkter på din kropp: vristerna, knäna, höfterna, axlarna och örat. Alla dessa punkter ska sett från sidan vara i en rak linje.

Nästan alla nyblivna mammor behöver påminnas om att sträva efter en rakare och "längre" ryggrad – som om du försöker nudda taket med ditt huvud. Låt fötterna peka framåt, undvik att svanka och rulla axlarna bakåt. Känn dig stolt!

Kom ihåg hur mycket jobb det innebär att vara mamma: mycket lyft, bära barnet, böja sig framåt, plocka upp leksaker – bara för att nämna några. Som du förstår blir det en hel del roteringar i bålen och framåtlutade axlar förvärrar situationen ytterligare.

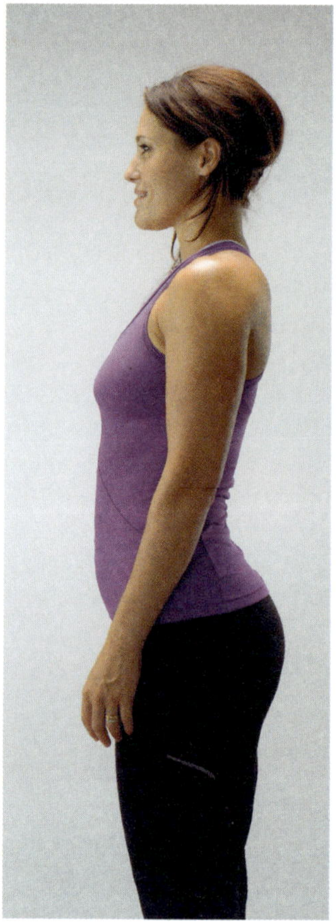

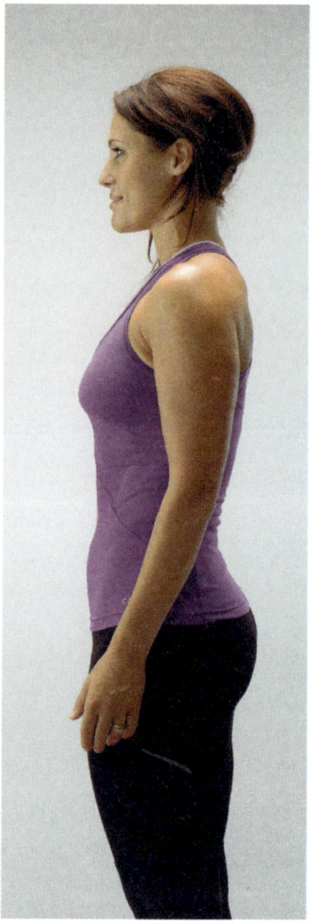

Vänster bild visar en normal kroppshållning efter graviditet, till höger visas den hållning vi strävar efter.

Vad kan du göra åt din hållning redan nu?

Här kommer några tips som kan underlätta för dig. Tipsen är enkla, men kom ihåg att det är detaljerna som gör skillnaden.

- Sitt bekvämt och rakt när du ammar eller matar med flaska.
- Se till att ta stöd av bålmusklerna när du plockar upp barnet från sängen, bilbarnstolen eller matstolen.
- Bär inte skötväskan och barnet på samma sida, utan fördela belastningen på båda sidorna.
- Gör en knäböj varje gång du plockar upp ditt barn eller lägger ner det, inte som om du var en lyftkran och böjer dig fram på raka ben.
- Undvik att hålla barnet på endast en av höfterna.
- Häng inte över vagnen som om den vore en rullator, sträck på dig!
- När du flyttar barnet från ett ställe till ett annat – håll barnet nära dig.
- Undvik att sitta still för länge.
- Undvik att vrida kroppen samtidigt som du lyfter barnet, bilbarnstolen eller något annat tungt.

Vad är bålstabilitet?

Du har säkert hört uttrycket "bålstabilitet". Men vad menas med det?

Begreppet har egentligen inget att göra med styrka utan hur bra musklerna samarbetar för att kunna kontrollera kroppen.

Träningsprogrammet börjar med andningsövningar. När du kan andas på rätt sätt kan du påbörja magmusklernas återhämtning så tidigt som samma dag som du födde.

Diafragman eller mellangärdet är en stabiliserande muskel som skiljer bröst- och bukhålan från varandra. När diafragman spänns ökar trycket i bukhålan.

Om du spänner diafragman och inte släpper ut luften, som till exempel när du gör ett tyngre lyft, kommer du att stabilisera ryggraden och därmed få en bättre hållning. Tänk dig diafragman, korsettmuskeln och bäckenbotten som en cylinder, då blir det lättare att förstå hela bilden.

DIN SÖMN

Som nybliven mamma kommer du säkert inte att få sova så mycket i början. Sömnbristen gör dig inte bara irriterad och skapar koncentrationssvårigheter, dessutom påverkas hormonbalansen i kroppen så att mättnadskänslorna kommer i olag. Stressen som kroppen utsätts för startar överlevnadsmekanismer i kroppen som börjar bygga fettlager för svårare tider och därför ökar suget efter fett och kolhydrater.

Att träna intensivt under sömnbrist kan förvärra situationen. En tumregel: dålig natt = lugnare träning på dagen. En promenad, sömn, stretch och regelbundna måltider är däremot bra.

Nyttiga tips under resans gång

- Se till att du får tillräckligt med protein. Många äter alldeles för lite av det. Det kan jag påstå efter att ha läst några tusen kostdagböcker. Sträva efter 20 gram protein per måltid.
- Hitta en dag då du förbereder din mat inför kommande vecka. Planering är något många har problem med. Oftast litar man på att ”det fixar sig ändå”. Nej, det fixar sig inte, det hela slutar ofta med uteblivna mellanmål, en sockerrik proteinbar eller en stor kylskåpsrensning på kvällen.
- Strunta i vågen om du har några få kilo kvar att gå ner. Gå efter dina kläder, spegeln och känslan. Vem bryr sig om vad vågen visar om du är nöjd med dig själv?
- Ät grönsaker, minst 200 gram per dag.
- Drick vatten! Testa att lägga till apelsinskivor, citronskivor eller gurka för mer smak.
- Krydda din sallad med äppelcidervinäger, bakterier är rädda för syran.
- Var realistisk i det du vill uppnå. Du ska inte ge upp för lätt, men du måste lära känna dina begränsningar.
- Hitta stöd – hemma, bland kompisar, på nätet. Det räcker med fem stödjande personer för att klara dig!
- Förvandling sker inte över en natt, ha tålamod!
- Ta före-bilder, det hjälper dig mer än du tror.
- Var förberedd på att det kan kännas som om du vill lägga av ibland. Det är en del av processen.
- Gör din hälsa till prioritet nummer 1. Vad ska du med allt annat till om inte hälsan finns?
- Ha en plan A, men även plan B.
- Med bra musik orkar du ge 30 procent mer än 0du trodde var möjligt. Ladda ner musiken som du gillar och sätt igång med träningen.
- Förebild. Hitta någon som har genomgått en stor förändring och som har samma kroppstyp och längd som du. Inga orealistiska modeller som aldrig har fött barn, utan en mamma som gjort samma vikt- och träningsresa som du skulle vilja göra.

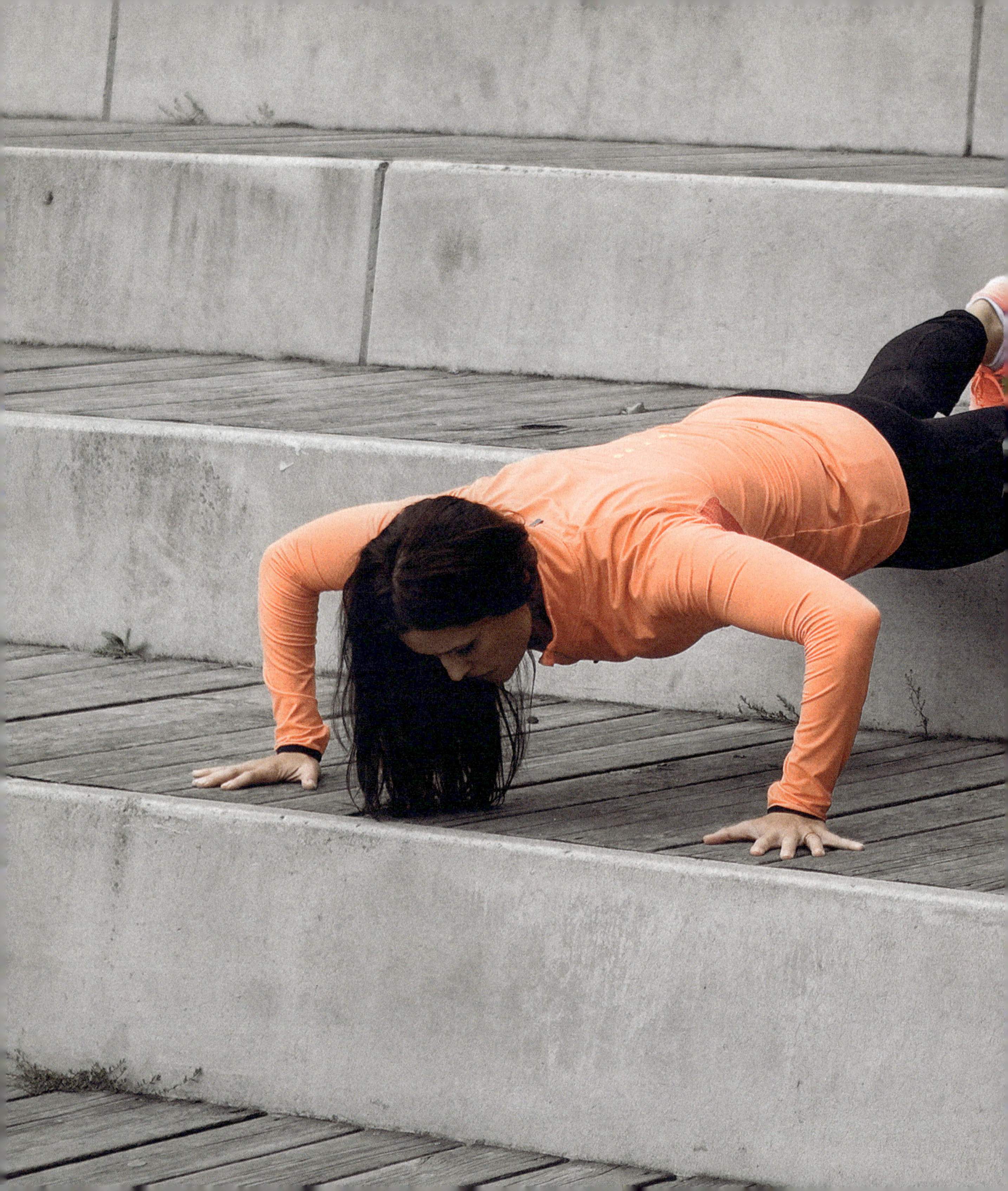

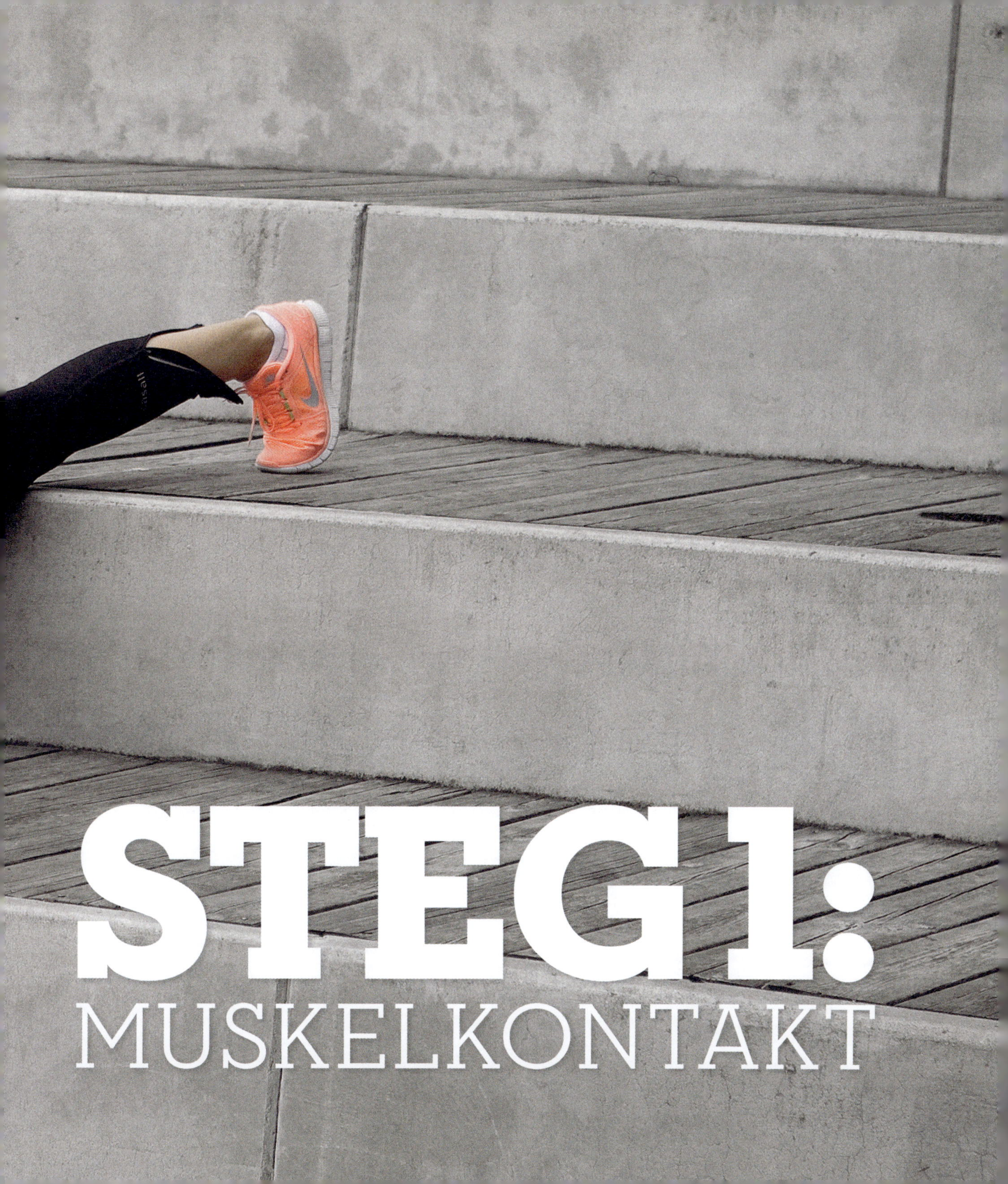

STEG 1:
MUSKELKONTAKT

Det finns stora fördelar med att börja träna redan några dagar efter förlossningen! Nu pratar jag inte om häftiga och tunga pass förstås, men redan nu kan du börja aktivera de muskler som har blivit utsatta för störst påfrestning under graviditeten – magmusklerna och bäckenbotten. Med hjälp av träningen kan du minska på ländryggssmärta och få mer energi än du trodde var möjligt.

Därför börjar jag med andningsövningar och knipövningar för att du långsamt och kontrollerat ska få tillbaka kontakten med musklerna. Först därefter är det dags för mer träning. Kom ihåg att allt är individuellt och om du är van vid träning så återhämtar du dig snabbare efter graviditeten. Därför kan du hoppa över en vecka här och där men upplägget blir ungefär det samma.

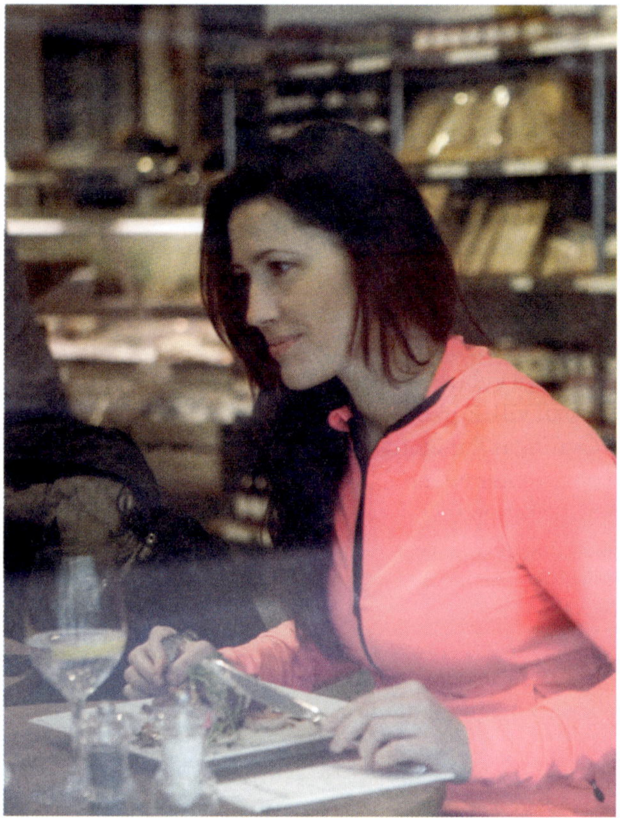

KOST FÖR NYBLIVNA MAMMOR

Kommer du ihåg vilka kostråd du fick när du var gravid? Det var mat med högt järninnehåll som kött och spenat, folatrik mat som gröna bladgrönsaker, kalciumrik mat som ost och andra mjölkprodukter, sardiner och nässlor. Försök att hålla dig till dessa råd även nu. Det är viktigt att du inte sänker ditt kaloriintag eller minskar ett näringsämne, som kolhydrater som många dieter förespråkar.

Järn finns det gott om i kött, men hur ska du få i dig järn om du är vegetarian? Det är inga problem, järn finns det gott om i många vegetariska livsmedel, exempelvis linfrön, bönor, linser, pumpafrön, quinoa och torkade aprikoser. Dessutom är spenat, grönkål och gröna sallader goda järnkällor. Ju grönare en grönsak är desto mer järn innehåller den – det är en bra tumregel att gå efter.

MUSKELKONTAKT

De första tre veckorna är det viktigaste att du börjar träna dina magmuskler genom att göra andningsövningar. Med hjälp av dessa övningar kan du också få bukt med en eventuell magmuskeldelning. Så här tidigt ska du inte göra situps och liknande övningar. Det är viktigt att börja behandla magmuskeldelningen *inifrån*, det vill säga du ska börja med att stärka korsettmuskeln. För att få rutin på andningsövningarna kan du göra dem varje gång du ammar eller ger flaska, det vill säga ungefär var tredje, fjärde timme.

Börja även med knipövningar för bäckenbotten för att stärka korsettmuskulaturen så snart du kan och gå lugna barnvagnspromenader när du känner dig redo.

Åtgärda magmuskeldelningen

Först och främst – undvik situps, sneda situps eller crunches, både sneda och raka. Varje situp du gör innebär ytterligare påfrestningar på delningen.

Ytterligare en anledning är att så fort ryggen når 75 graders vinkel mot golvet så kopplar du till höftböjarna. Kommer du ihåg vad jag sa om just höftböjarna? De blir tajta under graviditeten på grund av biomekaniska förändringar i kroppen, så varför ska vi göra dem ännu mer tajta?

Sedan har vi ett annat problem: funktionalitet. Vi vill åt djupa bålmuskler, och situps tränar den raka magmuskeln – det vill säga den som inte har någon ”nyttig” funktion i just eftergraviditeten. Jag påstår inte att du ska sätta kors över alla crunches eller situps framöver – nej, men det ska inte vara en dominerande magträning för dig på ett tag.

Det finns en tumregel som jag använder, på ett ungefär: du ska kunna hålla din korsettmuskel i 10 x 15 sekunder. Med ”hålla” menar jag att kunna hålla plankan (den övningen kommer jag att visa senare i programmet) på tå 10 gånger i 15 sekunder, med enbart korta vilopauser. När du kan göra detta kan du gå vidare med crunches och situps, om du absolut vill. Försök även att undvika följande:

- Övningar där du ligger på rygg och samtidigt lyfter och sänker benen.
- Bålrotationer.
- Övningar där du ligger på rygg på en fitnessboll och stretchar ut buken.
- Yogaställningar som stretchar ut buken som exempelvis katten eller uppåtgående hund (vi vill ju tvärtom – förkorta!).
- Att hosta eller nysa utan att ta stöd av bukmusklerna.

Lägg dig rätt, stig upp rätt

Nu när du vet lite mer om situps och crunches och hur pass ofunktionell denna övning är för dig just nu är det dags att tänka till lite. Hur stiger du upp från sängen? Hur lägger du dig ner? Jag kan garantera att du gör detta genom att göra en ordentlig situp. Hur bra är det för ryggen? För magmusklerna? Inte alls! Så min rekommendation är att du ska tänka som om du hade varit gravid – vänd dig på sidan innan du stiger upp.

Bäckenbottenmuskelträning

I början är det lättast att knipa när du ligger ned. Då slappnar du lättare av i övriga kroppen och bukorganen tynger inte ner mot underlivet. Du kan prova med raka eller böjda ben och med en kudde som stöd under knäna, välj den bekvämaste ställningen. Ligg eventuellt på sida eller mage om det känns bättre. Känn gärna på skinkor och mage så att du inte kniper där. Koncentrera dig på att knipa med rätt muskler. Ta inte i så mycket i början, då blir knipet lätt fel. Tänk dig att du ska knipa ihop öppningarna: ändtarm, slida, urinrör och spänn musklerna i underlivet så att det känns som att det lyfts uppåt.

”Kom-igång-knip”

Knip ett par sekunder, slappna av ett par sekunder, knip igen, slappna av och så vidare. Gör dessa knip 3 gånger per dag, 10–12 stycken varje gång. Det tar bara cirka 1 minut! Det här knipet är början på bäckenbottenträningen efter en förlossning när musklerna är svåra att ”hitta” och inte hänger med så bra. När du känner att kom-igång-knipet fungerar, fortsätt då med styrke- och uthållighetsknip.

Styrka

Knip ihop kraftigt och dra in så hårt du kan, 5 sekunder. Slappna av 5 sekunder. Upprepa detta knip 5–10 gånger per träningstillfälle.

Uthållighet

Gör på samma sätt som ovan, men håll nu kvar så länge du orkar! Slappna av lika länge. Upprepa detta knip 1–3 gånger per tillfälle. Allt detta tar bara några minuter. Träna ovanstående övningar 2–3 gånger dagligen.

Hur länge behöver du knipträna?

Träna intensivt i 2 månader, trappa därefter ner träningen, men sluta aldrig! Barnmorskan ska kontrollera din muskelfunktion i bäckenbotten vid återbesöket på mödravårdscentralen. Alla kvinnor bör i förebyggande syfte träna sin bäckenbottenmuskel.

Använd nu din upptränade knipförmåga i de situationer där bäckenbotten påfrestas, till exempel vid hosta, nysning, skratt, hopp, lyft och bukmuskelövningar.

Andningsövning 1

1. Sitt rakt mot en vägg.
2. Håll ryggen i neutral position: bäckenet och bröstkorgen i samma linje. Huvudets baksida rör vid väggen. Se till att ha ett litet glapp mellan din midja och väggen. Tänk på de tre punkterna jag pratat om tidigare (höftben–höftben–blygdben).
3. Andas in djupt genom näsan och tryck ut bröstkorgen.
4. Andas ut långsamt genom munnen (som om du andas ut genom ett sugrör, d.v.s. med motstånd). Dra samtidigt in din navel mot ryggraden så mycket du kan. Behåll neutral hållning utan att trycka ländryggen mot väggen.
5. Håll in naveln medan du andas in igen djupt genom näsan och tryck bröstkorgen utåt. Andas ut med kraft.
6. Upprepa punkterna 3–5 två gånger till. Slappna av och tillåt buken att komma tillbaka till naturlig position, se till att undvika att trycka ut buken.
8. Upprepa hela övningen från början 4 gånger. Alltså 4 gånger 3.

Andningsövning 2

Sätt dig på en stol eller stå mot en vägg. Neutral position.

Lägg båda händerna på buken:

1. Andas in djupt
2. På utandning dra naveln mot ryggraden samtidigt som du lyfter bäckenbotten. Håll naveln mot ryggraden i 20 sekunder, räkna högt medan du andas utan att buken poppar ut. Naveln indragen hela tiden.
3. Slappna inte av. Nu drar vi in naveln ytterligare 5 gånger, varje gång på en utandning, så långt bakåt det går. Kom ihåg att andas in genom näsan och ut genom munnen, indragningarna på utandning.
4. Upprepa 5 gånger.

Se till att bukmusklerna hålls in under inandningarna!

Om du tycker att det är svårt att hitta de rätta musklerna och du inte har någon aning om vad jag pratar om – försök att blåsa upp en ballong. Du kommer genast att märka hur mycket bålstyrka det krävs för att kunna göra det. Andas in genom näsan – andas ut genom munnen och blås! Märk hur naveln dras inåt. Nu ska du stanna där utan att slappna av, ta sats och fortsätta att blåsa upp ballongen. På utandning ska du låta naveln dras mot ryggraden ytterligare en gång. Fortsätt så här tills ballongen är helt uppblåst. Slappna av och töm ballongen på all luft. Gör 5 försök per tillfälle. Försök göra det flera gånger per dag – kanske morgon, lunch och kväll?

KONDITIONSTRÄNING

Efter förlossningen är rörligheten i brosk större än normalt och därför bör du vara försiktig med löpning och hopp under den här perioden. Bäckenbotten påverkas också av dessa träningsformer och du bör därför känna dig trygg med att denna muskulatur klarar av belastningen innan du börjar springa och hoppa. Konditionsträningen under det här steget kommer därför enbart att bestå av barnvagnspromenader.

Idag finns det mängder med vagnar där man kan justera handtagets höjd. Se till att du inte blir för framåtlutad när du går och att det blir cirka 90 grader i armbågarna när du har händerna på handtaget. Håll armbågarna nära kroppen när du går. Tänk även på hållningen: rulla axlarna bakåt och korrigera bäckenets tippning.

Tänk på att det är viktigt vilka skor och kläder du använder dig av. Kläderna ska kunna transportera bort värmen så använd dig av så kallade funktionella kläder. Sport-bh är ett måste, ibland är det skönt med ännu mer byststöd under amningstiden så då kan dubbla sport-bh kan vara en bra idé. Skorna ska förstås vara bekväma och avsedda för utomhusaktiviteter.

För att sätta igång mjukt, starta med lågintensiv konditionsträning som power walks med barnvagnen. Börja med 20 minuter i ett tempo där du kan prata utan ansträngning. Öka successivt till cirka 45–60 minuter per gång.

Efter tre månader kan dina power walks bli mer ansträngande, försök föra in intervallträning. Börja med längre intervaller, till exempel gå 1 minut långsammare och 1 minut snabbare. Passets längd är 20 minuter. Jag är ett stort fan av intervaller då det ger mycket träning med lite tid som insats, tiden är ju dyrbar för oss mammor! Två pass lågintensivt och ett pass med lättare intervaller per vecka kan vara bra.

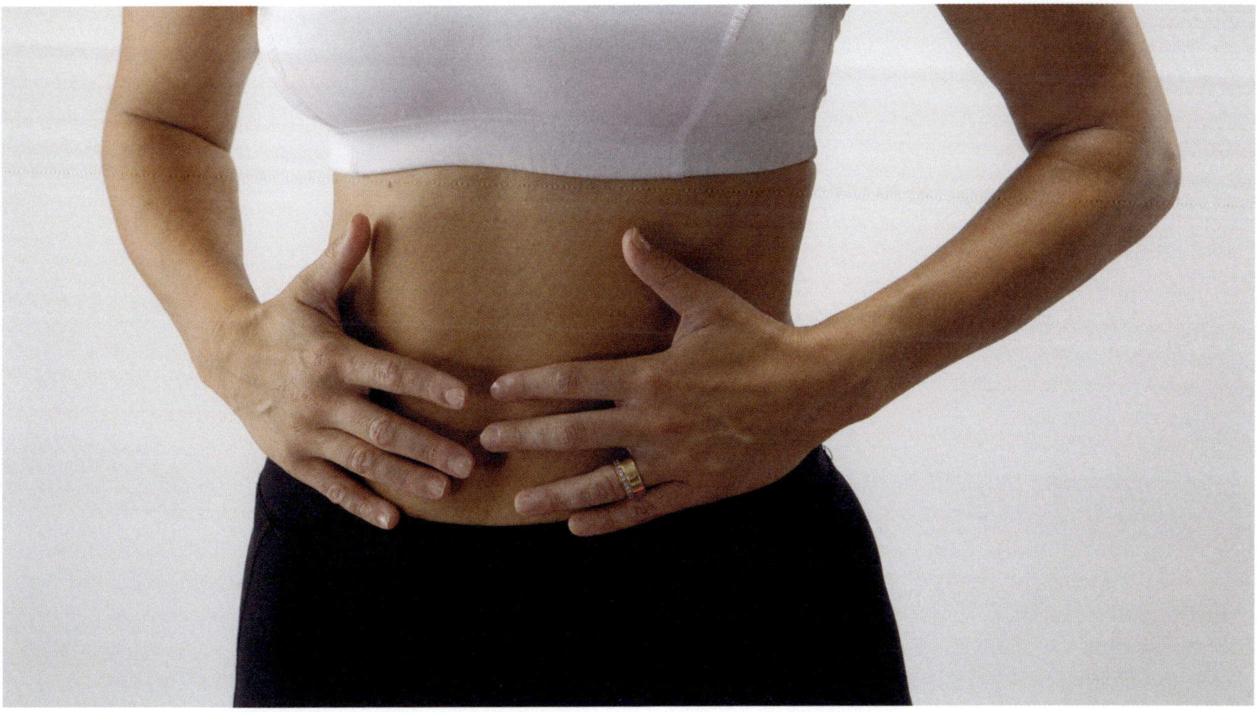

Så här gör du andningsövning 2. Känn att magen släpper kontakten med händerna när du andas ut.

För att kontrollera intensiteten när du är ute och går rekommenderar jag Borgskalan, som är uppbyggd på följande vis:

7 – Extremt lätt, 45 procent av maxpuls
9 – Mycket lätt, 55 procent av maxpuls
11 – Lätt, 65 procent av maxpuls
14 – Ganska ansträngande, 75 procent av maxpuls
16 – Ansträngande, 85 procent av maxpuls
18 – Mycket ansträngande, 92 procent av maxpuls
20 – Maximalt ansträngande, 95–100 procent av maxpuls

Vid promenaden ska du ligga någonstans runt 11–14 på skalan.

Om du har svårt att avgöra intensiteten kan du använda en pulsklocka. Ligg då på cirka 65–75 procent av din maxpuls. Maxpulsen räknar du ut så här: *226 – (din ålder).*

Så om du är 30 år ser uträkningen ut så här: 226 – 30 x 0,65 = 127. Detta innebär att du ska försöka hålla pulsen kring 127 när du är ute och promenerar. Ett annat bra tips vid dina promenader är att använda dig av en stegräknare. På det sättet vet du exakt hur många steg du har tagit och kan motivera dig till att slå denna siffra vid din nästa promenad.

Glöm inte att njuta av dina promenader, allt handlar inte om träning – umgås med ditt barn, se dig omkring och njut av andra mammors sällskap.

Träning och påverkan på amning

Du har säkert hört rykten om att mjölken kan sina vid träning eller att barnet kommer att protestera på grund av att smaken förändras. Det är inget annat än en gammal myt som lever än trots att undersökningar har bevisat motsatsen.

TRÄNINGSPROGRAM 1

I detta steg kommer du att använda en fitnessboll, välj storlek efter din kroppslängd. Om du är under 165 cm väljer du en boll med 55–65 cm i diameter, är du längre än 165 cm väljer du en boll som är 65–75 cm. Vinkeln i höfter och knän ska vara 90 grader när du sitter på bollen.

Målet med det här första steget är att återfå muskelkontakt och att återaktivera nervsystemet. Vi återskapar kontakten med bålen och sätesmusklerna – det vill säga de muskler som försvagades under graviditeten.

Konditionsträningen under det här steget kommer att bestå av barnvagnspromenader.

Varje pass börjar med uppvärmning och avslutas med stretch! Stretchprogrammet hittar du på sidan 111.

Efter ungefär en till två veckor efter förlossningen kan du börja med träningsprogrammet i period 1. Fortsätt med barnvagnspromenaderna och knipövningarna.

Cirka sex veckor efter förlossningen är det dags för efterkontroll hos din barnmorska. Om du får grönt ljus kan du börja med lättare styrketräning, det vill säga period två. Det är anpassat så att lederna får vänja sig vid belastning.

PERIOD 1

Det är viktigt att denna förberedande period får ta 4–5 veckor. Gör alla övningar i följd och i den ordning de står. Vila 30 sekunder efter varje set och mellan varje övning.

Övning	Set	Repetitioner
1. Höftlyft	3	15
2. Dra in naveln	3	15
3. Diagonala benlyft	3	8 per sida
4. Doppa hälen	3	8 per sida
5. Död insekt	3	8 per sida
6. Rak planka på knä	3	30 sekunder – 1 minut
7. Sidoplanka på knä	3	30 sekunder – 1 minut

När de här övningarna inte är utmanande längre är det dags att gå vidare till period 2.

PERIOD 2

Nu är det dags för tuffare övningar. Även denna period är det 3 pass per vecka, men plankorna nedan ska göras varannan dag. Se 3 x 1 minut som ett mål för perioden, du kommer knappast att orka det i början. Känner du att någon övning är för svår, gå tillbaka till motsvarande övning i period 1 till dess att du känner dig redo.

Övning	Set	Repetitioner
8. Höftlyft	3	15
9. Bäckenlyft med fitnessboll	3	15
10. Knäböj med fitnessboll	3	15
11. Statiska utfall	3	8 per sida
12. Doppa hälen	3	8 per sida
13. Armhävningar på fitnessboll	3	15
14. Död insekt	3	8 per sida
15. Rak planka, på tå	3	1 minut
16. Sidoplanka, raka ben	3	1 minut

Efter ett par veckor:
Gör passet i form av supersets. Supersets gör att intensiteten ökar, men det förkortar även tiden för passen.

Supersets innebär att du gör två övningar på raken utan att vila efter första övningen. Vila 1 minut efter varje superset. Förbered passet med den första övningen höftlyft och sedan övningarna två och två utan vila emellan de båda övningarna.

Repetitioner – Antalet gånger som du utför en övning utan paus
Set – En omgång av repetitioner

EN TRÄNINGSVECKA

	Period 1	Period 2
MÅNDAG:	Övning 1–7	Övning 8–16
TISDAG:	Promenad	Övning 15–16, promenad
ONSDAG:	Övning 1–7	Övning 8–16
TORSDAG:	Promenad	Övning 15–16, promenad
FREDAG:	Övning 1–7	Övning 8–16
LÖRDAG:	Promenad	Övning 15–16, promenad
SÖNDAG:	Vila	Vila

UPPVÄRMNING

En dynamisk uppvärmning är ett sätt att förbereda leder och muskler inför ett pass. Dessutom väcks nervsystemet och du fokuserar bättre mentalt inför uppgiften att genomföra passet.

Den här uppvärmningen ska du göra inför varje träningspass!

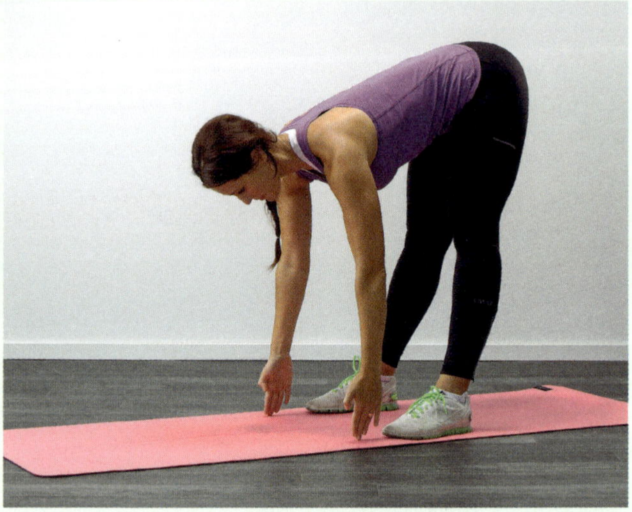

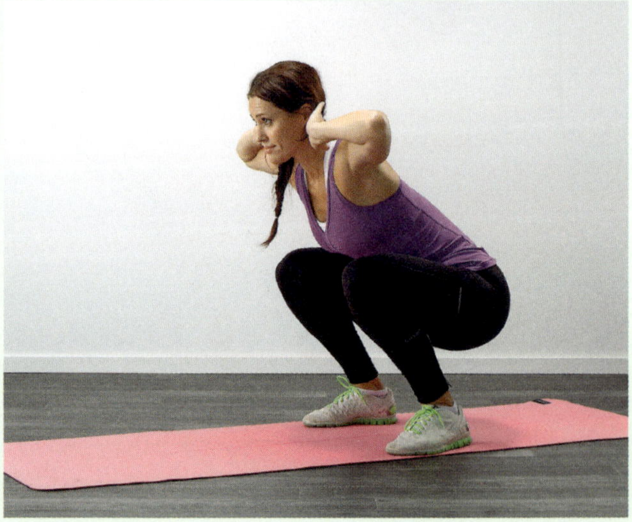

UPPVÄRMNING 1

Stå rakt, axelbrett (eller lite bredare) mellan fötterna.

Lyft upp armarna mot taket, dra in naveln mot ryggraden och böj dig framåt (ha knäna lätt böjda i fall det är svårt att komma ner). Gå ner till en knäböj och placera samtidigt händerna bakom nacken. Se till att armbågarna pekar åt sidorna, inte framåt.

Res dig till startpositionen genom att trycka ifrån med hälarna mot golvet.

Undvik att svanka och tänk på att titta snett upp mot taket när du gör knäböj.

Upprepa 10 gånger.

UPPVÄRMNING 2

Stå rakt, axelbrett mellan fötterna.

Ta ett stort kliv framåt och sänk ner det bakre knät i golvet. Placera båda händerna innanför den främre foten.

Tryck ena armbågen mot knät för att öppna höfterna och därmed öka stretchen. Rotera kroppen åt sidan genom att föra ena armen bakåt 3 gånger.

Lyft upp knät som låg i golvet och sträck ut benet. Kom tillbaka till startpositionen.

Gör 5 gånger per sida.

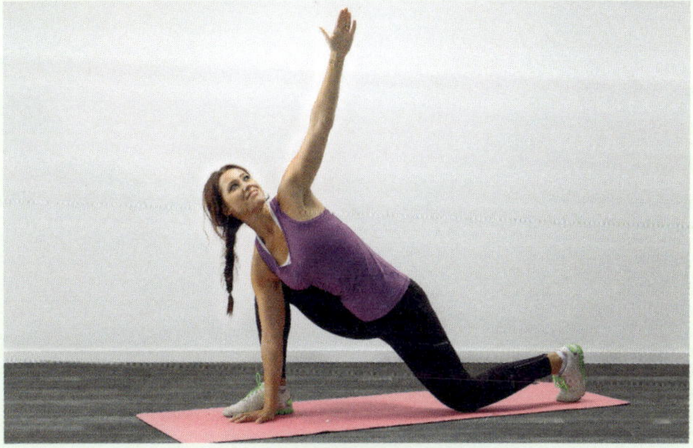

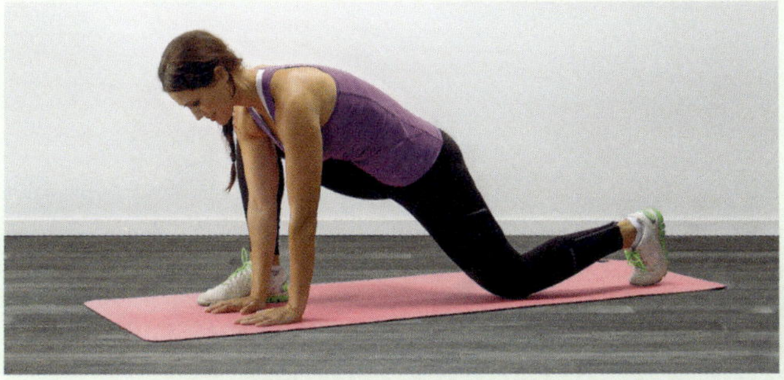

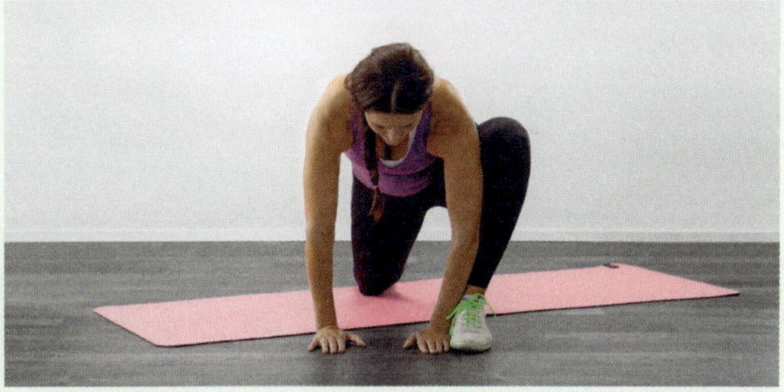

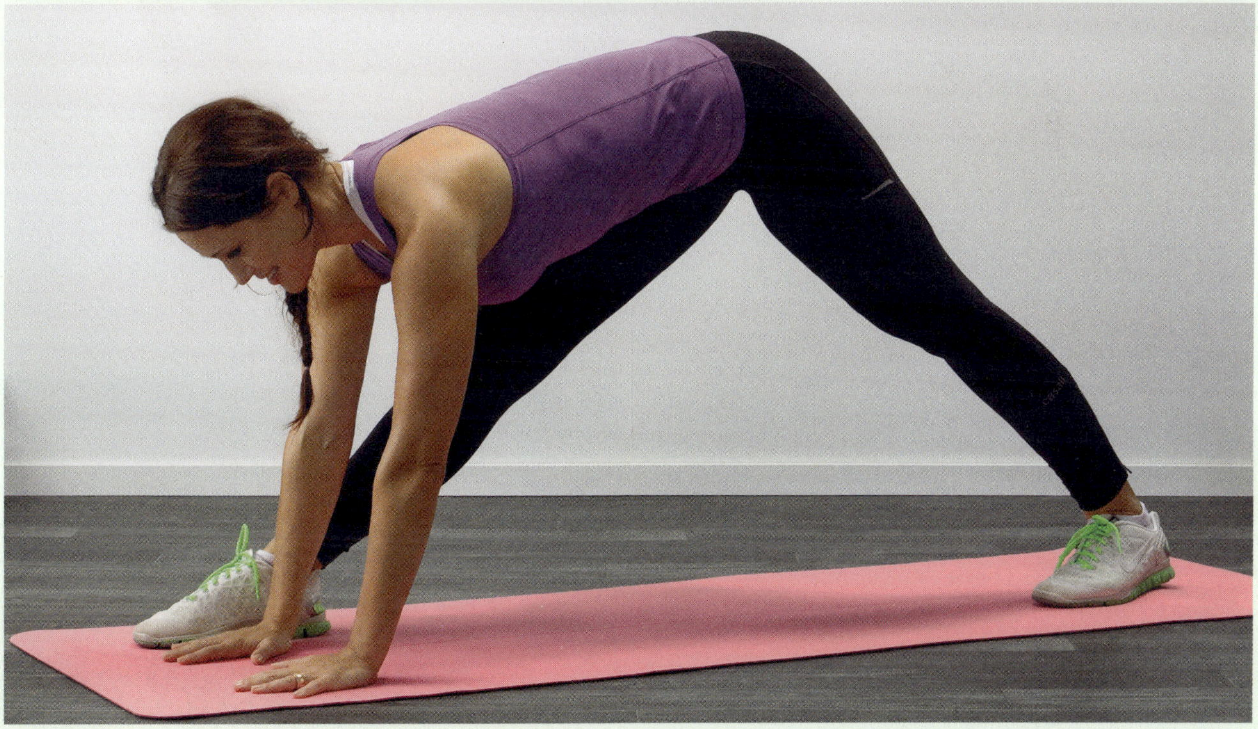

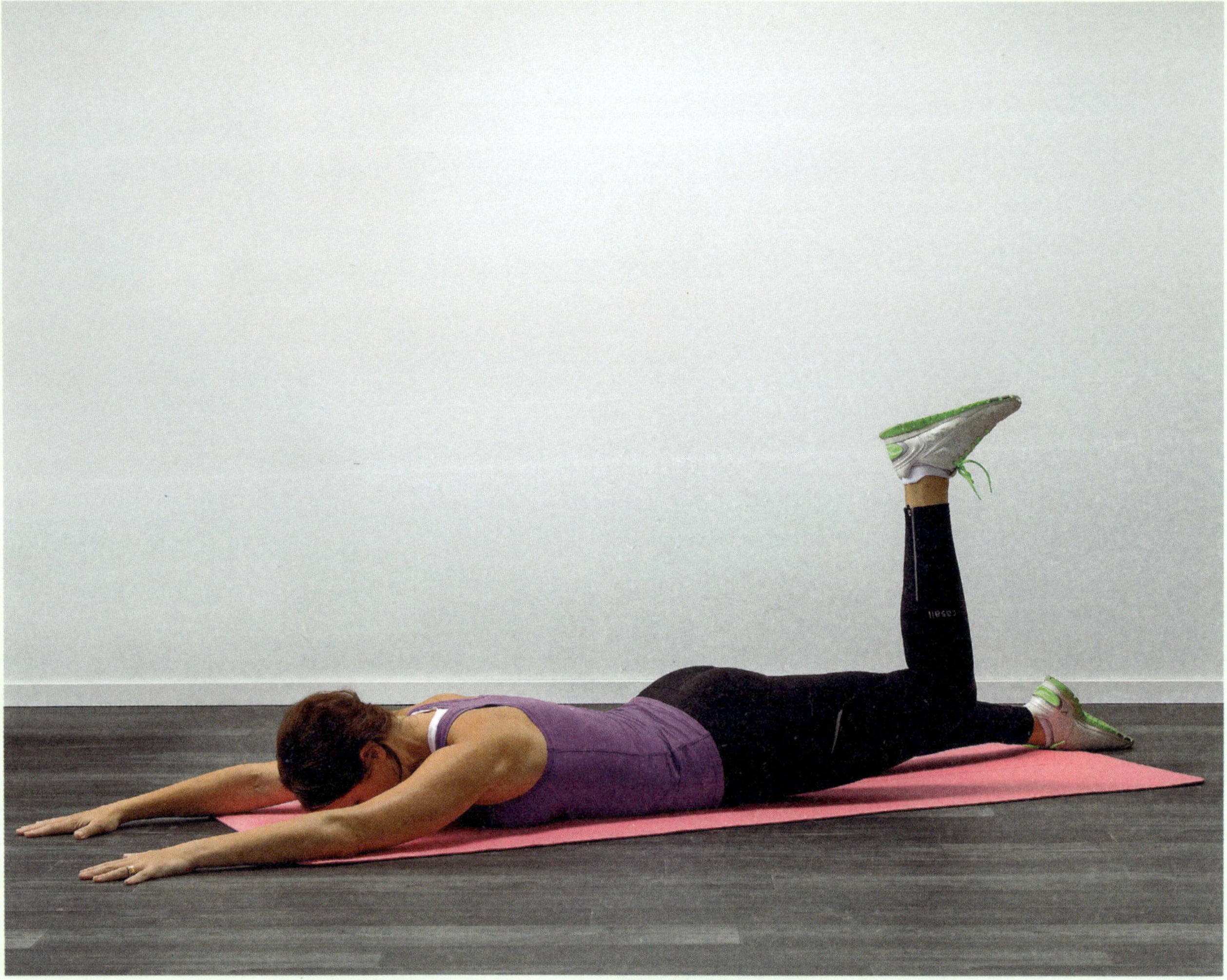

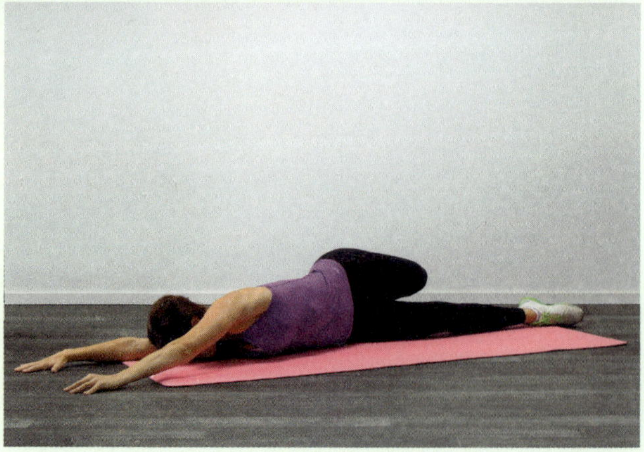

UPPVÄRMNING 3: RYGGRAD

Lägg dig på magen med armarna utsträckta.

Böj det vänstra benet till 90 grader och höj det cirka 10 cm från golvet, spänn sätesmuskeln och lårets baksida.

För det vänstra benet bakåt och åt sidan tills hälen nuddar golvet på din högra sida. Kom tillbaka och byt ben.

Undvik att svanka och se till att ha kontakt med bålen under hela övningen.

Gör 5 gånger per sida.

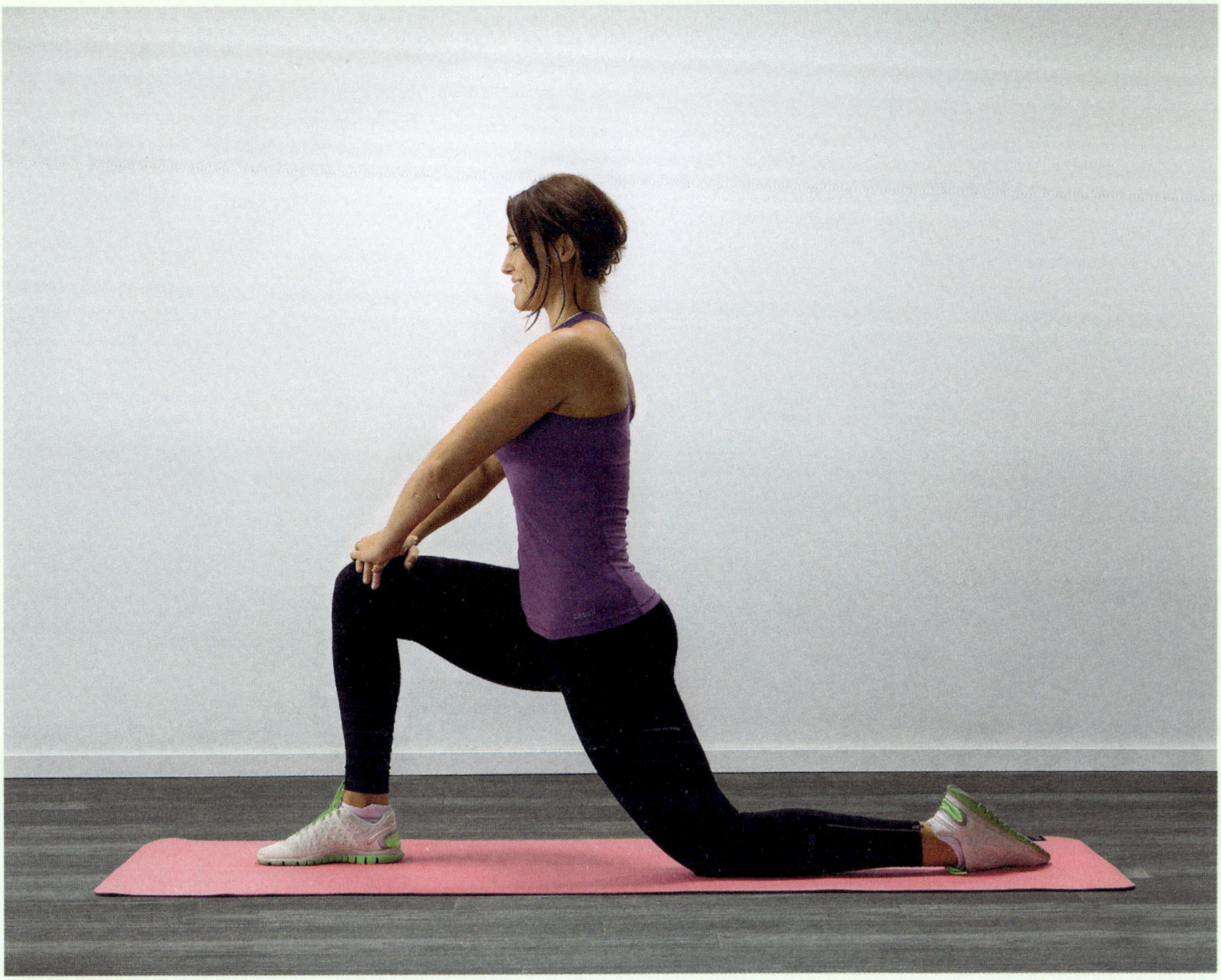

UPPVÄRMNING 4: HÖFTER

Ta ett stort kliv framåt till knästående på ena benet, tippa bäckenet bakåt så du känner hur det drar i höftböjaren och "pulsera", det vill säga för kroppen fram och tillbaka i korta rörelser.

Gör 12–15 pulseringar per sida.

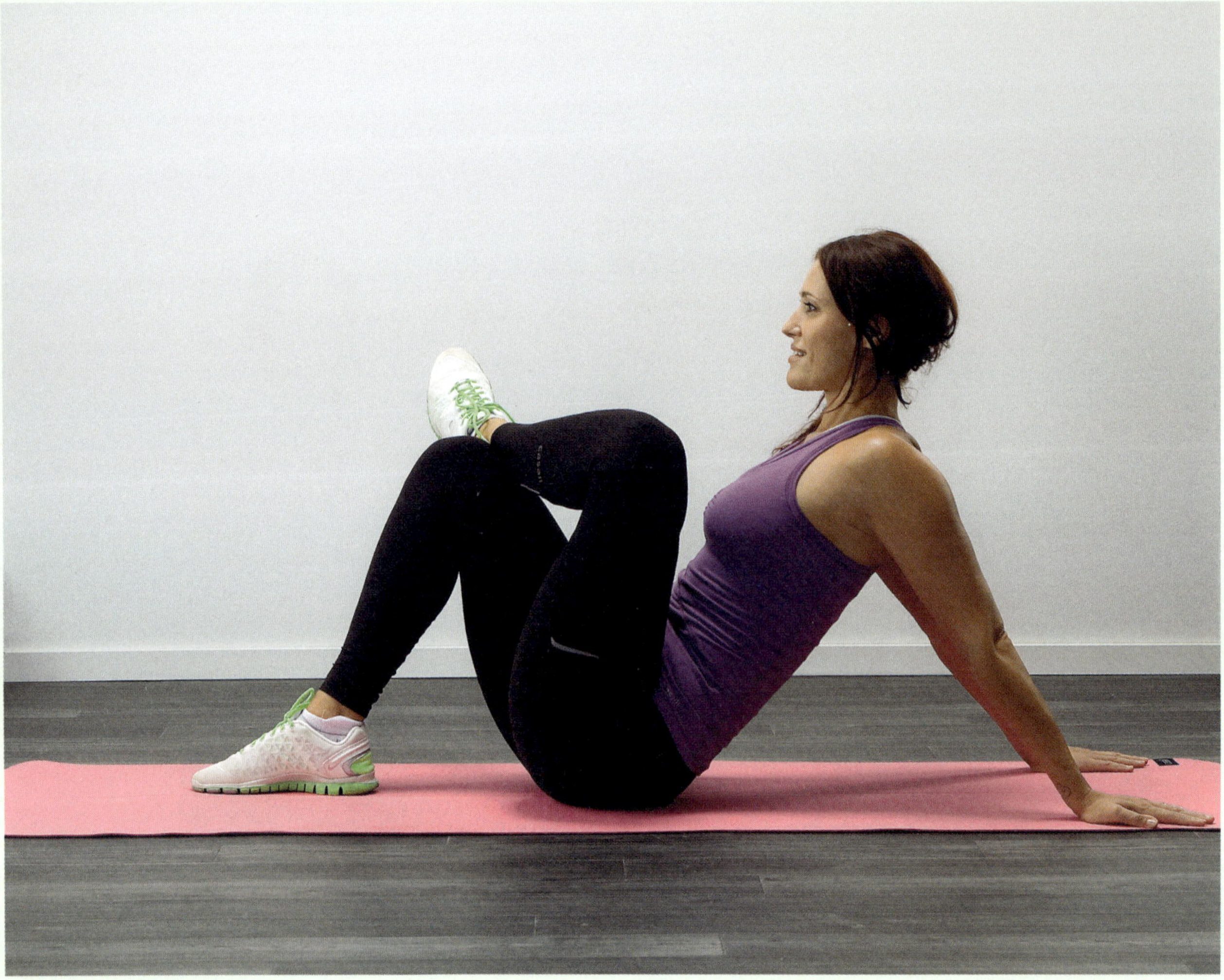

UPPVÄRMNING 5: HÖFT, SÄTE OCH LÄNDRYGG

Sitt på golvet. Lägg den ena foten på motsatt knä eller lår. Se till att ha rak rygg.

Undvik att sjunka ihop i axlarna, gör istället tvärtom – lyft upp bröstkorgen.

Håll stretchen 1 minut per varje sida.

Tips: Flytta dig lite framåt för att få en bra bröststretch.

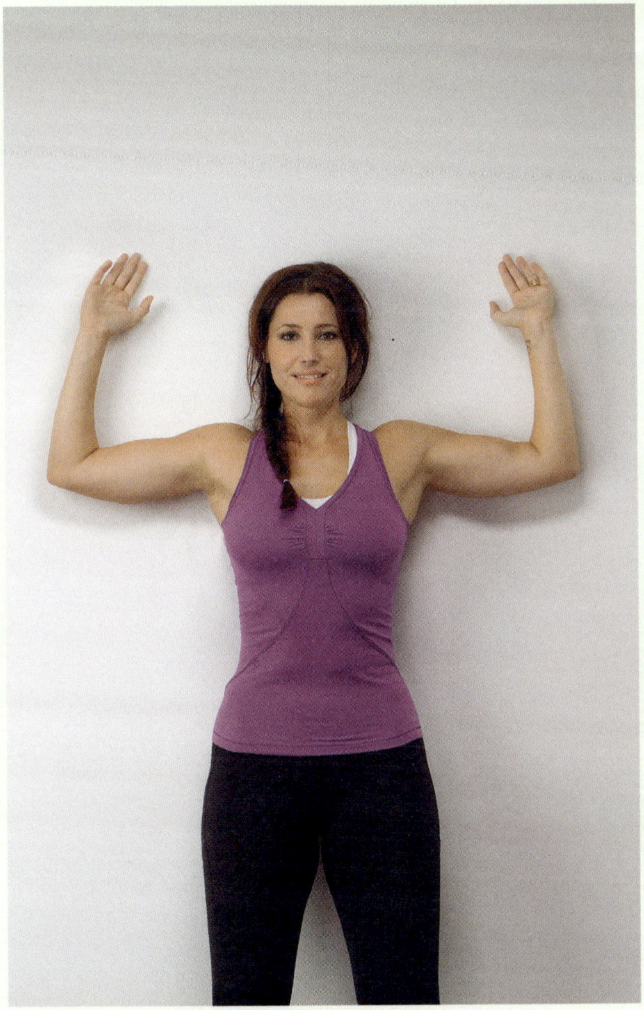

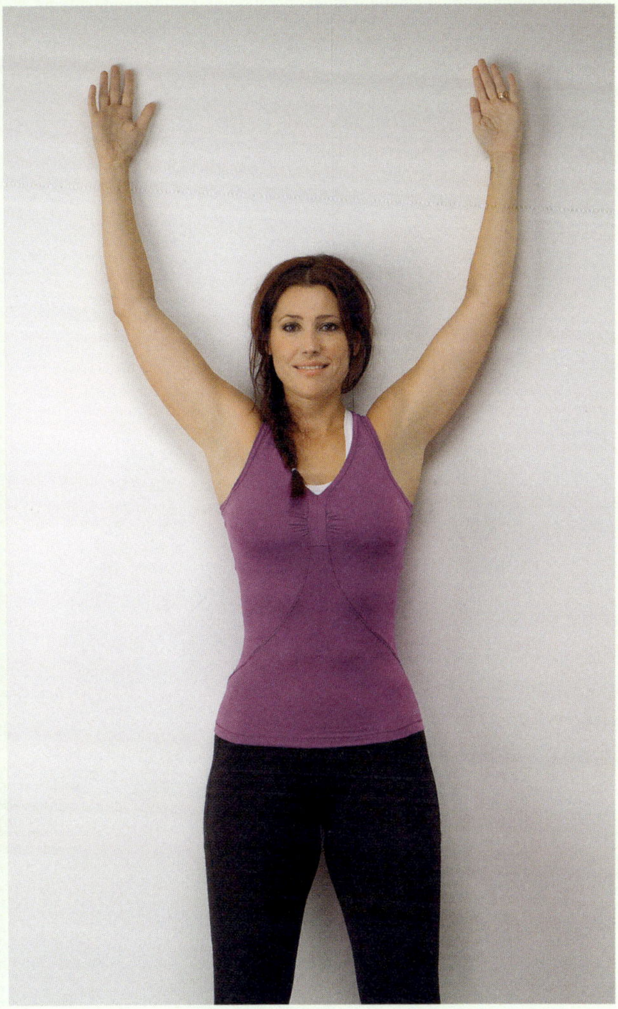

UPPVÄRMNING 6: AXLAR OCH RYGG

Stå mot en vägg.

Lyft upp armarna med cirka 90 graders vinkel i armbåge och axelled.

Gör en liten knäböjning samtidigt som du sträcker ut armarna. Låt armarna och ryggen ha kontakt med väggen under hela övningen.

Gör 12–15 repetitioner.

ÖVNINGAR

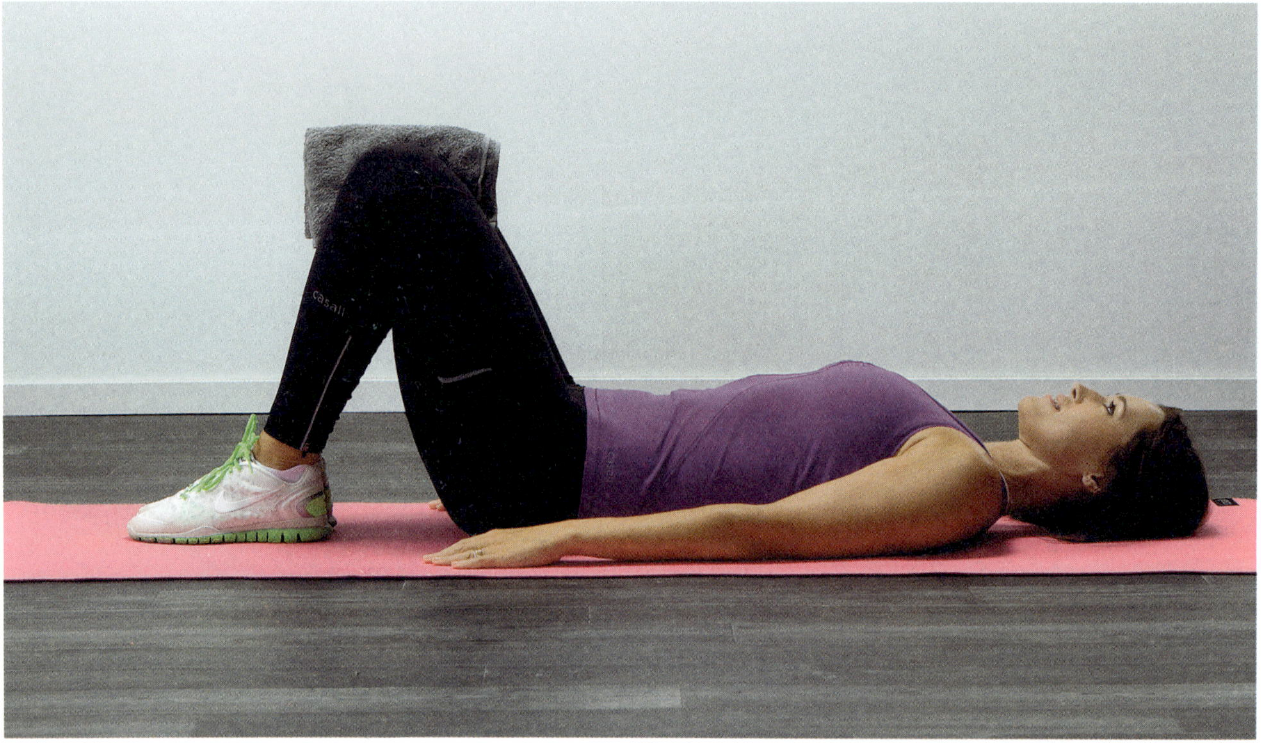

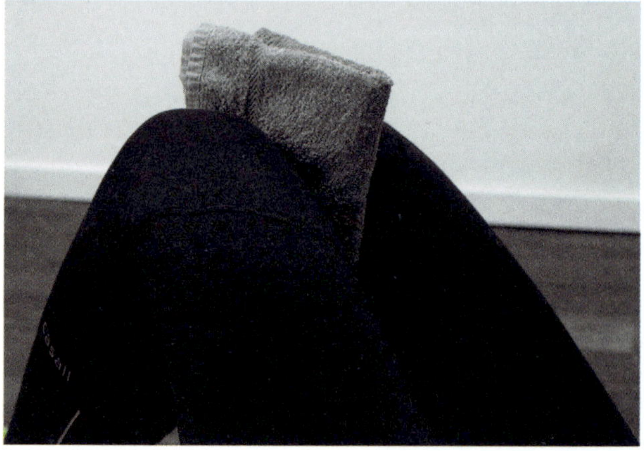

HÖFTLYFT

Den här övningen syftar till att du ska lära dig att få kontakt med sätesmuskulaturen.

Ligg på golvet med böjda ben, fötterna på golvet och armarna längs kroppen.

Tippa bäckenet bakåt och dra in naveln mot ryggraden. Tryck ihop handduken och lyft bäckenet upp från golvet tills kroppen blir rak.

Spänn sätesmusklerna och håll i 5 sekunder. Sänk och lyft långsamt.

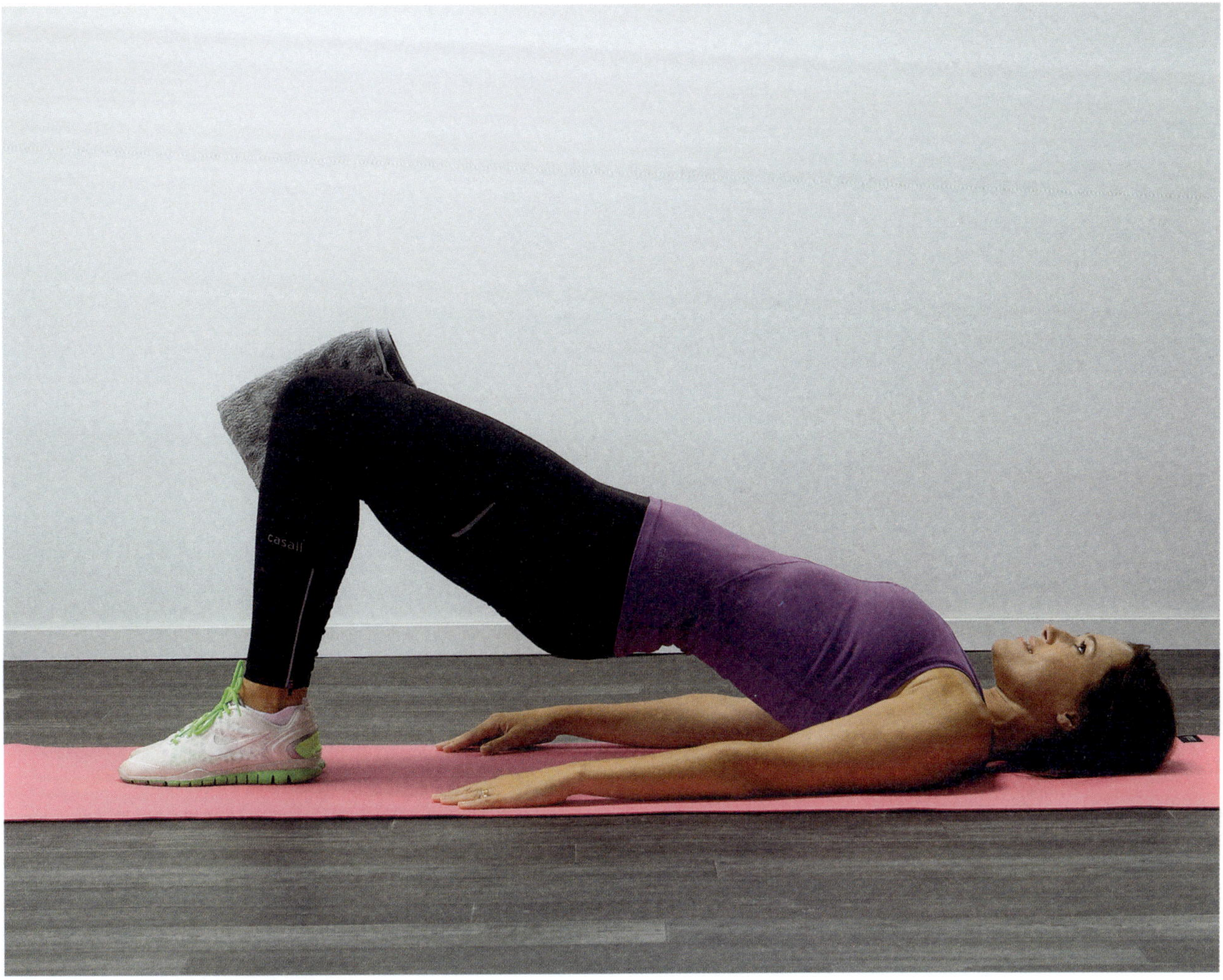

Tips 1: För att aktivera lårets baksida lite mer: Ligg på rygg med armarna i kors över bröstet. Böj knäna och sätt hälarna på mattan. Lyft upp bäckenet och spänn sätesmuskulaturen så att hela kroppen är rak från knä till skuldror. Prova att hålla tårna i luften under hela övningen.

Tips 2: För att ytterligare öva bäckenstabiliteten: Lägg till små benlyft, det vill säga lyft växelvis ett ben i taget upp och ner, men då utan handduk. Det är viktigt att hålla bäckenet plant under hela övningen. Benen ska lyftas högst 10 cm från golvet.

DRA IN NAVELN

Du tränar: Mage.
Stå på alla fyra med rak rygg och nacke. Finn neutralpositionen för bäcken och rygg. Aktivera den nedre och djupaste delen av magmuskulaturen genom att dra in naveln mot ryggraden. Försök att behålla spänningen i magen medan du andas normalt i 10–15 sekunder.

Tips: Egentligen gör du andningsövningen vi gått igenom i början, fast här får du jobba mer aktivt på grund av gravitationskraften.

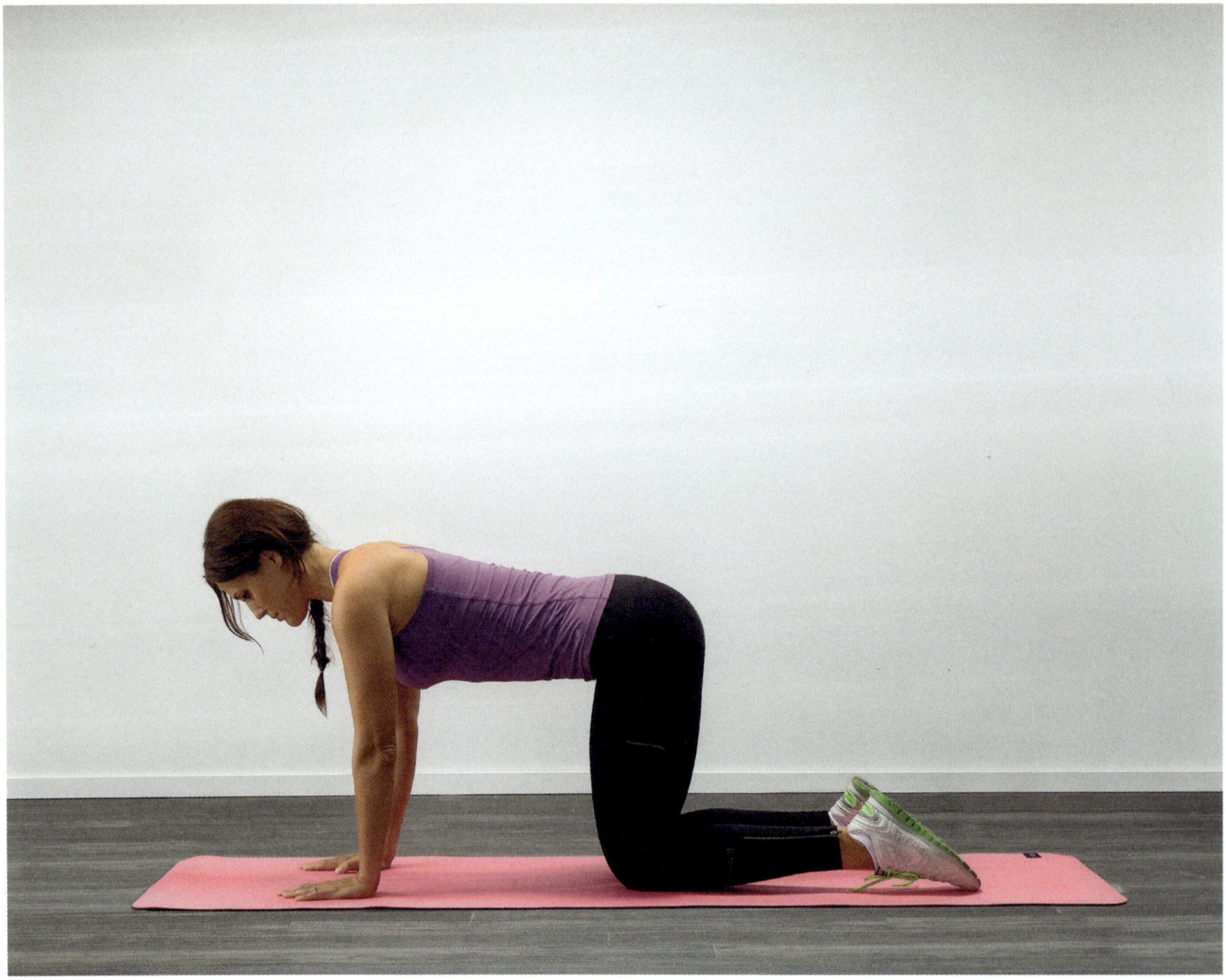

DIAGONALA BENLYFT

Du tränar: Mage och balans.
Stå på alla fyra utan att "hänga" i skulderpartiet. (Se bild till vänster.) Lyft huvudet så att det blir en förlängning av överkroppen och dra in hakan. Spänn nedre delen av magen genom att dra in naveln mot ryggraden.

Sträck det ena benet bakåt samtidigt som du lyfter motsatt arm. Se till att stabilisera bäckenet så att det inte tippar nedåt under rörelsen. Gå tillbaka kontrollerat och upprepa med motsatt sida.

Tips: För att göra övningen svårare, lyft upp foten från golvet och balansera. Håll cirka 30 sekunder.

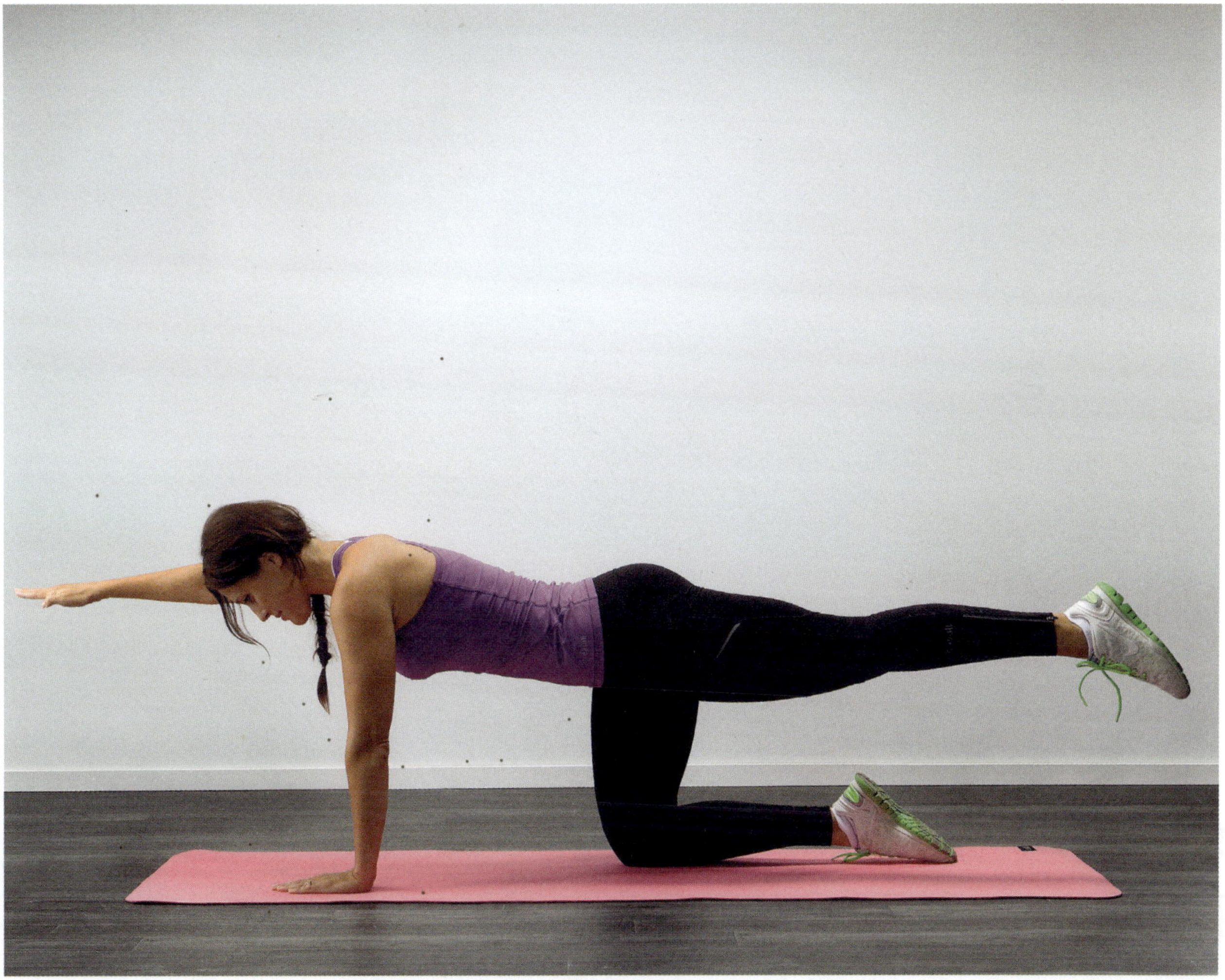

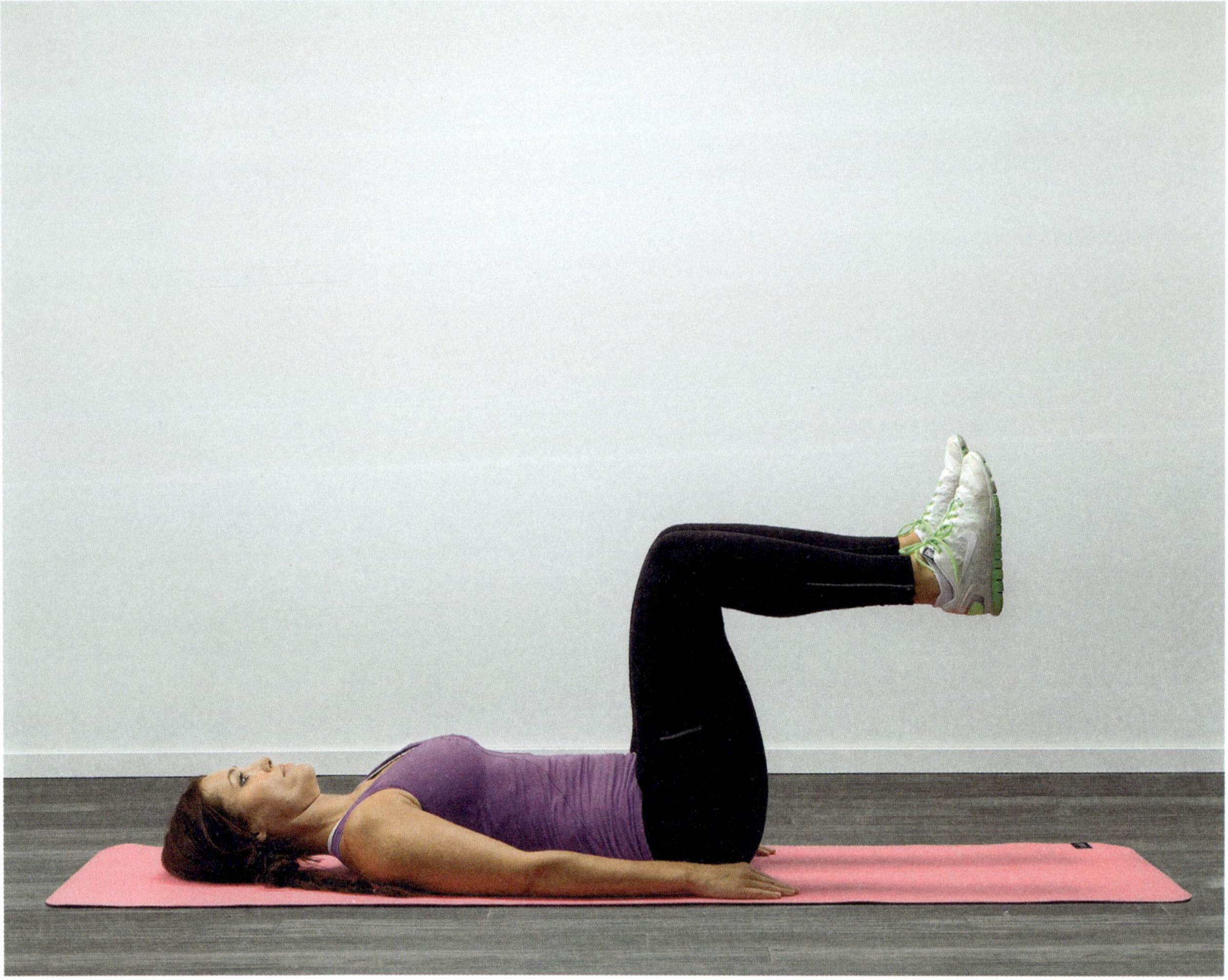

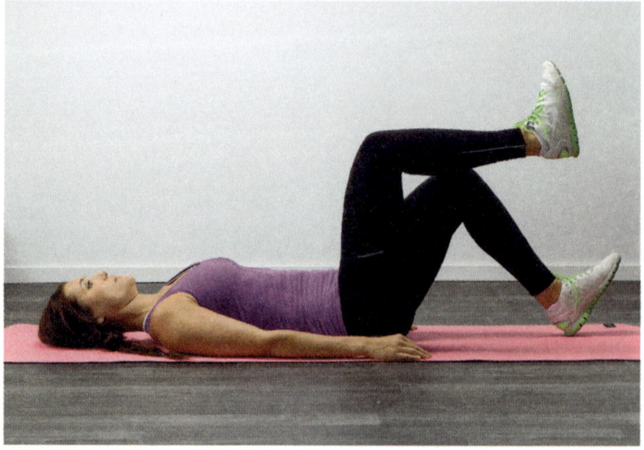

DOPPA HÄLEN

Du tränar: Mage.

Ligg på rygg med 90 grader i höft och knän.

Pressa ner korsryggen mot golvet och sätt i hälarna i golvet växelvis, hela tiden med knäna i 90 grader. Håll spänningen i mag- och ryggmuskulaturen under hela övningen och undvik att svanka i ländryggen. Andas in och sänk ena benet. Andas ut, dra in naveln och kom tillbaka till utgångsposition.

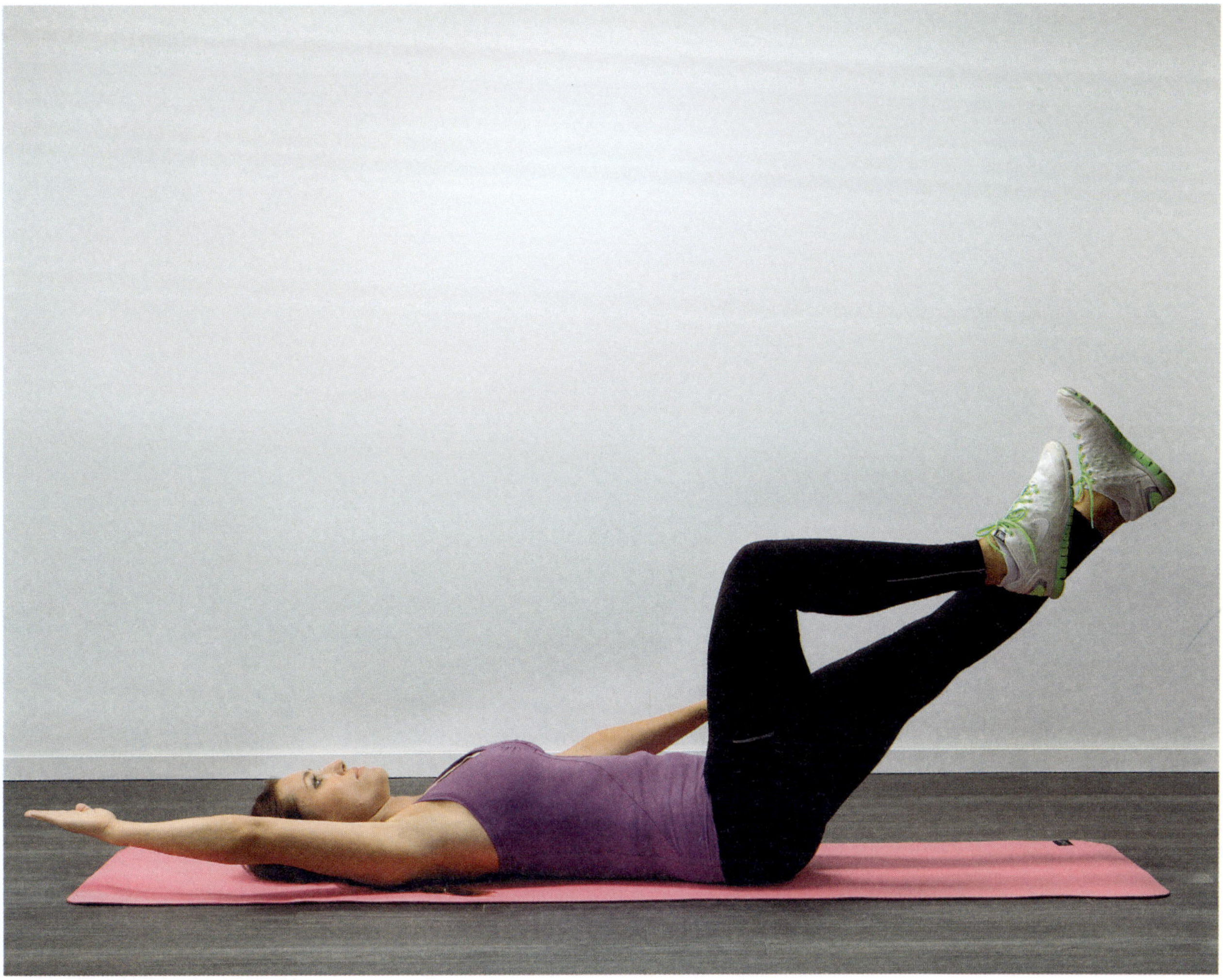

DÖD INSEKT

Du tränar: Mage.

Ligg på rygg med 90 grader i höfter och knän. (Se bild till vänster.) Håll armarna utsträckta längs kroppen. Aktivera den nedre och djupaste delen av magmuskulaturen genom att dra naveln in mot ryggraden. Håll spänningen, samtidigt som du lyfter den ena armen över huvudet och sträcker motsatt ben. Återgå till startläget och upprepa med motsatt arm och ben.

Tappa inte bålstödet när du sänker benen! Ju starkare du är i bålen desto längre ner med benet kan du gå.

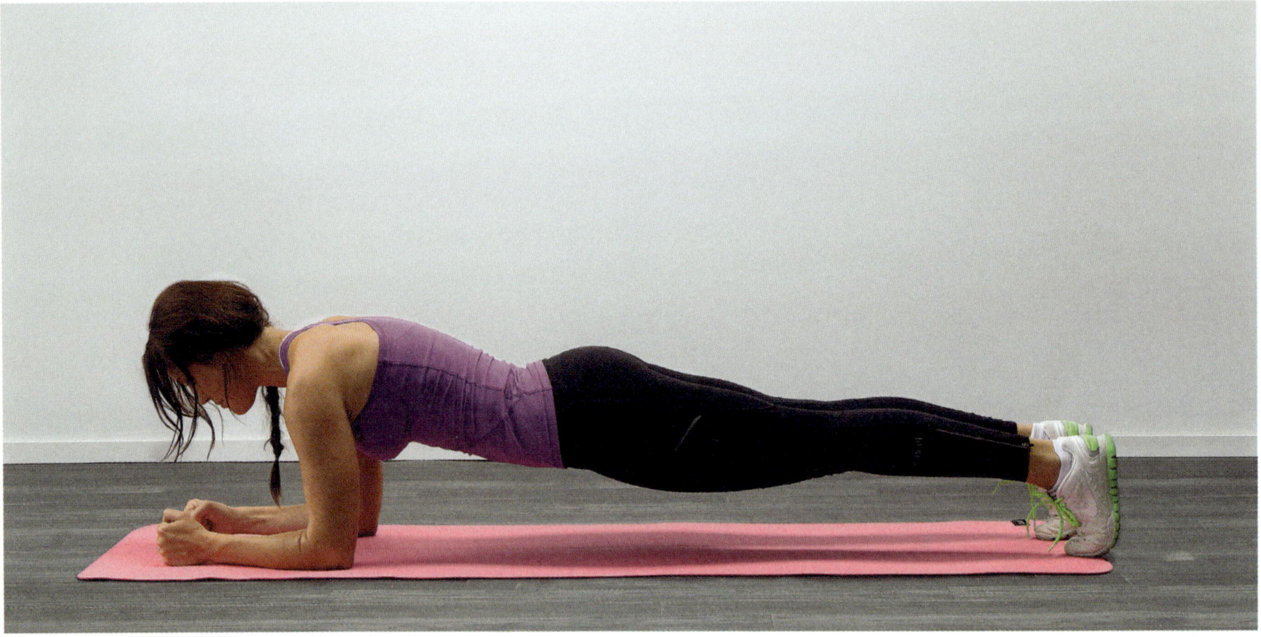

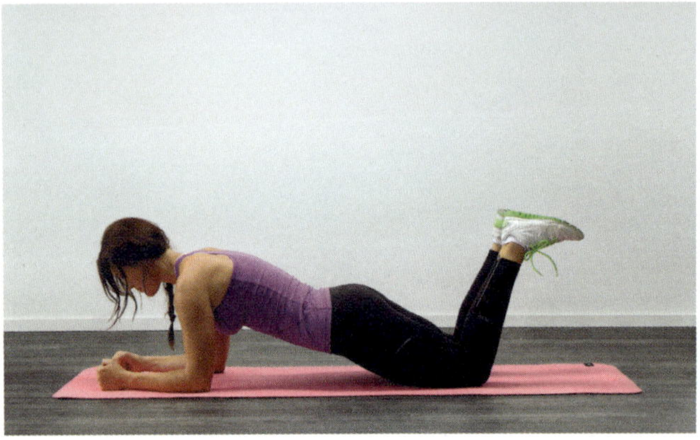

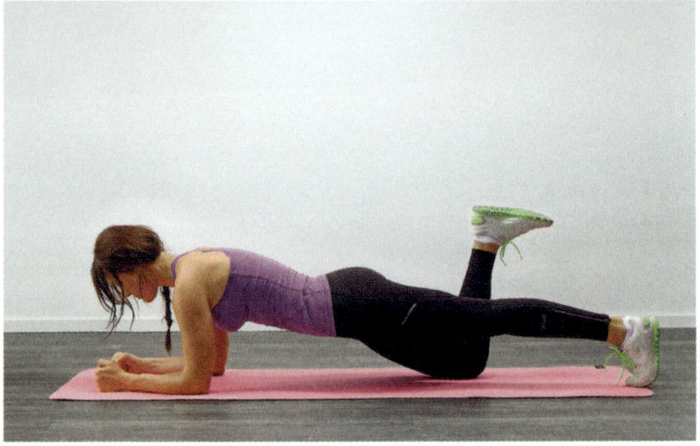

RAK PLANKA

Du tränar: Mage, axlar, rygg och framsida lår.
Stöd dig på tårna och armbågarna och finn neutralställningen i ryggen och bäckenet. Aktivera den nedersta och djupaste delen av magmuskulaturen och dra naveln in mot ryggraden. Håll fötterna axelbrett och armbågarna under axlarna. Tryck ifrån med armarna så att du inte hänger i axlarna. Undvik att svanka.

Tips: Bilderna ovan visar hur du kan justera svårighetsgraden på plankan. Börja på knä, gå vidare till ett utsträckt ben, och till slut båda benen utsträckta. För att göra plankan tuffare kan du lyfta upp ett ben (det räcker med 10 cm) eller backa ett par steg med fötterna.

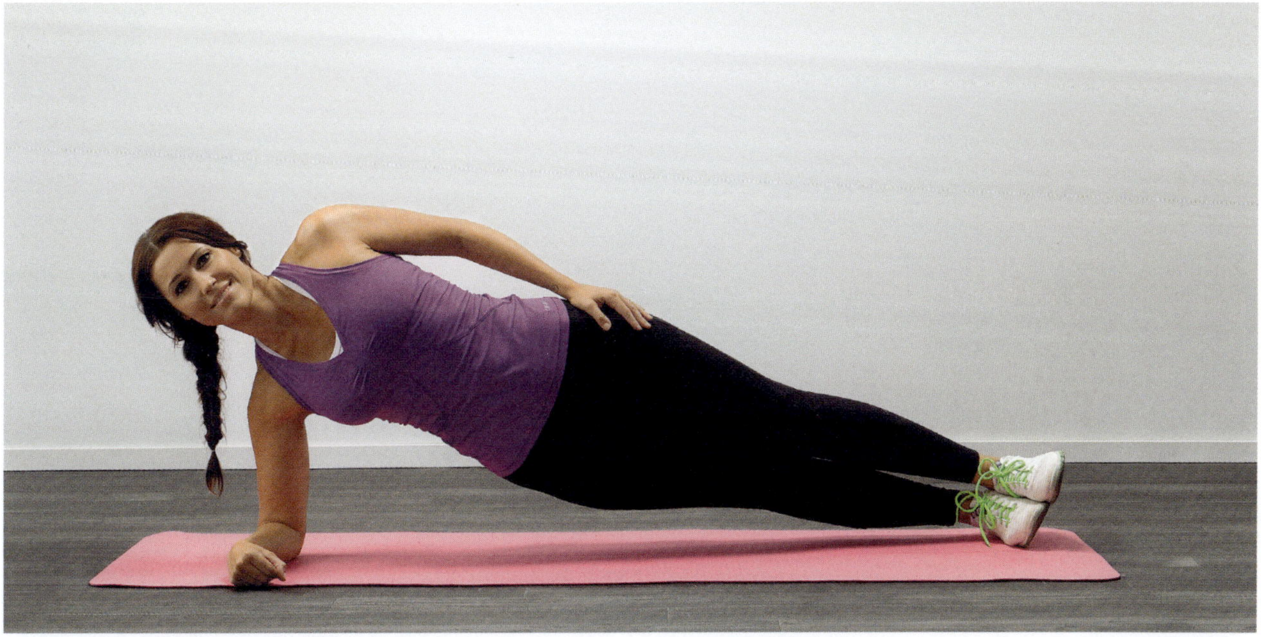

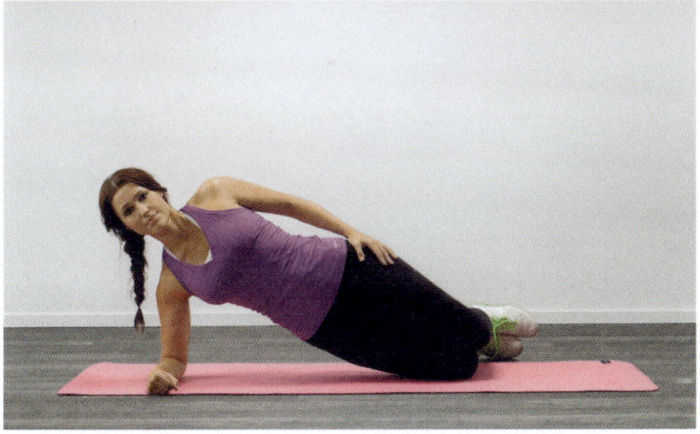

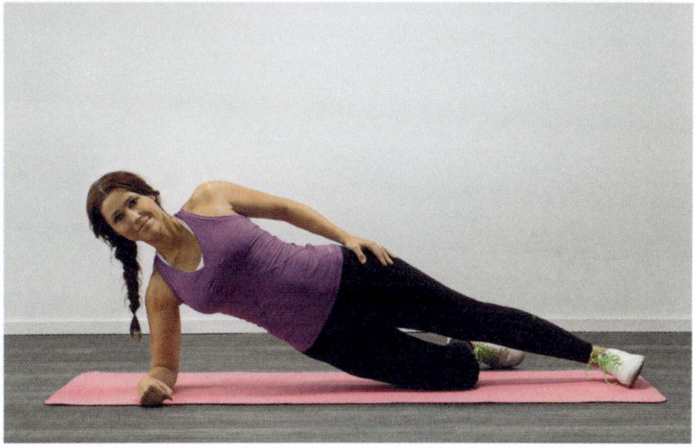

SIDOPLANKA

Du tränar: Mage, rygg och axlar.
Stöd dig på armbågarna och tårna. Lyft bäckenet så att kroppen är rak (som en planka). Spänn rygg- och magmuskulaturen och stabilisera kroppen i denna ställning.

Lägg sedan över kroppsvikten på den ena armbågen och vrid hela kroppen som en enhet. Rulla tillbaka och vidare över på den andra armbågen. Håll varje position i minst fem sekunder.

Tips 1: Bilderna ovan visar hur du kan höja svårighetsgraden på plankan. Börja på knä, gå vidare till ett ben utsträckt och till slut båda benen utsträckta.

Tips 2: Titta ner mot golvet för att avlasta nacken.

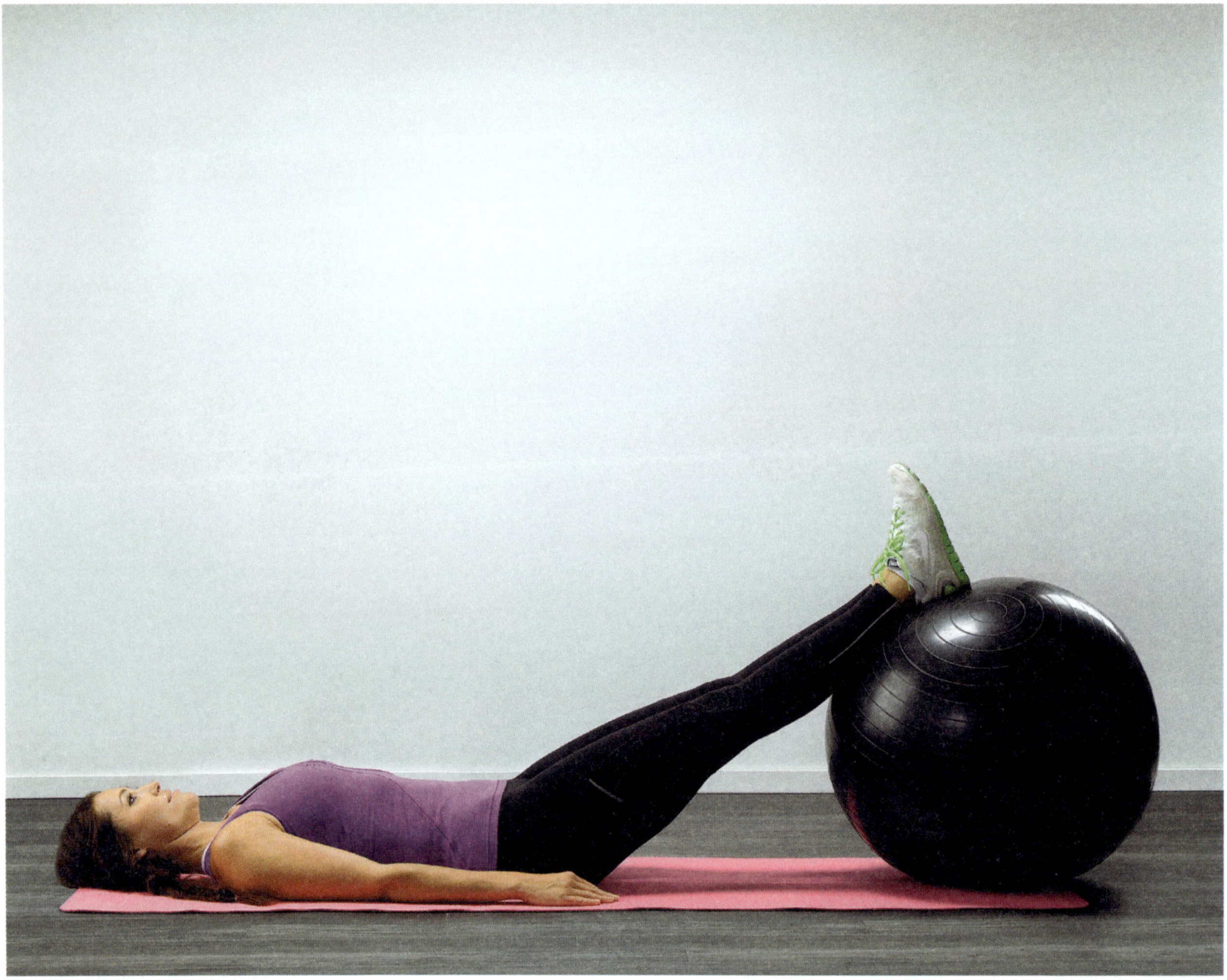

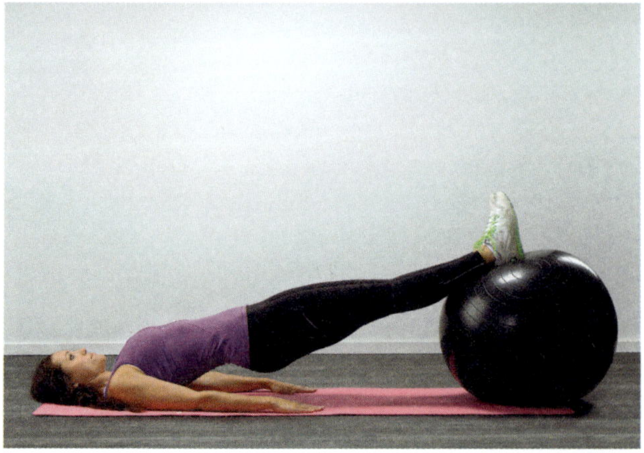

BÄCKENLYFT MED FITNESSBOLL

Du tränar: Säte, rygg, mage och balans.

Ligg ner med båda fötterna på bollen och armarna ner längs sidan. Finn neutralställningen i ryggen och bäckenet och spänn nedre delen av magen genom att dra in naveln mot ryggraden. Lyft upp bäckenet tills du ligger på skulderbladen. Håll i 10–15 sekunder, och vila lika länge innan du upprepar.

Tips: Om övningen börjar bli för lätt, sträck upp armarna mot taket.

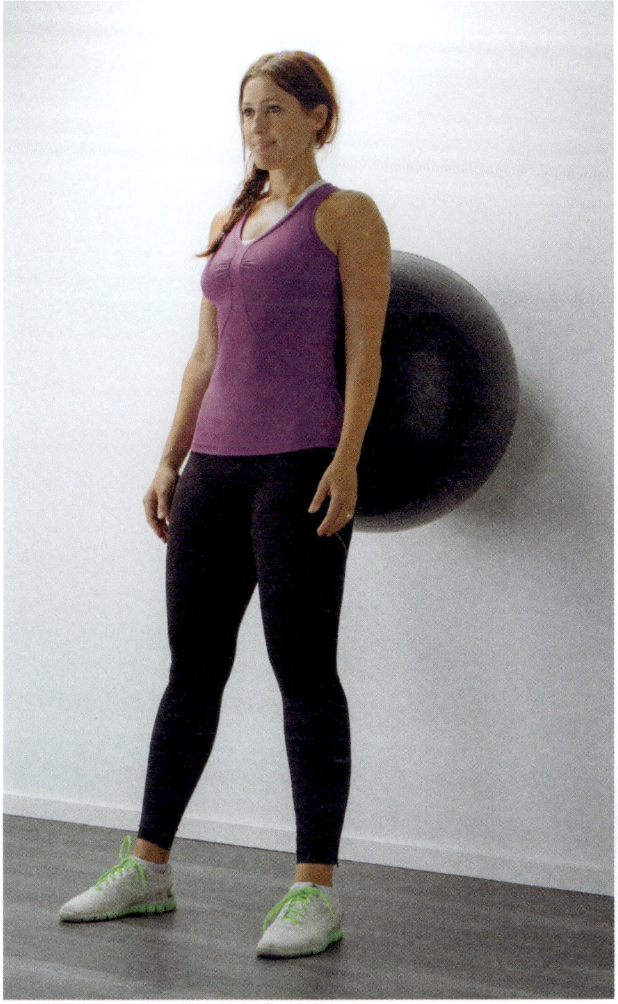

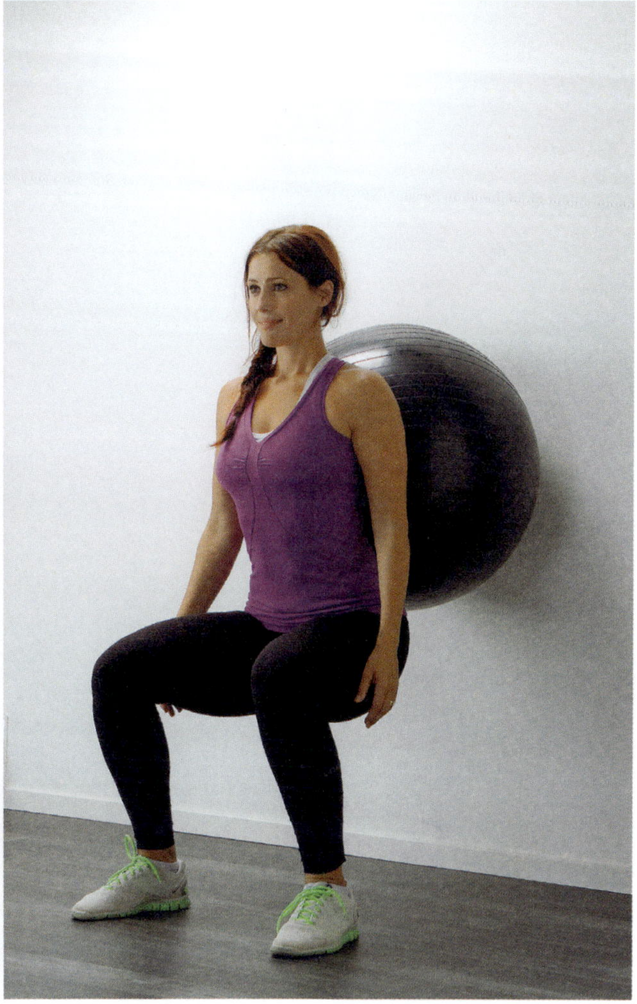

KNÄBÖJ MED FITNESSBOLL

Du tränar: Säte, ben, rygg och balans.
Stå med rak kropp mot en vägg med en fitnessboll som ryggstöd. Finn neutralställningen i rygg och bäcken. Spänn nedre delen av magmuskulaturen genom att dra naveln in mot ryggraden.

Böj knäna tills du är i sittställning, och pressa upp igen.

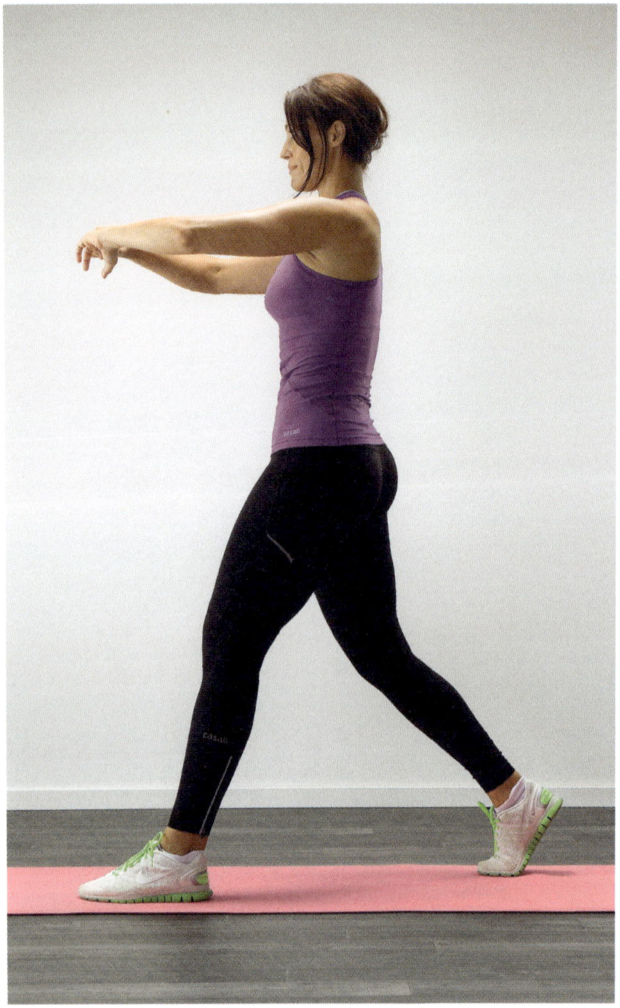
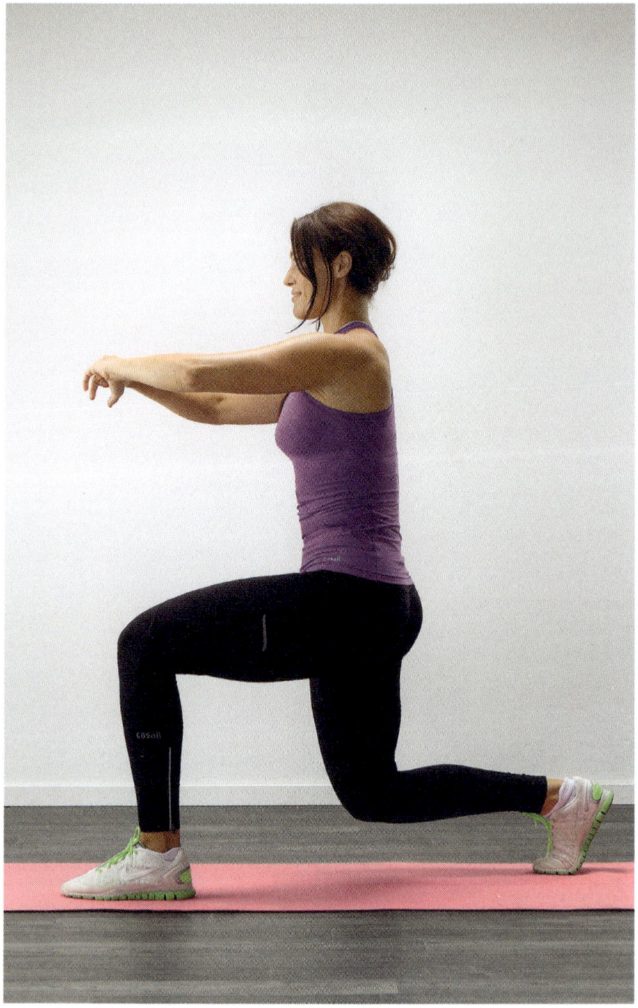

STATISKA UTFALL

Du tränar: Säte och ben.

Stå med händerna utsträckta framför dig.

Ta ett steg bakåt, böj dig ner till ungefär 90 grader i knät. Lägg vikten på det främre benets häl, och se till att knät inte kommer framför tårna.

Pressa dig upp med hjälp av det främre benet. Håll överkroppen upprätt och blicken riktad rakt fram under hela rörelsen.

Byt ben och upprepa.

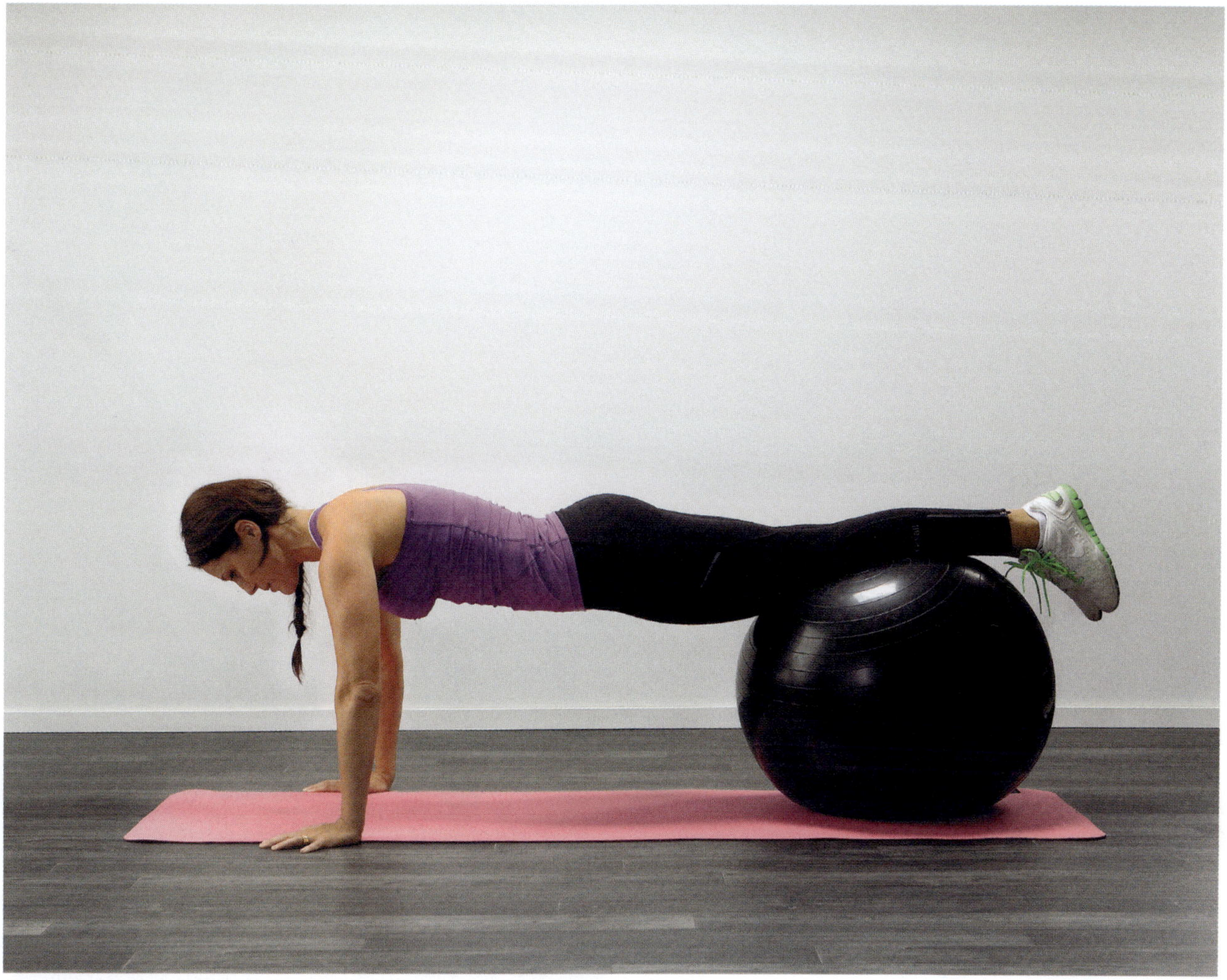

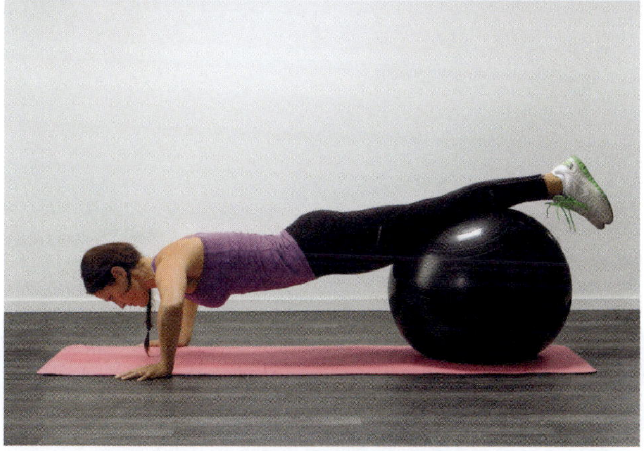

ARMHÄVNINGAR PÅ FITNESSBOLL

Du tränar: Mage, bröst, armar, axlar och balans.
Ställ dig i armhävningsposition med benen på bollen. Ha ett axelbrett grepp. Finn neutralställningen i ryggen och bäckenet. Spänn nedre delen av magen genom att dra in naveln mot ryggen.

Sänk överkroppen mot golvet och pressa upp igen till startläget.

Tips: Ju längre framåt på bollen du kommer desto jobbigare armhävningar blir det.

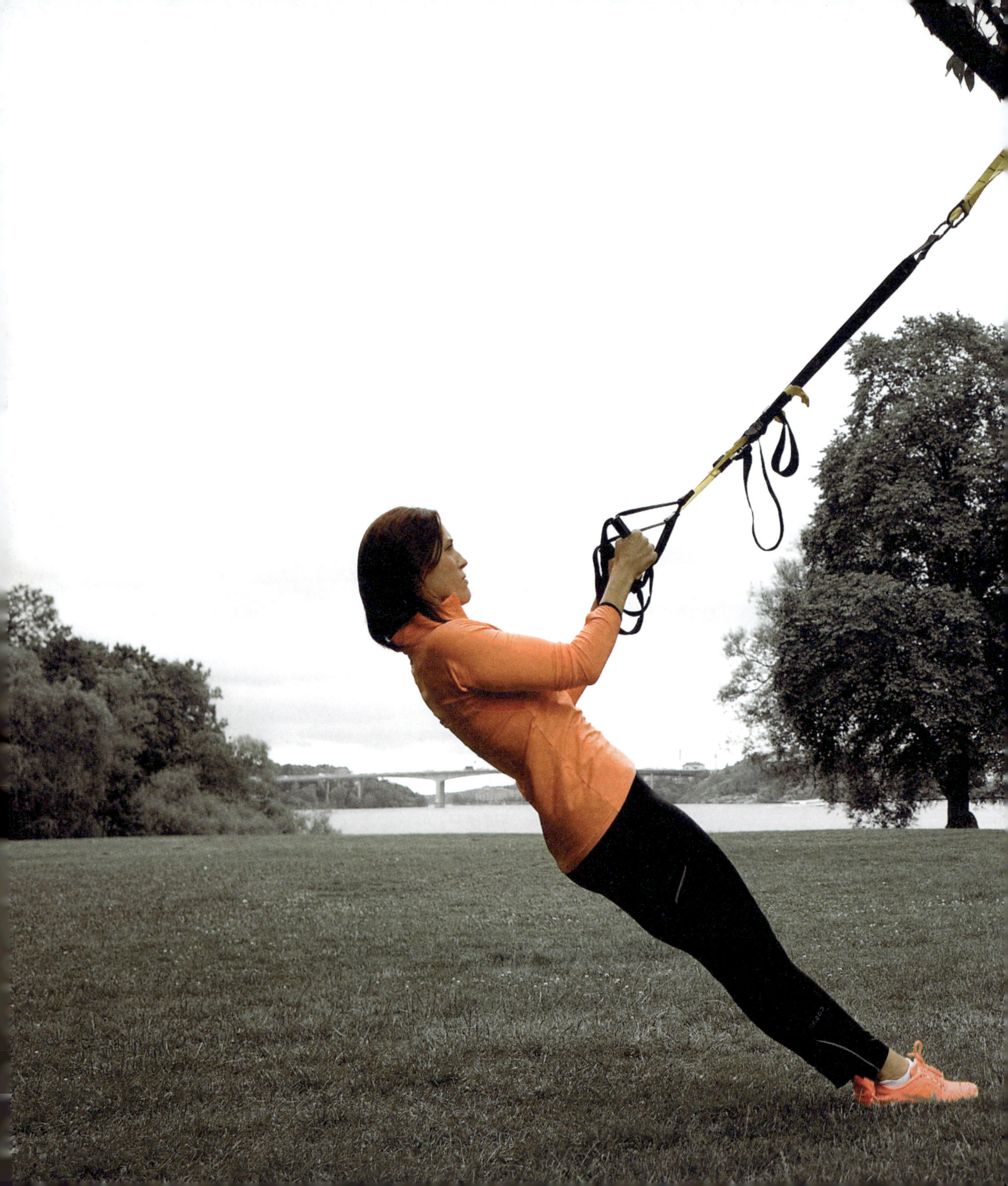

STEG 2: KROPPSKONTROLL

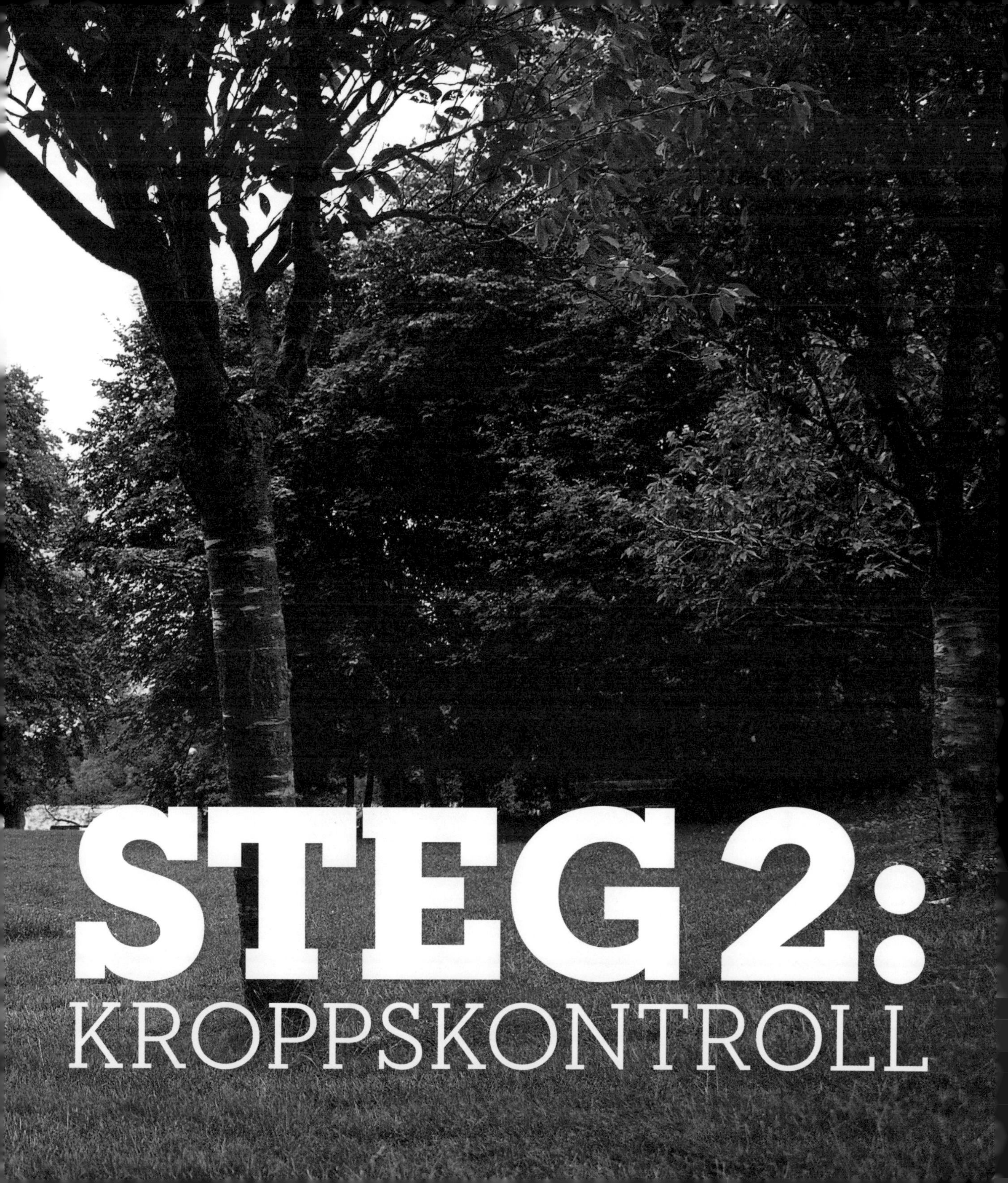

Du har kanske börjat fundera över kroppen rent utseendemässigt. Du behöver inte acceptera att den har förändrats, som du vet kan du korrigera det mesta med träning och rätt kosthållning. Nu börjar vi på allvar!

Din rumpa är förmodligen inte vad den har varit eftersom dina sätesmuskler inte har använts på samma sätt som före graviditeten. Du har svankat mer och minskat spänningen i musklerna och därför har din rumpa helt enkelt varit mer inaktiv och förlorat muskeltonus. Till det kommer amningen som kräver fett och gör rumpan ännu plattare, fettreserverna sitter ju kring höfterna hos oss kvinnor.

Rumpan består av tre muskler: gluteus minimus, gluteus medius och gluteus maximus. De täcker en stor yta och därför är det viktigt att du tänker extra mycket på att stärka den delen av kroppen. Stark rumpa innebär ett stabilt bäcken och en bra hållning. Just därför är rumpan i fokus under träningsprogrammet för steg 2.

DU ÄR VAD DU ÄTER

Nu när du är igång med din träning så är det viktigt att tänka på vad du matar kroppen med. För en sak är klar, du får inga resultat om maten du stoppar i dig är av dålig kvalité. Med dålig kvalité menar jag socker, friterad mat och snabba kolhydrater som vit pasta, vitt bröd, chips och liknande. Det är dags att rensa kylskåpet och skafferiet. Här är en kort checklista på vad som alltid ska finnas i köket så att du enkelt kan förbereda näringsrika måltider:

PROTEIN: kycklingfilé, torsk, lax, makrill i tomatsås, ägg, keso, kesella, köttfärs med lågt fettinnehåll, naturell yoghurt.
KOLHYDRATER: quinoa, fullkornsbulgur, havregryn (till gröt), fullkornspasta, grönsaker i olika former, bönor, fullkornscouscous, krossade tomater till såser.
FETTER: avokado, fiskolja, olivolja, nötter, frön.
FRUKT: äpplen, päron, grapefrukt, kiwi, bär.

Hur mycket ska du äta per dag?

Ett bra sätt att räkna ut ditt dagliga kaloribehov är att använda Harris Benedict-formeln:

655 + (9,6 x kg) + (1,8 x cm) – (4,7 x ålder)

Multiplicera sedan siffran du fått med dessa aktivitetsvärden:

Sängliggande: 1, 2
Stillasittande liv: 1, 4–1, 7
Stående arbete: 1, 8–1, 9
Tungt arbete: 2, 0–2, 4

För att gå ner i vikt ska ditt kaloriintag ligga på 300–500 kcal lägre per dag.

Tänk på att under graviditeten behövde din kropp 300–500 kalorier extra, fortsätt gärna använda dig av samma upplägg. Drick mycket vatten och ät minimalt med konstgjord mat – det är ju maten som ger dig energi under dagarna.

Misstag många mammor gör

Det finns alltid småsaker som man kanske inte tänker på, men som kan ha stor betydelse i längden.

Dessa små ovanor kan förstöra dina framsteg:

- *Äta upp barnets rester.* Fruktpurén är god, visst, men den innehåller en hel del stärkelse.
- *Vänta på att barnet ska somna så att du kan träna.* Visst kan det kännas som om de känner på sig att du vill lägga dem och de gör allt för att hindra dig från det? Stressa inte upp dig ifall barnet inte gör som du vill, låt det vara med istället!
- *Missbruka bärsele.* Kom ihåg att bålstyrkan inte är fullgod efter graviditeten och barnet växer snabbt i början. Din bålstyrka hinner inte med! Resultat: du fortsätter att svanka, fast du borde lära kroppen att komma tillbaka till neutral position i bäckenet.

Rätt lyft- och bärteknik

- Använder du bärsele, se till att rulla axlarna bakåt-nedåt, lyft bröstkorgen och pressa ihop skulderbladen. Om du bär barnet på armen, tänk på att inte alltid bära på din favoritsida. Favoritsida orsakar obalans och överbelastar ensidigt, så bär på motsatt sida lika ofta som din favoritsida.
- Håll barnet med raka handleder.
- Dra ner axlarna när du lyfter upp barnet.
- Fördela vikten jämnt mellan fötterna när du står.

KONDITIONSTRÄNING I BACKE

Eftersom du ännu inte kan springa får du ett tips av mig – gå i uppförsbacke med barnvagnen. Det är en ytterligare utveckling av ditt konditionsträningsprogram. Hitta en backe som tilltalar dig (cirka 100 meter lång) och där du kan köra vagnen fritt – och sätt igång!

Ett 20-minuterspass kan bestå av detta:

- Lätt uppvärmning i form av power walk.
- Gå snabbt upp och långsammare ner i gångtempo.
- Dra i vagnens handtag och småjogga baklänges i uppförsbacke.
- Lägg några tyngder i vagnskorgen, till exempel ett par vattenfyllda 1, 5-litersflaskor.

Obs! En stark bål är ett måste om du vill utveckla din konditionsträning till joggning – och det får gärna ha gått minst 6 månader efter förlossningen!

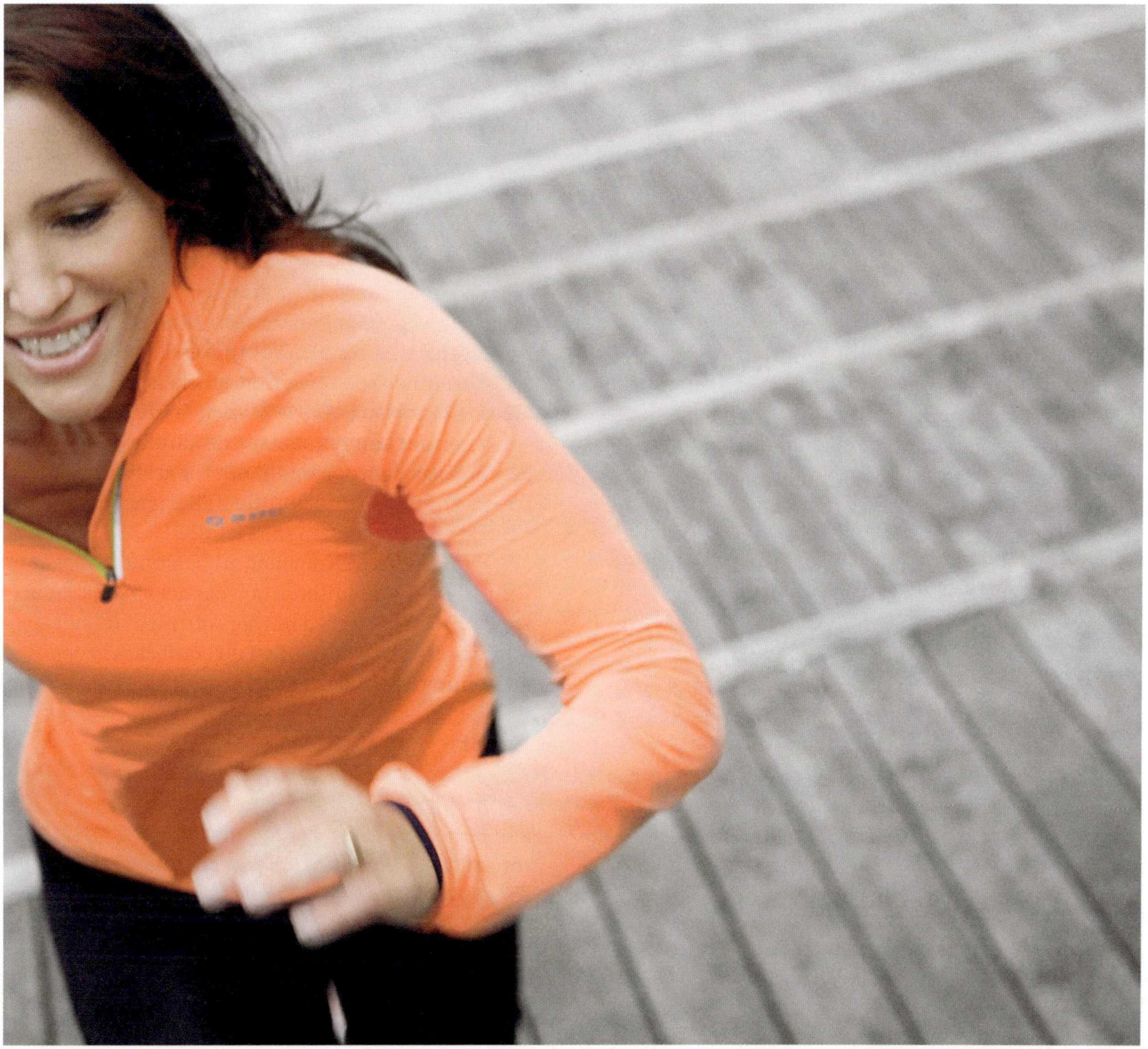

TRÄNINGSPROGRAM 2

Nu är det dags att börja använda vikter! Du behöver skaffa ett antal hantlar mellan 1 och 10 kilo. Hantlarna kan också ha avtagbara viktskivor på handtaget eller vara justerbara där du väljer vikt med vred eller knappar. När du tränar med hantlar så ska du välja en vikt så att de tre sista repetitionerna i varje set nästan känns omöjliga att genomföra utan att tekniken blir lidande. Vila 30 sekunder efter varje set.

Efter cirka sex veckor eller när övningarna inte känns tillräckligt utmanande kan du övergå till cirkelträning. Cirkelträning innebär ökad puls, intensitet och precis som i fallet med supersets – du sparar tid. I cirkelträning går man från övning till övning och vilar först efter den sista övningen. Då vilar du 1 minut och gör sedan ytterligare 2 likadana cirklar. Repetera varje övning 10–12 gånger.

Glöm inte uppvärmning och stretch efter varje pass! Stretchprogrammet hittar du på sidan 111.

PERIOD 1

Övning	Set	Repetitioner
1. Djup knäböj med fitnessboll	3	12
2. Höftlyft på fitnessboll 1	3	12
3. Rulla in bollen 1	3	12
4. Klapp bakom ryggen	3	45 sekunder
5. Omvända flyes på alla fyra	3	12 per sida
6. Armhävningar på fitnessboll från Steg 1	3	12
7. Axelpress	3	12
8. Valfria plankor från detta steg, varannan dag	3	1 minut per planka

PERIOD 2

Övning	Set	Repetition
9. Djup knäböj med fitnessboll	1	10
10. Höftlyft på fitnessboll 2	1	10

11.	Höftlyft med hantelpress	1	10
12.	Växel på fitnessboll	1	10
13.	Armhävningar på fitnessboll från Steg 1	1	10
14.	Axelpress	1	10
15.	Klapp bakom ryggen	1	10
16.	Statiska utfall från steg 1	1	10
17.	Rulla in bollen 2	1	10
18.	Omvända flyes på fitnessboll	1	10
19.	Hög rodd på fitnessboll	1	10
20.	Axellyft åt sidan	1	10
21.	Biceps curls	1	10
22.	French press	1	10

EN TRÄNINGSVECKA

	Period 1	**Period 2**
MÅNDAG:	Övning 1–7	Övning 9–15, kör 3 cirklar
TISDAG:	Kondition 20 minuter, se sidan 47	Kondition 20 minuter, se sidan 47
ONSDAG:	Övning 8–16 från steg 1, se sidan 25	Övning 16–22, kör 3 cirklar
TORSDAG:	Vila	Kondition 20 minuter, se sidan 47
FREDAG:	Övning 1–7	Övning 9–15, kör 3 cirklar
LÖRDAG:	Power walk 1 timme	Vila
SÖNDAG:	Övning 8	Vila

ÖVNINGAR

DJUP KNÄBÖJ MED FITNESSBOLL

Du tränar: Säte, ben och balans.
OBS! Om du har problem med bäckenbotten – gör knäböj från Steg 1!

Stå med rak kropp med benen isär och en boll som ryggstöd. Finn neutralställningen i rygg och bäcken. Spänn nedre delen av magmuskulaturen genom att dra naveln in mot ryggen och böj knäna så djupt du kan utan att börja svanka eller lyfta hälarna. Pressa upp igen.

Tips: För att göra övningen svårare så kan du hålla en hantel i varje hand.

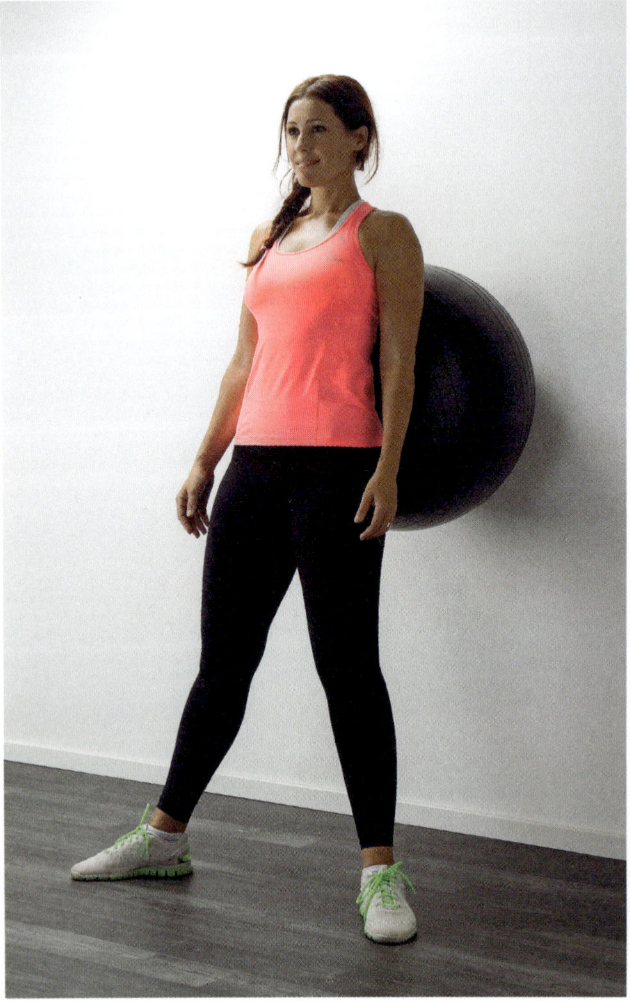

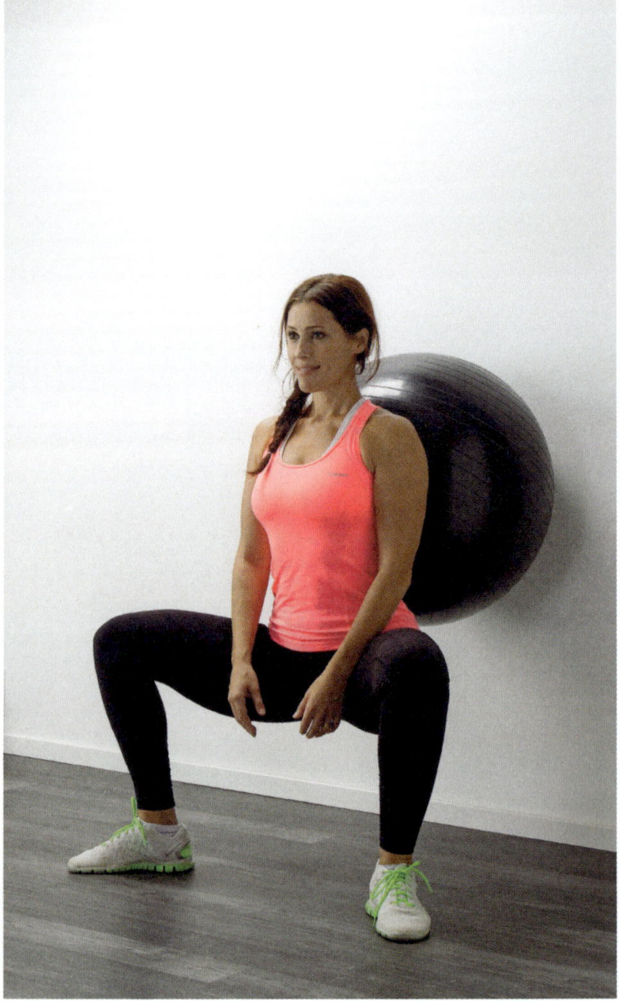

HÖFTLYFT PÅ FITNESSBOLL 1

Du tränar: Säte, baksida lår, rygg och mage.
Ligg i broställning, med översta delen av ryggen på bollen, fötterna i mattan och rak överkropp.

Finn neutralställningen i ryggen och bäckenet, sänk och lyft långsamt. Spänn sätesmusklerna när du kommer upp och håll i cirka 5 sekunder.

Tips: För att göra övningen svårare, sträck ut armarna mot taket, det krävs mer balans då.

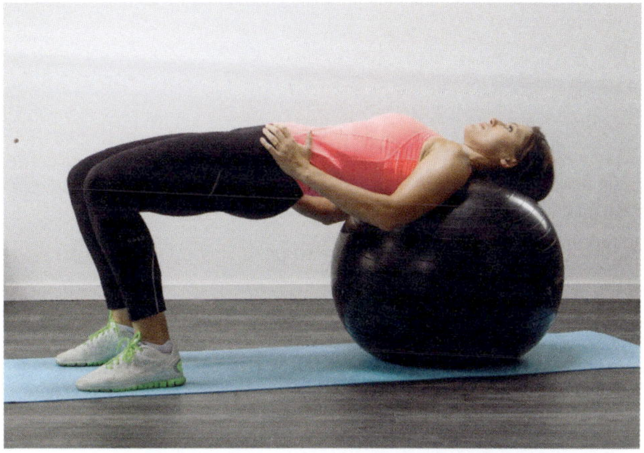

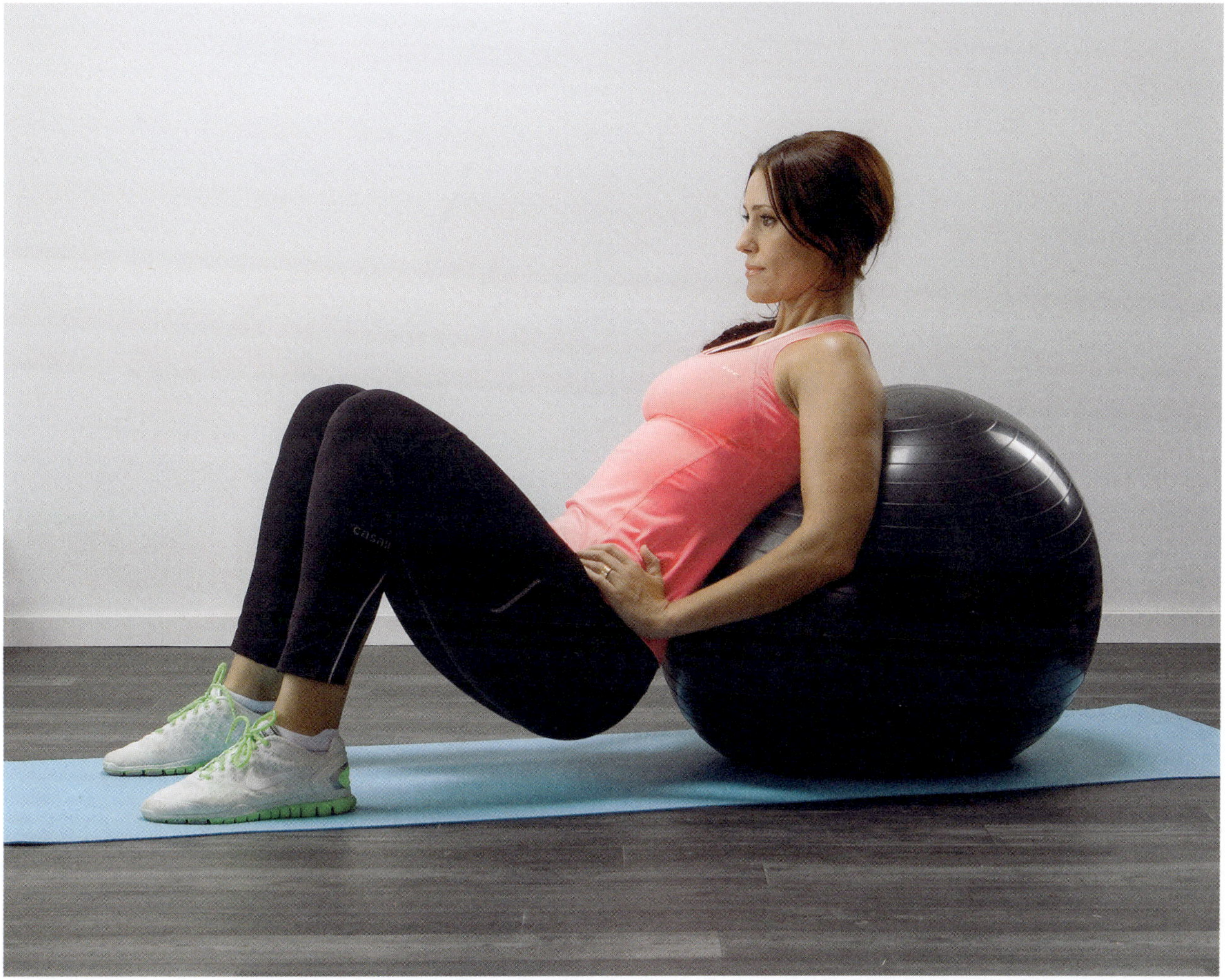

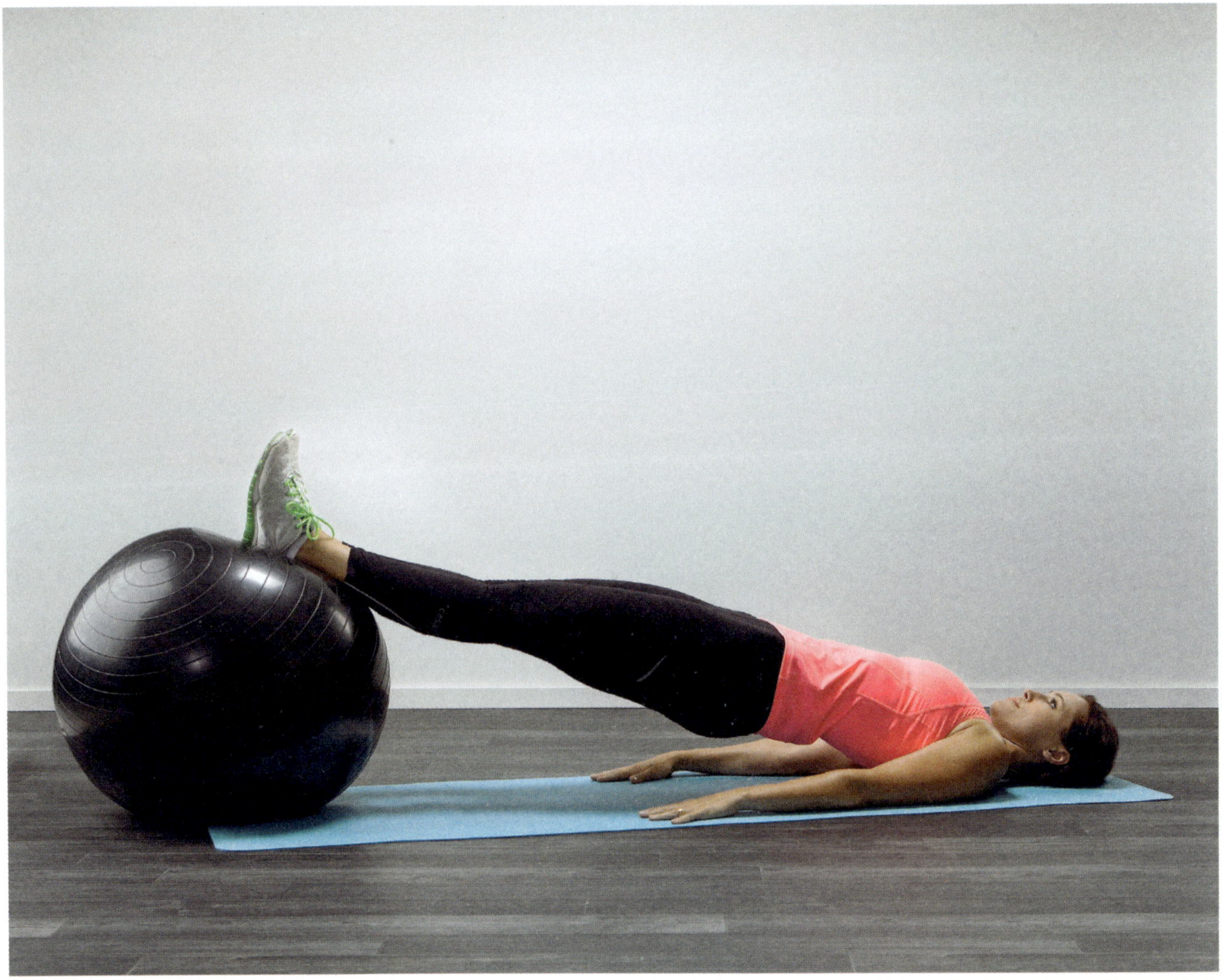

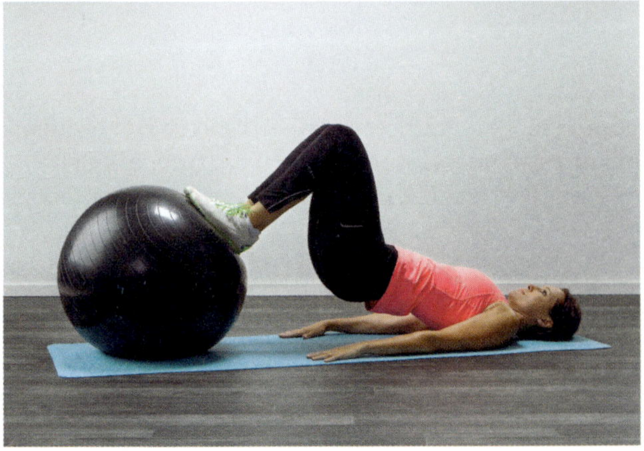

RULLA IN BOLLEN 1

Du tränar: Säte, baksida lår, rygg, mage och balans. Ligg ner med fötterna på bollen och armarna snett ut åt sidan. Finn neutralställningen i ryggen och bäckenet, och spänn nedre delen av magen genom att dra in naveln mot ryggen.

Lyft upp bäckenet tills du ligger på skulderbladen och dra benen mot rumpan genom att böja knäna. Rulla tillbaka bollen, sänk kroppen till golvet.

Tips: För att göra övningen svårare, vrid handflatorna mot taket. Då undviker du att hjälpa till med händerna.

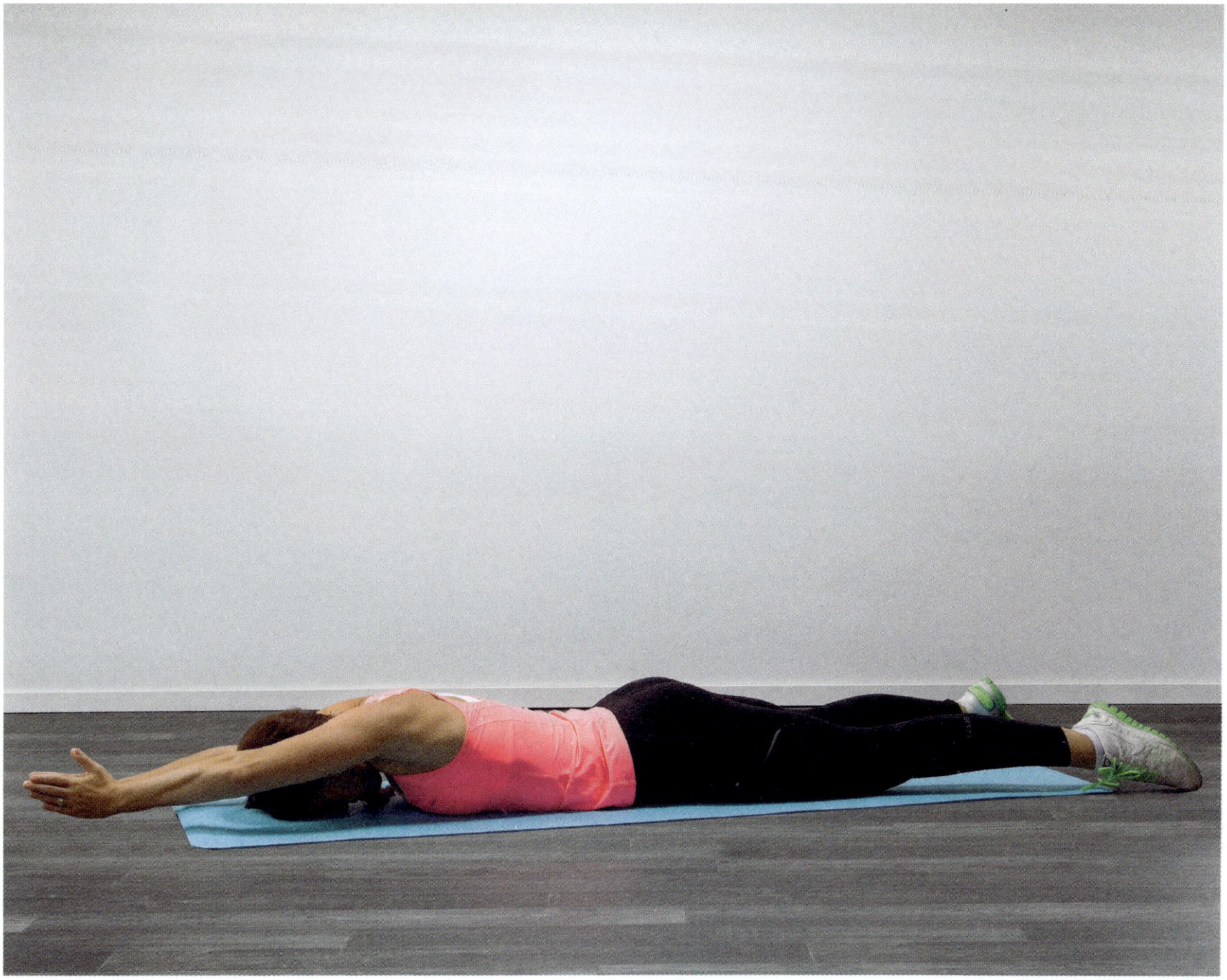

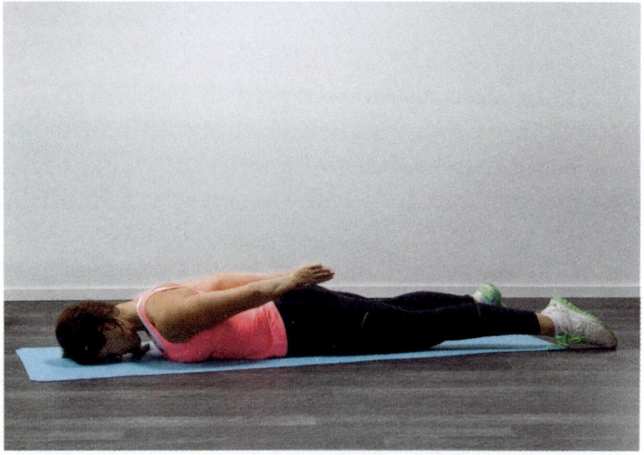

KLAPP BAKOM RYGGEN

Du tränar: Baksida axel.

Ligg på mage och placera pannan i golvet. Gör en klapp ovanför huvudet och en klapp bakom rumpan. Det är viktigt att du håller armarna helt raka under hela övningen.

OMVÄNDA FLYES PÅ ALLA FYRA

Du tränar: Mage, rygg och baksida axel.
Stå på alla fyra med hantlar i händerna.

För den ena armen ut åt sidan och upp till axelhöjd. Upprepa på andra sidan. Undvik att svanka.

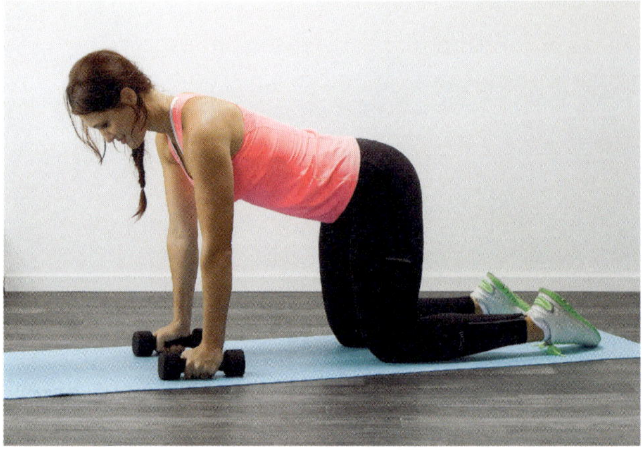

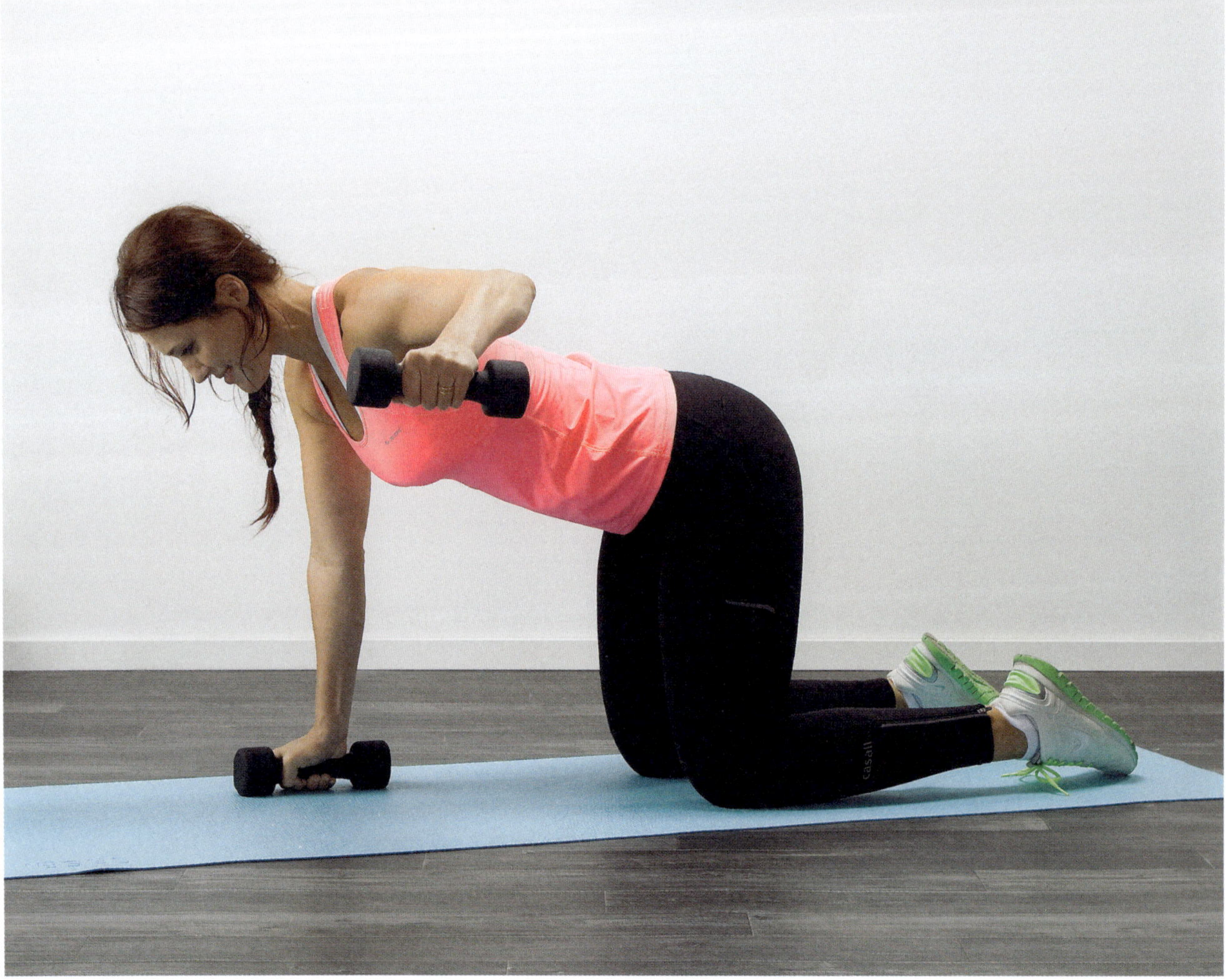

AXELPRESS

Du tränar: Axlar, mage, rygg och balans.
Sitt med rak rygg på en fitnessboll. Fixera mag- och korsryggsregionen.

Håll hantlarna vid axlarna och pressa upp tills hantlarna hålls med raka armar över huvudet. Sänk till startposition.

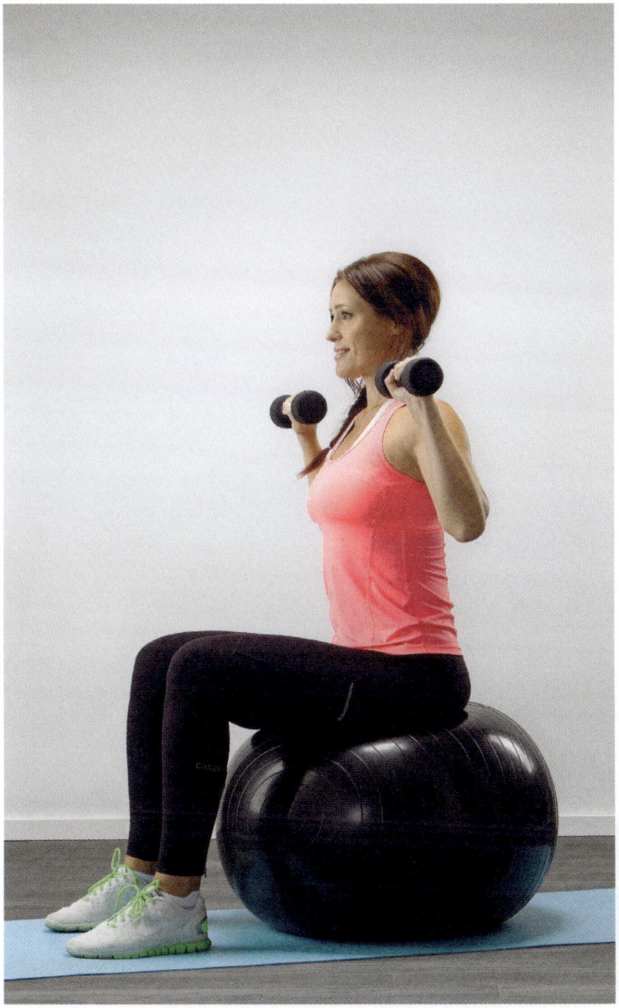

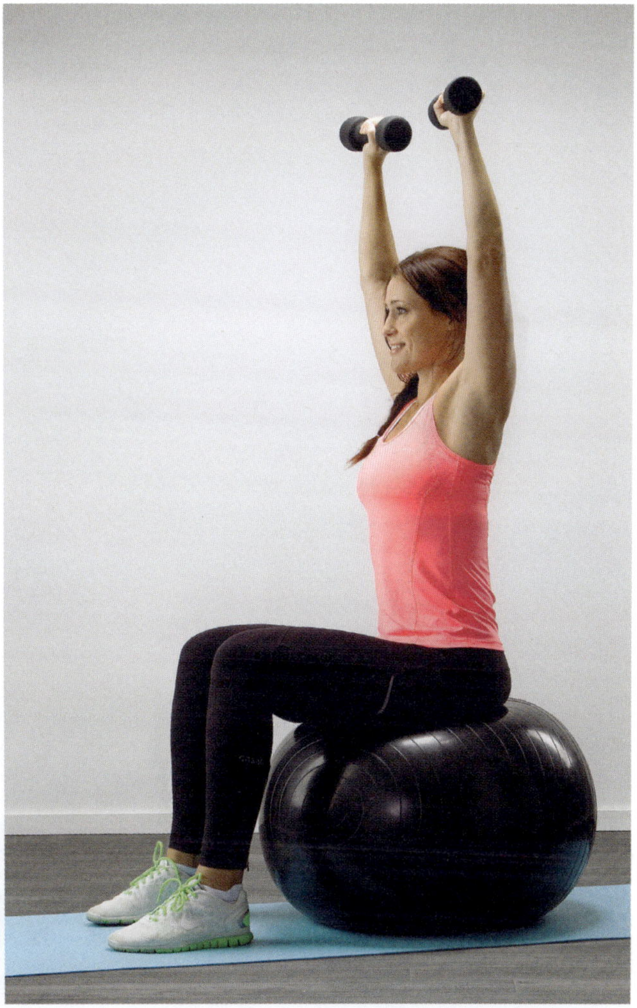

PLANKA PÅ FITNESSBOLL

Du tränar: Mage, rygg, axlar och framsida lår.
Stå med händerna i golvet på axelbrett avstånd och ha bäckenet på bollen. Finn neutralställningen i bäckenet och spänn nedre delen av magen genom att dra in naveln mot ryggraden. Lyft huvudet tills det är en förlängning av överkroppen och dra in hakan.

Gå framåt på raka armar tills bollen är vid fötterna. Håll ställningen i några sekunder och vänd tillbaka.

Tips: Tänk på att ju längre framåt du hamnar desto svårare blir plankan.

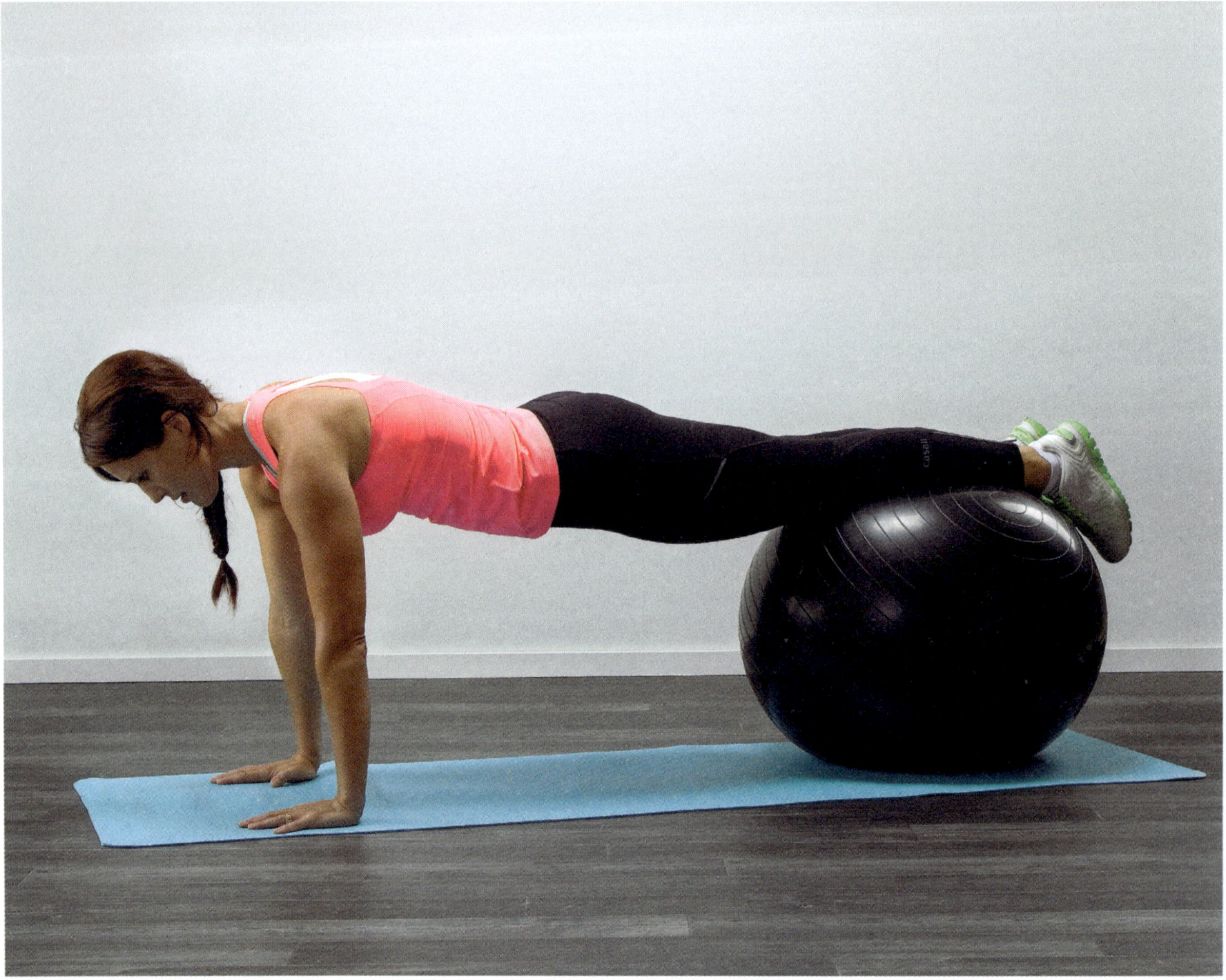

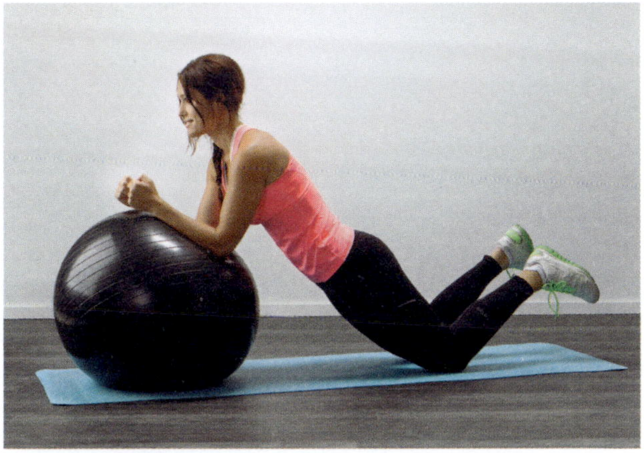

PLANKA MOT FITNESSBOLL

Du tränar: Mage, rygg, axlar och framsida lår.
Placera underarmarna på bollen och lyft bäckenet så att du står på tår och armbågar.

Spänn magmuskulaturen och bålen och håll kroppen rak och stabil. Undvik att svanka i korsryggen eller att sänka höfterna.

Tips: Om det är för tungt, kan du börja med att göra övningen på knä.

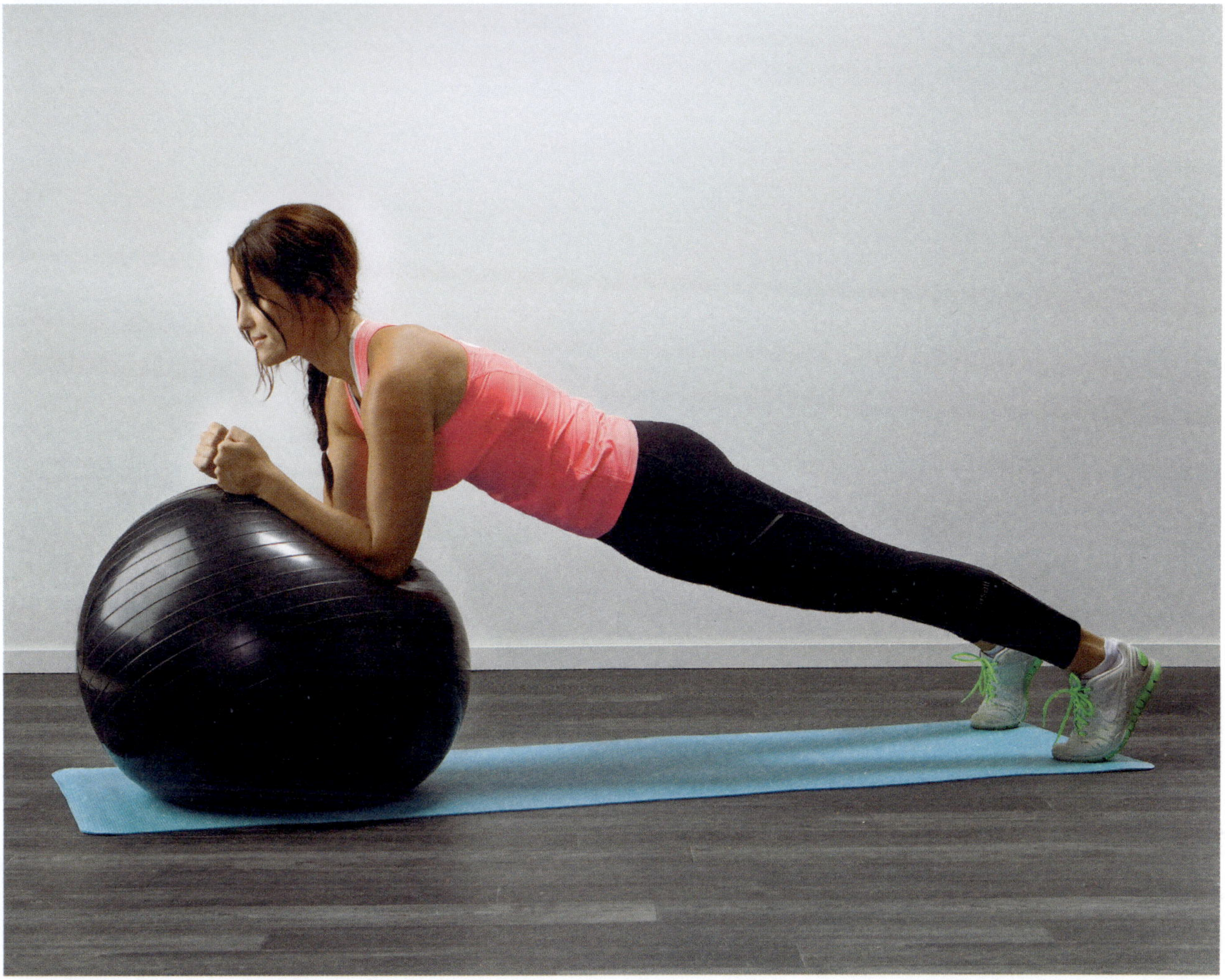

HÖFTLYFT PÅ FITNESSBOLL 2

Du tränar: Säte, baksida lår, rygg och mage.
Ligg ner med båda fötterna på bollen och armarna längs med sidan. Finn neutralställningen i ryggen och bäckenet. Spänn nedre delen av magen genom att dra in naveln mot ryggraden.

Lyft upp bäckenet tills du ligger på skulderbladen och kroppen blir rak. Håll i 5 sekunder och vila lika länge innan du upprepar.

Tips: För att göra övningen svårare, sträck ut armarna mot taket, det krävs mer balans då.

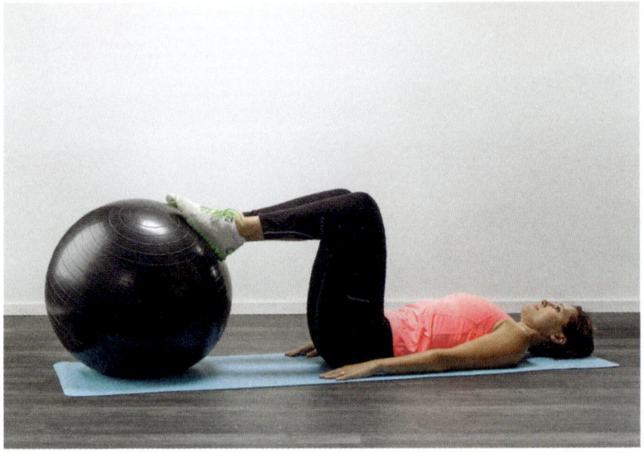

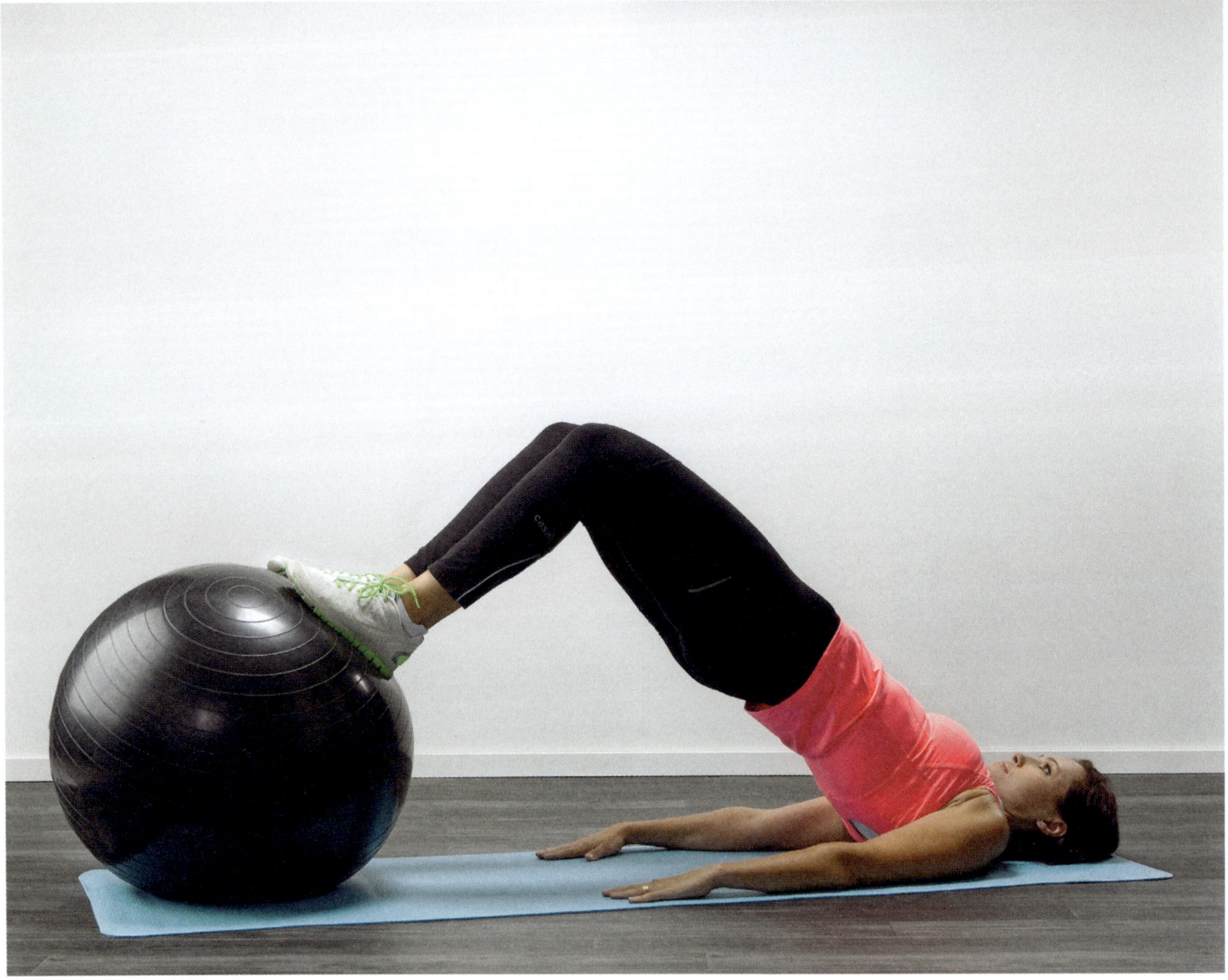

HÖFTLYFT MED HANTELPRESS

Du tränar: Säte, baksida lår, bröst, rygg, mage och axlar.

Sitt på golvet, luta dig bakåt mot fitnessbollen så att rumpan lättar från golvet, samtidigt som du håller i ett par hantlar vid axlarna. Undvik att svanka.

Lyft upp bäckenet och gör samtidigt en hantelpress med armarna. Spänn sätesmusklerna och kom tillbaka. Kroppen ska vara rak när du kommer upp.

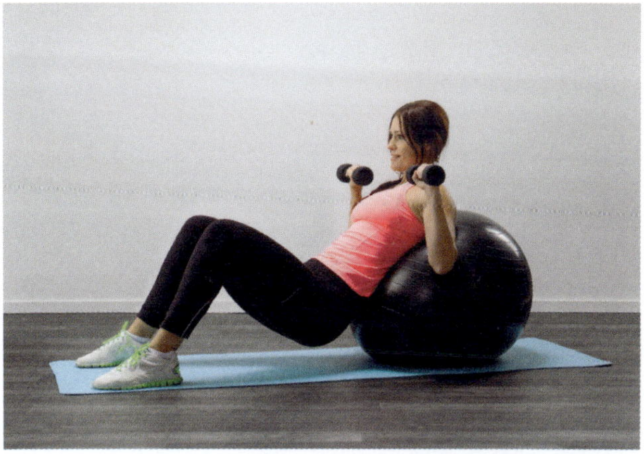

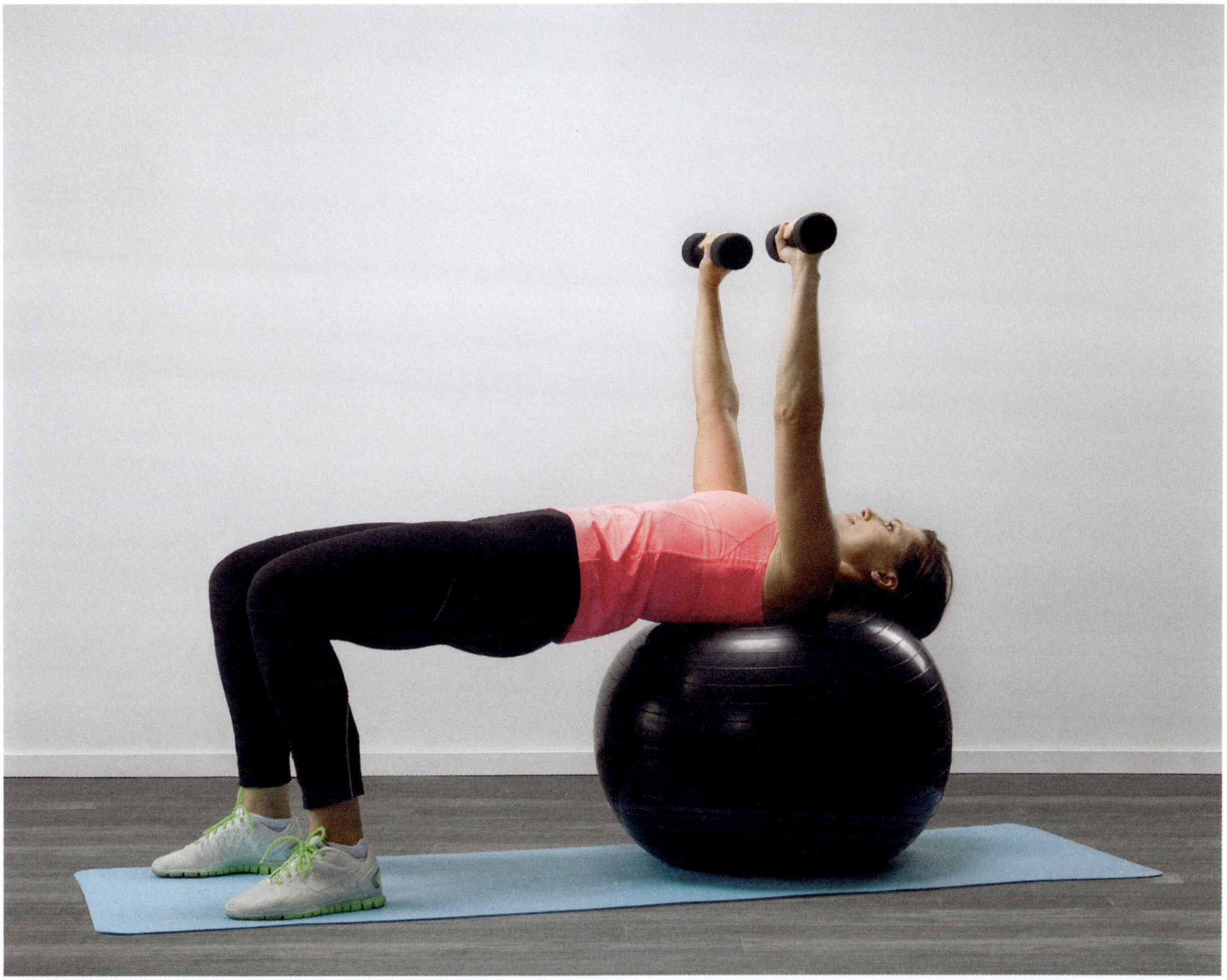

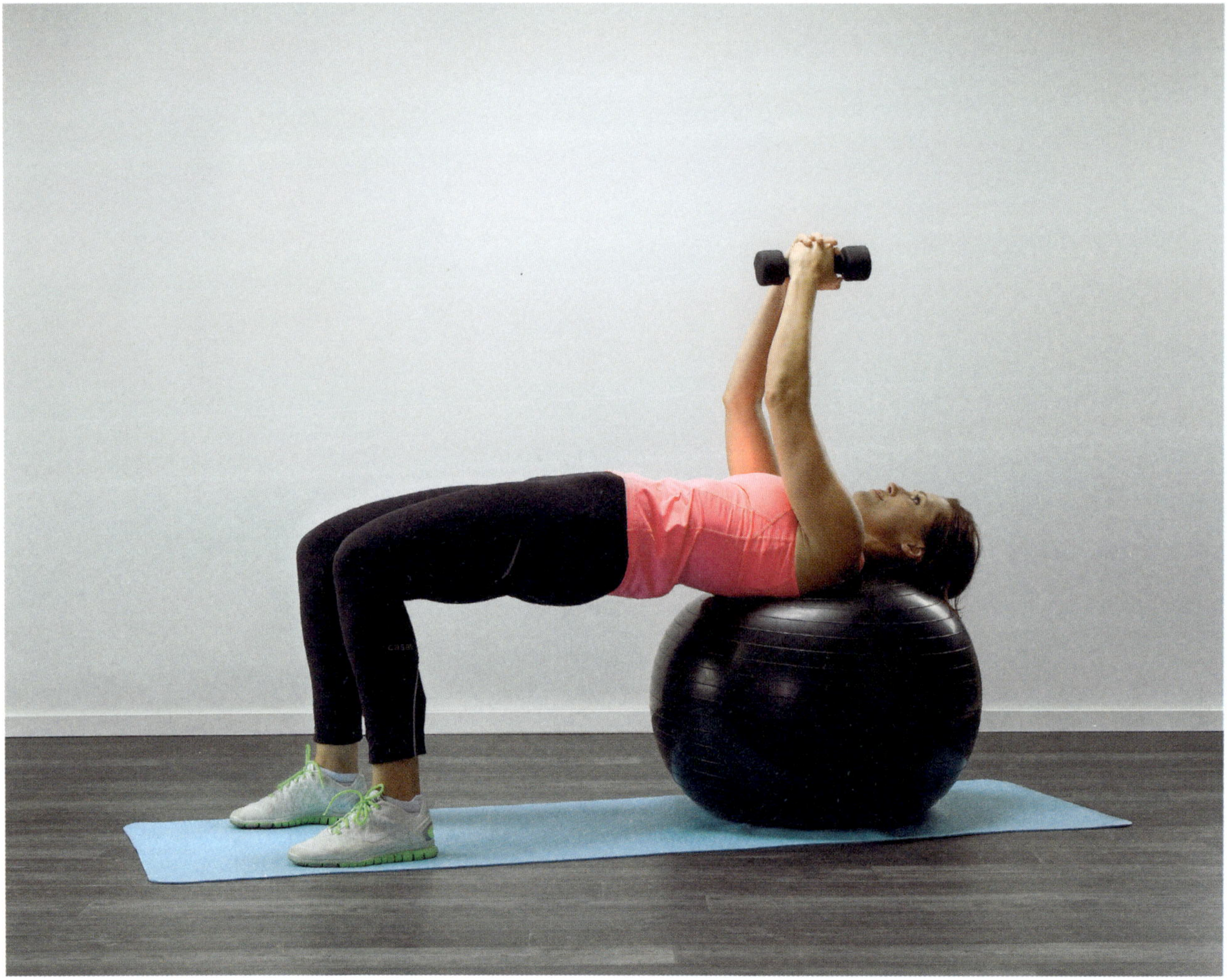

VÄXEL PÅ FITNESSBOLL

Du tränar: Säte, baksida lår, rygg, mage och bröst.

Ligg med överkroppen på en fitnessboll. Spänn sätesmusklerna och undvik att svanka. Kroppen ska vara parallell med golvet.

Håll ena armen utsträckt åt sidan med en relativt tung hantel i handen. För armarna mot mitten/uppåt och flytta hanteln till den andra handen och sänk båda armarna. Upprepa växlingen åt andra hållet. Se till att armbågarna är lätt böjda.

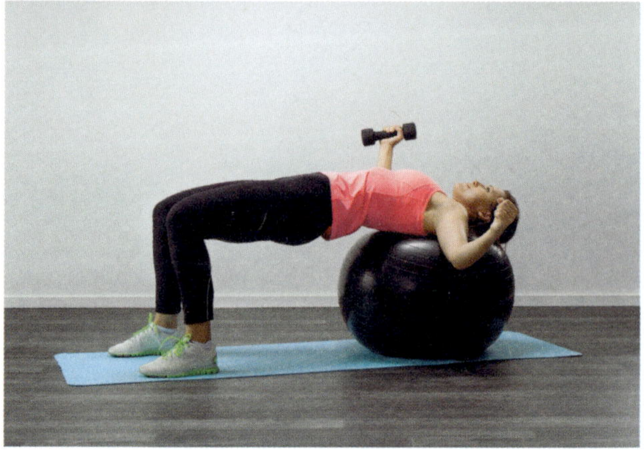

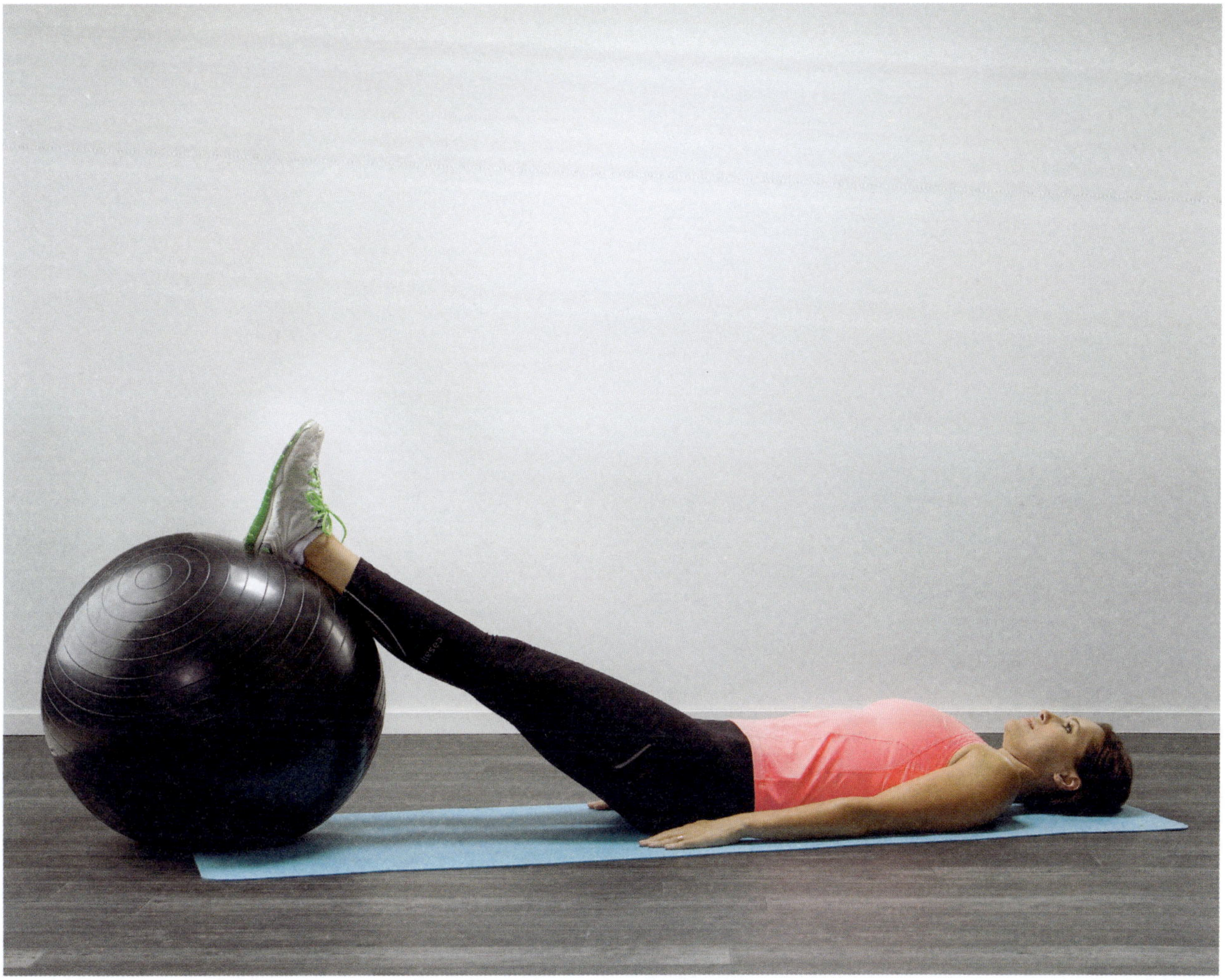

RULLA IN BOLLEN 2

Du tränar: Säte, baksida lår, rygg, mage och balans. Ligg med båda fötterna på bollen och gör en höftlyft, kroppen ska vara rak. Armarna längs kroppen.

Rulla bollen mot sätet med hjälp av fötterna och rulla tillbaka. Observera att du inte sänker ner kroppen till golvet när du rullar bollen fram och tillbaka!

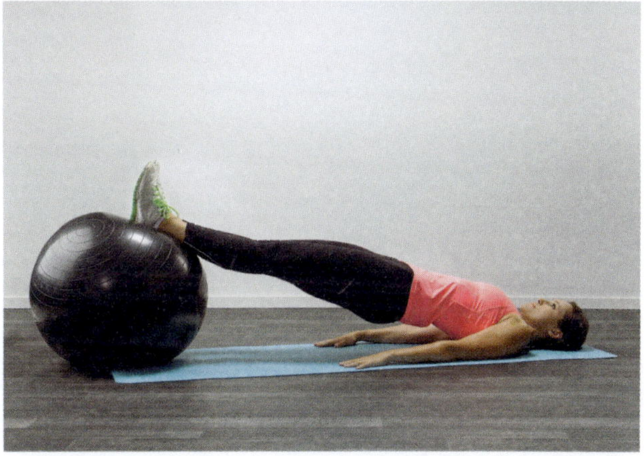

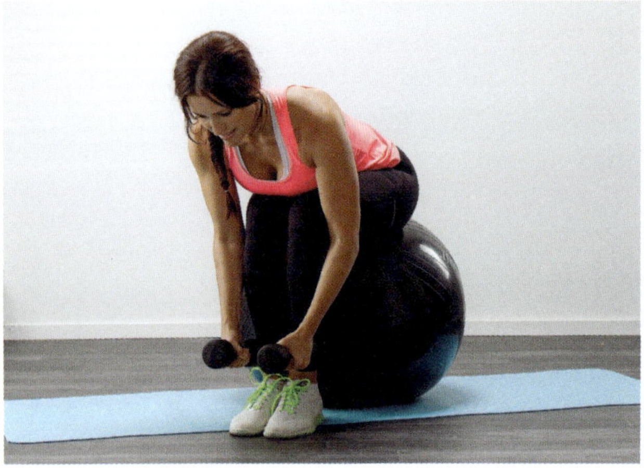

OMVÄNDA FLYES PÅ FITNESSBOLL

Du tränar: Baksida axel.

Sitt framåtlutad på en fitnessboll och låt armarna hänga nedåt med hantlar i händerna. Håll armbågarna lätt böjda. Lyft armarna ut åt sidan och uppåt. Sänk långsamt tillbaka.

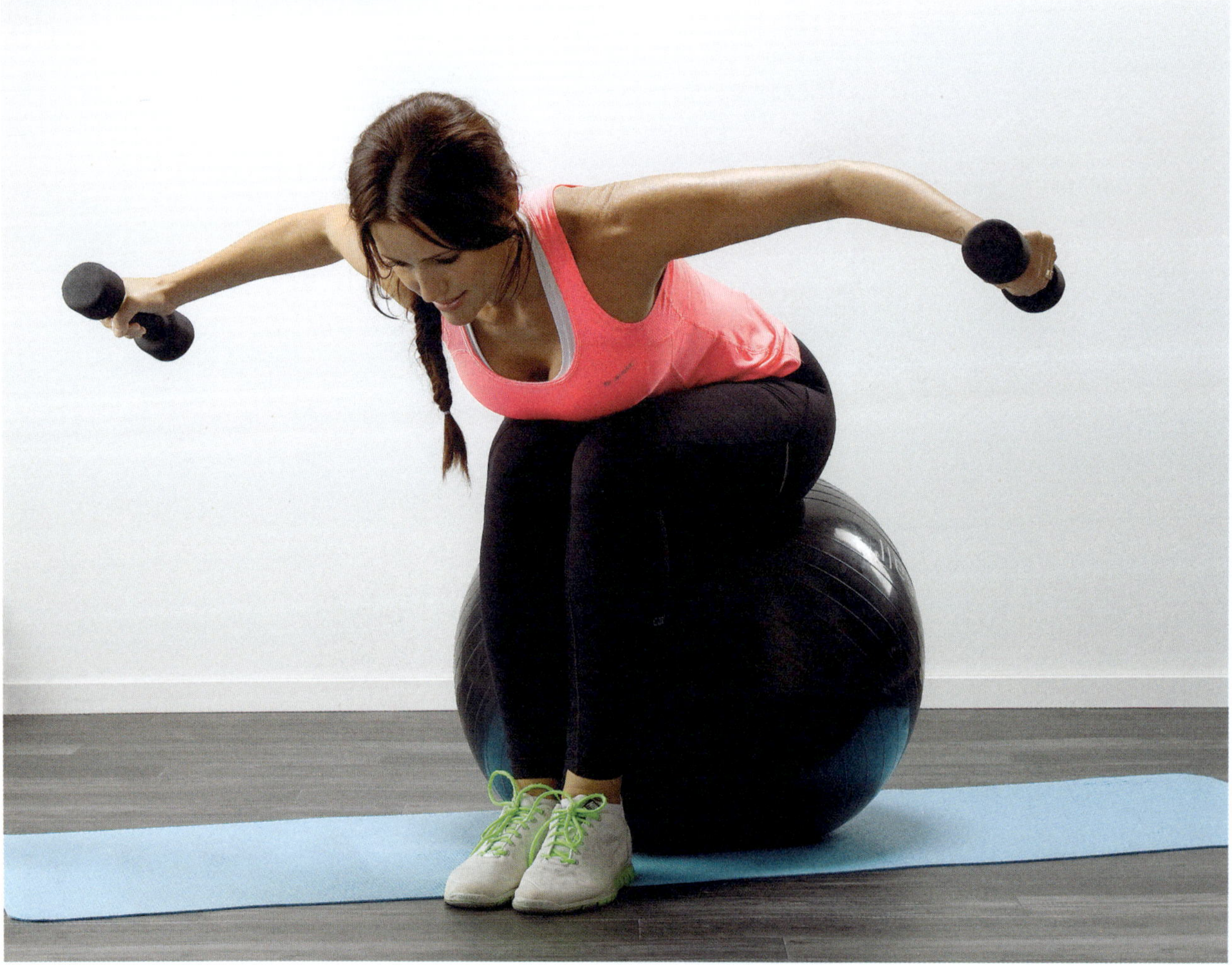

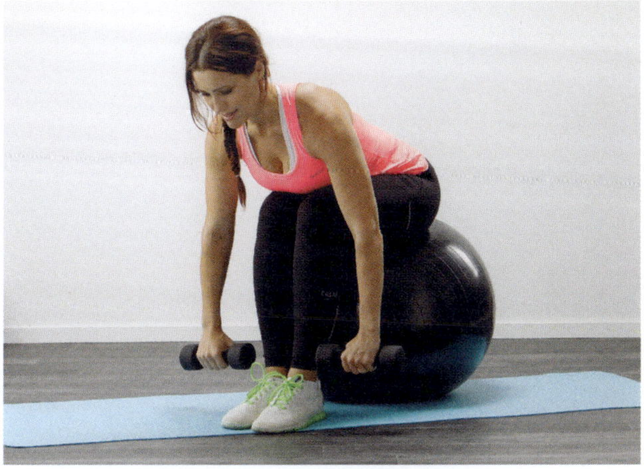

HÖG RODD PÅ FITNESSBOLL

Du tränar: Baksida axel.

Sitt på bollen, dra in naveln och höj bröstkorgen.

Dra upp hantlarna mot axlarna samtidigt som du pressar ihop skulderbladen. Sänk kontrollerat tillbaka.

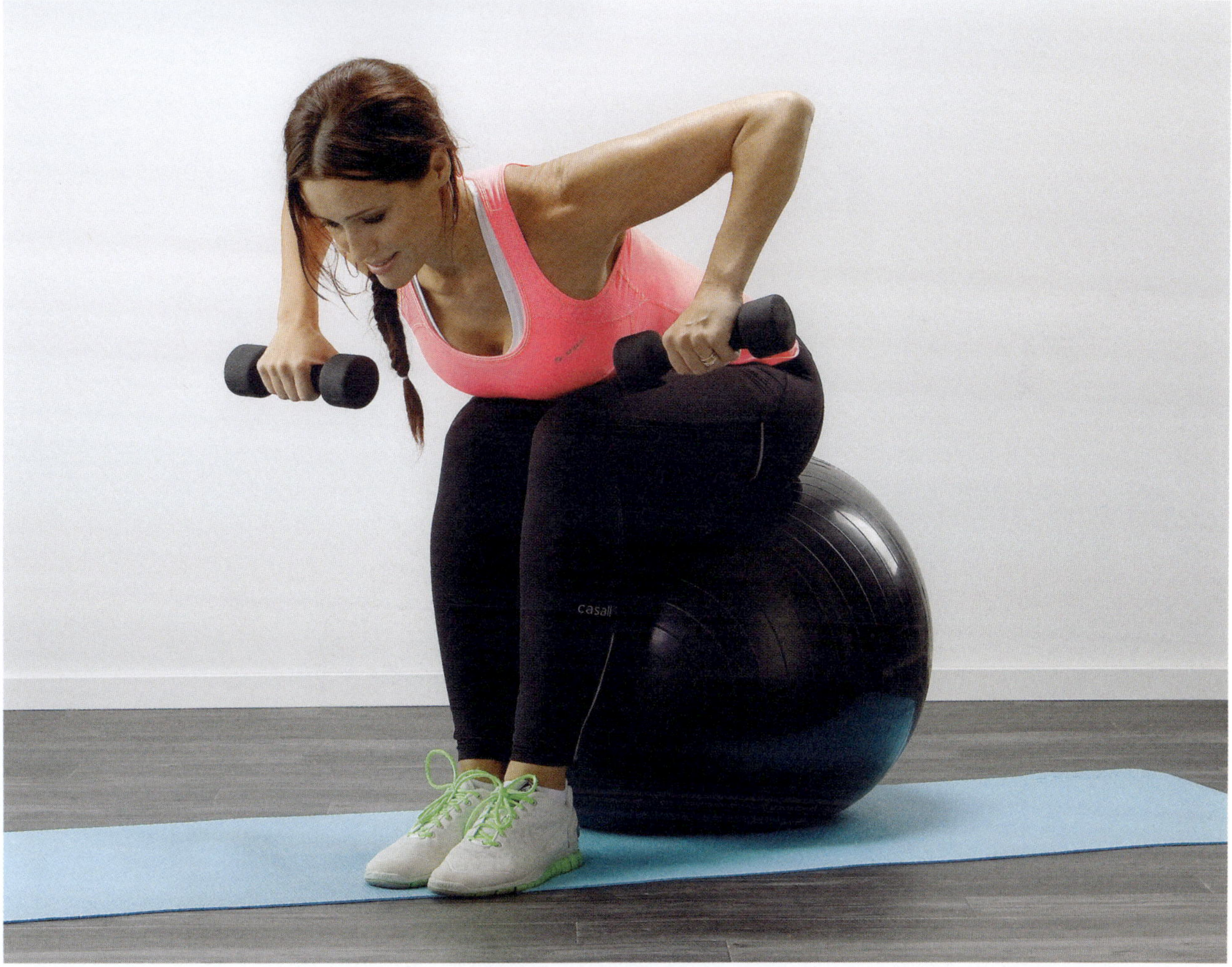

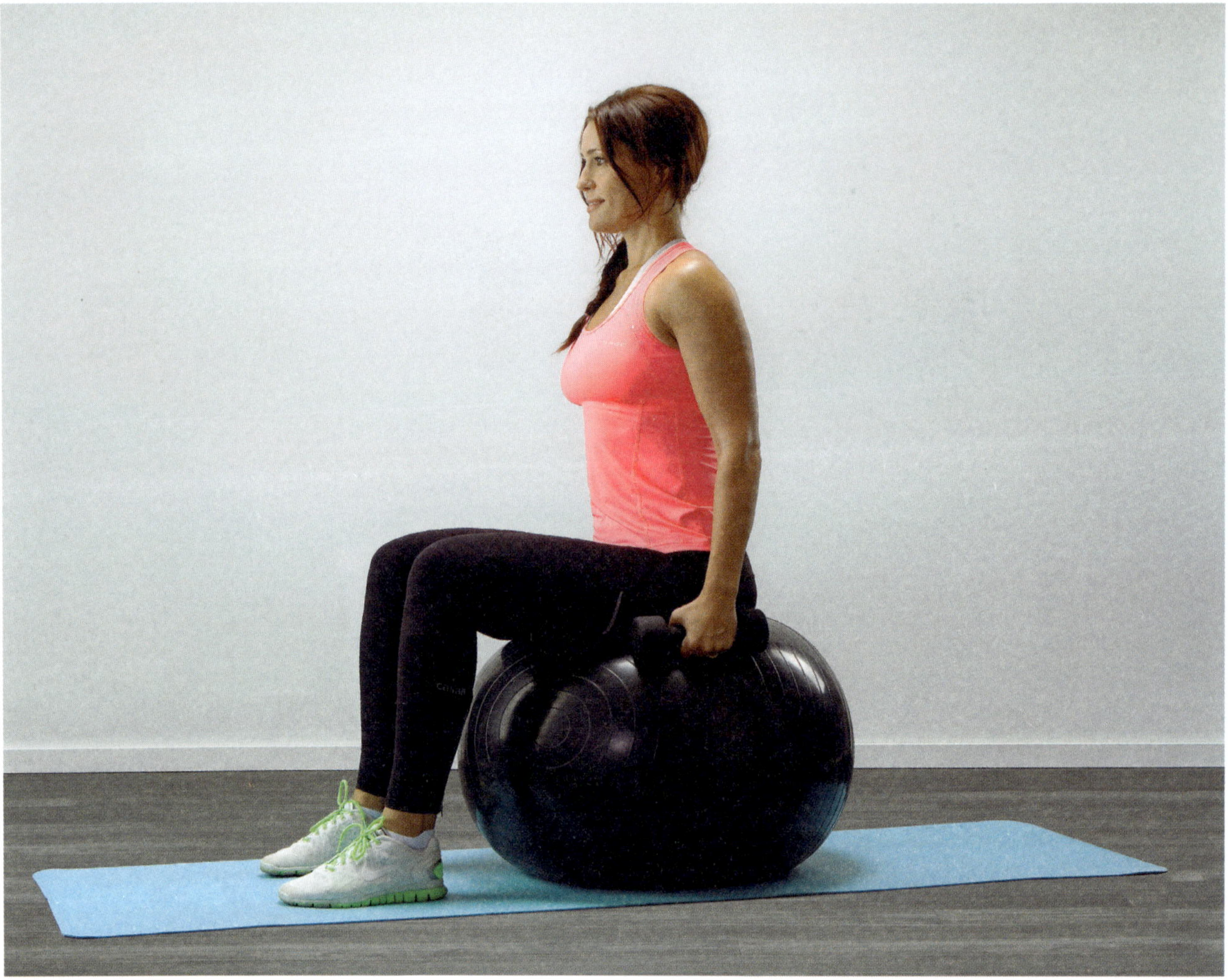

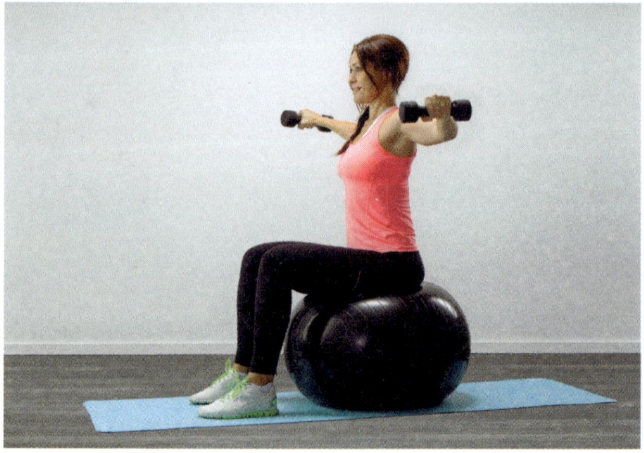

AXELLYFT ÅT SIDAN

Du tränar: Axlar, rygg, mage och balans.
Sitt på en fitnessboll med armarna hängande längs sidan och med hantlar i händerna.

Håll armbågarna lätt böjda och lyft armarna uppåt och utåt utan att höja axlarna. Återgå långsamt när armbågarna och händerna är i höjd med axeln.

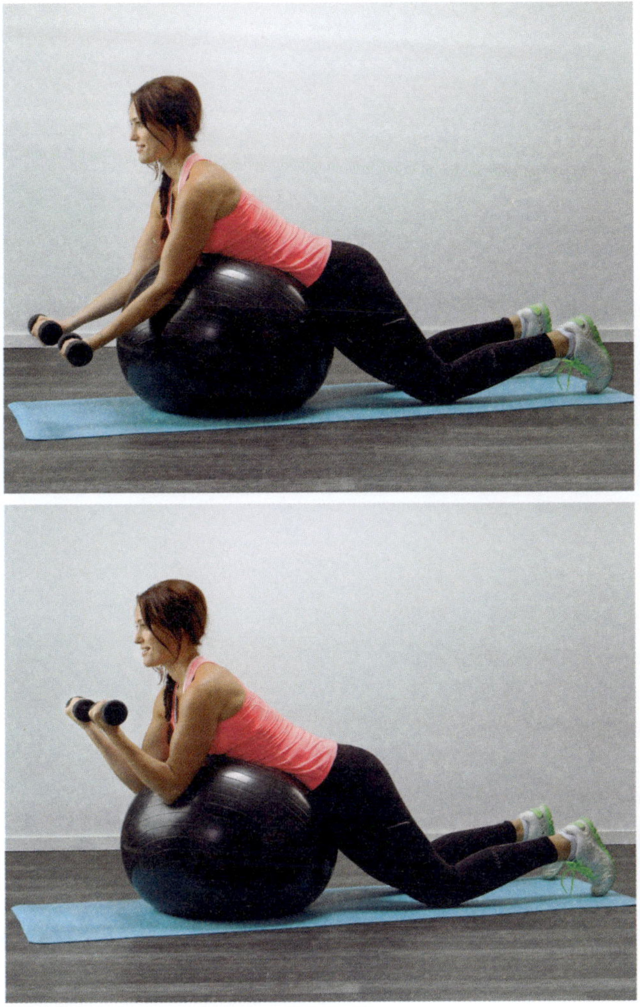

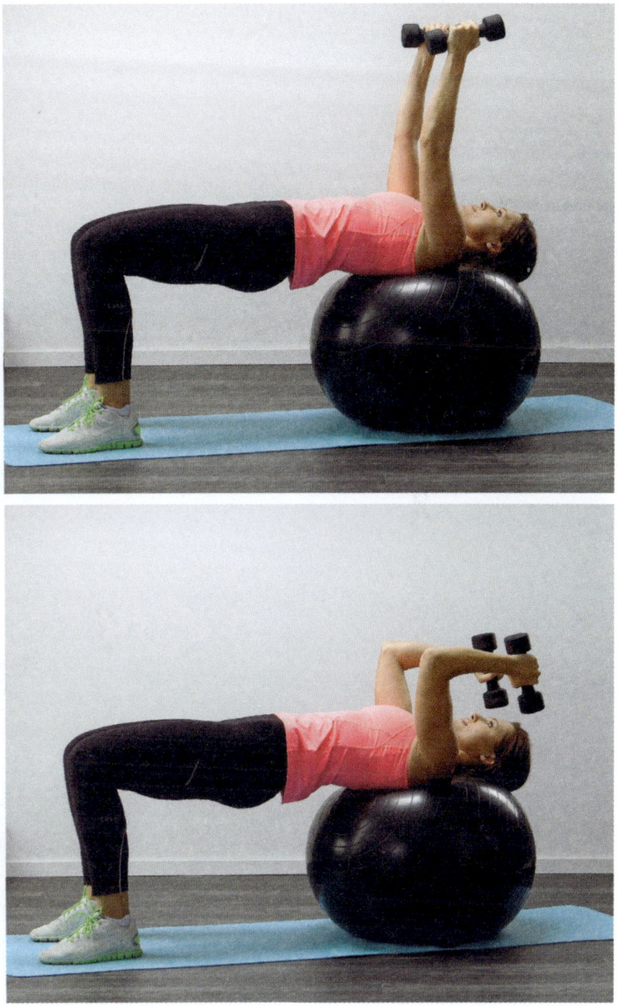

BICEPS CURLS

Du tränar: Biceps och balans.
Ligg med överkroppen på bollen. Ha hantlar i händerna och låt armarna hänga nedåt.

Höj hantlarna genom att böja på armbågarna, och sänk sedan långsamt tillbaka. Försök att hålla armbågarna stilla och handleden rak under hela rörelsen.

FRENCH PRESS

Du tränar: Säte, baksida lår, rygg, mage, triceps och balans.
Ligg med skuldrorna på en fitnessboll och fötterna i golvet och hantlar i händerna. Håll hantlarna med raka armar över bröstet.

Böj armbågarna så att du långsamt sänker hantlarna mot pannan. Vänd rörelsen när det blir 90 graders vinkel i armbågarna. Pressa tillbaka till startpositionen. Försök att hålla armbågarna stilla under rörelsen.

Tips: Prova att göra övningen med en arm i taget.

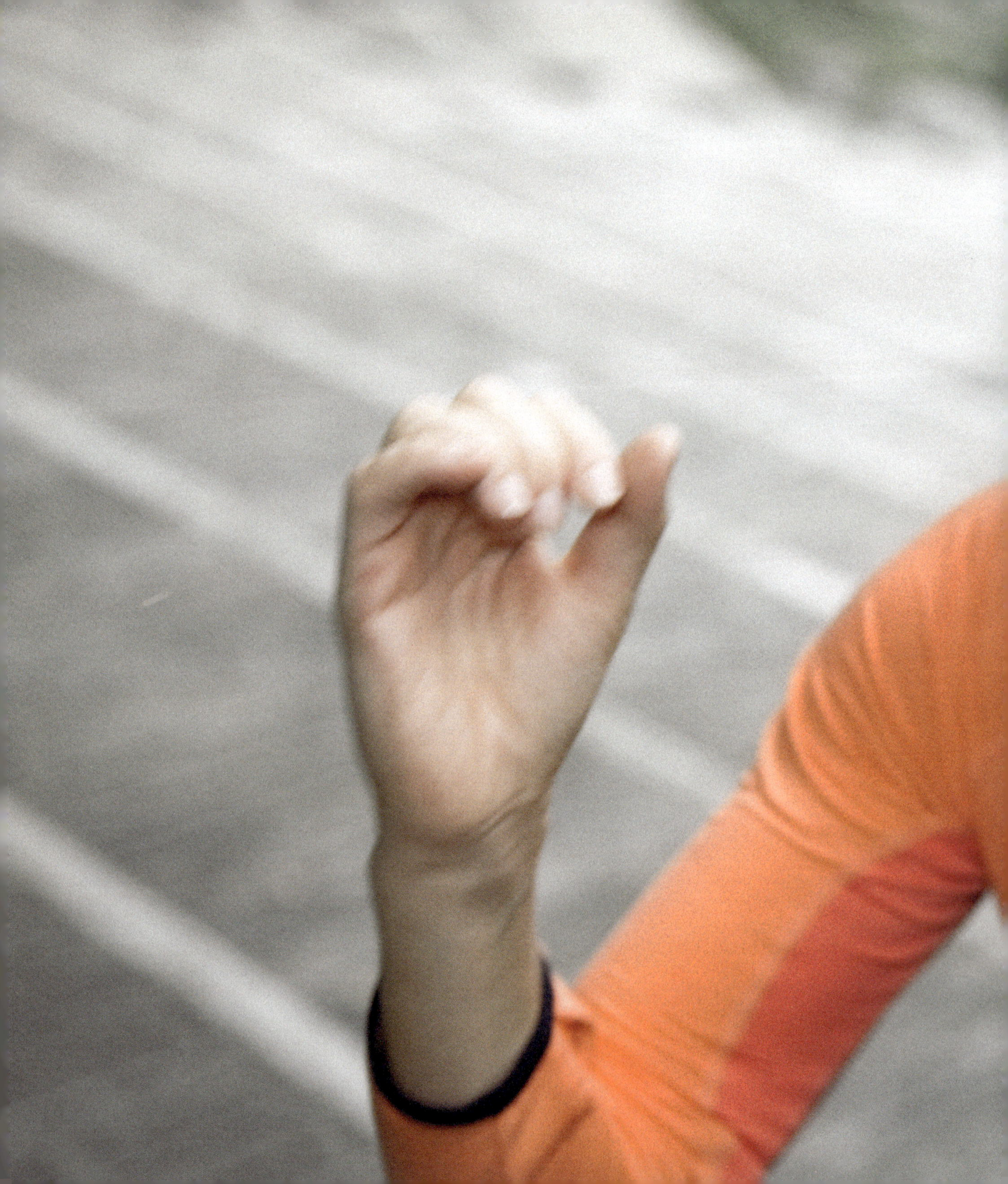

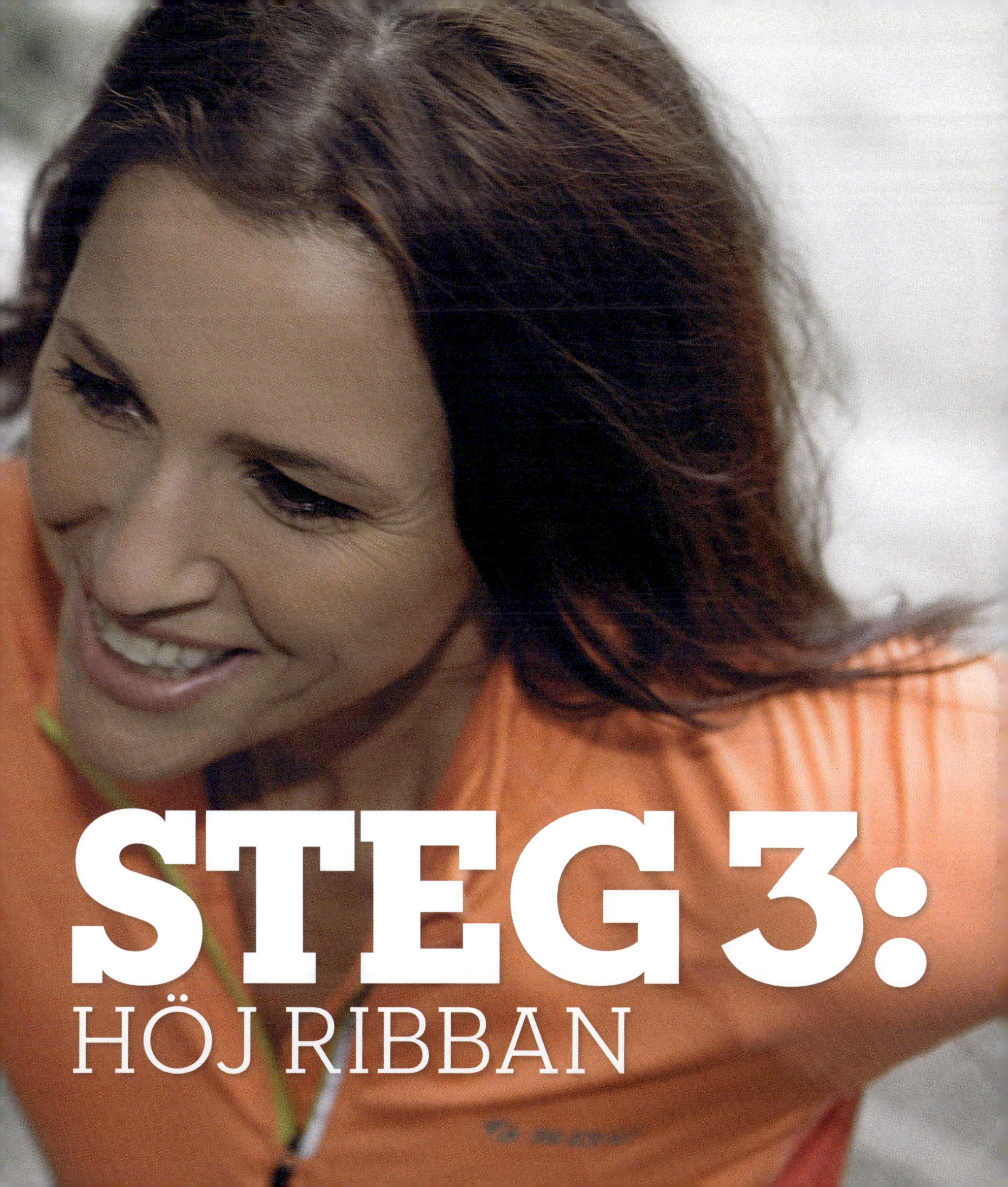

STEG 3:
HÖJ RIBBAN

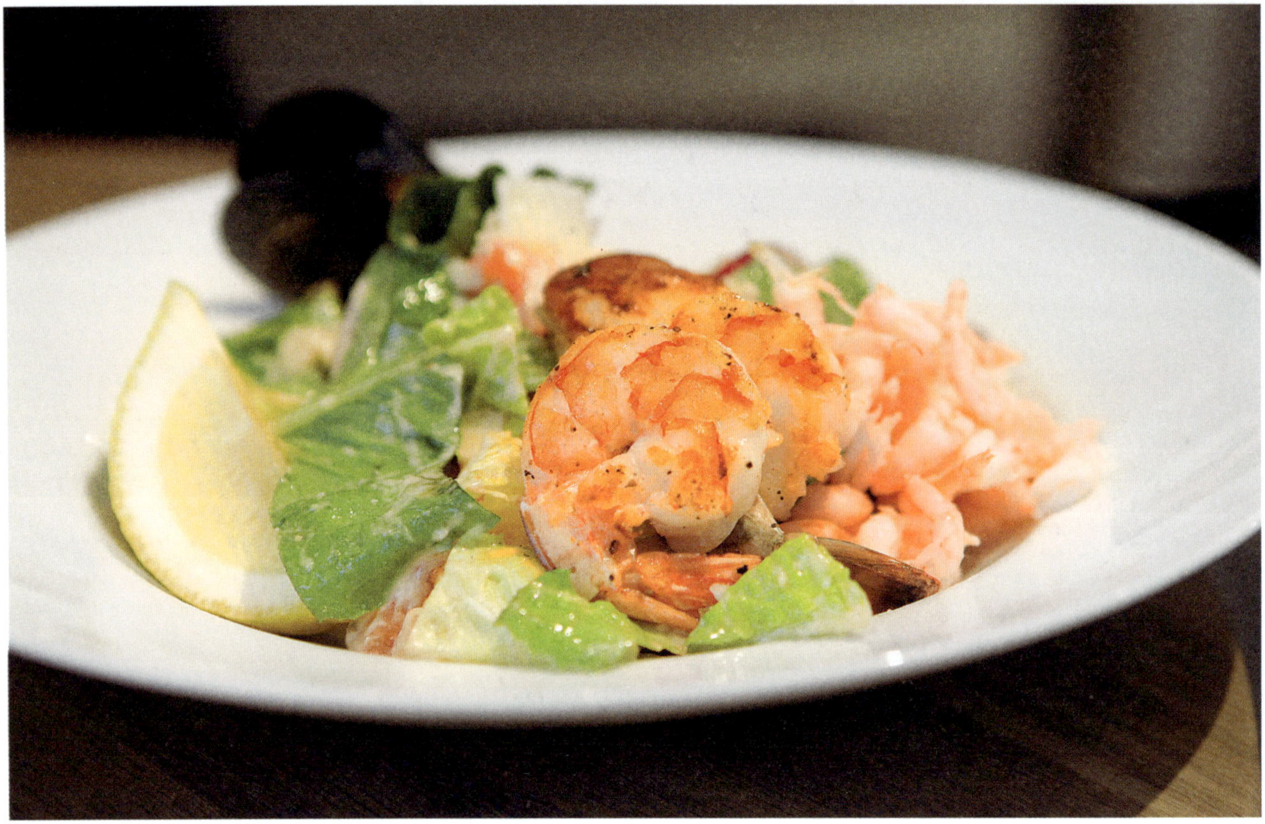

Så där, nu är du igång på allvar! Nu kan vi öka svårighetsgraden på övningarna ytterligare ett snäpp och du kommer ännu ett steg närmare ditt livs form. När man nyligen har börjat med träning är det normalt att tappa sugen efter ett tag, men jag ska dela med mig av mina bästa peppningstips!

KOST: MATTAJMING

Det du äter är viktigt men *när* du äter kan vara ännu viktigare.

Seriös träning kräver seriös kostplanering kring passen, för orkens, energins och inte minst resultatens skull.

Fokusera därför på både kolhydrater och proteiner, ät cirka 1,5–2 timmar före dina pass. Det kan vara en grov macka med ett proteinrikt pålägg som keso, skinka eller makrill.

Efter passet kan till exempel en protein- och kolhydratrik smoothie, råriskakor eller ett glas O'boy (jag skojar inte!) vara ett bra val. Proteiner behövs för musklernas "reparation" efter ett styrkepass och kolhydraterna behövs för att fylla på depåerna i levern.

Att helt strunta i påfyllningen efter styrkepasset kan vara det största misstaget många tränande kvinnor gör. Resultaten på gymmet blir lidande och det är inte konstigt om man känner sig trött och orkeslös.

Ska man undvika kolhydrater helt under dagen och äta dem bara efter träningen?

Nej, men försök satsa på färre kolhydrater under dagen fram till träningspasset och ge dem till kroppen efter träningen.

Det är minst lika viktigt att fylla förråden med protein. Du måste ju reparera dina muskler som blivit "ärrade" under styrketräningspasset. Proportionen av 0, 8 g kolhydrater per kg kroppsvikt och 0, 4 g protein per kg kroppsvikt är perfekt. Om du väger 70 kilo ska du alltså äta cirka 56 gram kolhydrater och 28 gram protein. Inget fett. Fett gör att matsmältningen går långsammare och bromsar även processen där kolhydraterna och proteinet snabbt behöver absorberas av kroppen. Du har cirka 30 minuter på dig.

Ska det vara mat eller mat i form av en drink?

Jag är för riktig mat men det tar tid att smälta maten och när det gäller kroppens återhämtning efter passet är det viktigt att vara snabb.

Tränar du till exempel för ett maraton som kräver flera pass per vecka och är uthållighetskrävande så ska du fylla på med kolhydrater före och efter passen, det är mycket viktigt.

MOTIVATION

Motivera mig! – får jag ofta höra. Det är ungefär som om människan i fråga gett upp, slutat tänka själv och lämnat sin egen framgång i mina händer.

Det är inget fel i sig, bara att det sällan hjälper. För din egen drivkraft måste komma från dig själv och inte från mig. Du känner dig själv bäst. Jag kan motivera dig med mina egna resultat, vägleda dig och visa vägen. Resten är upp till dig.

Det är svårt att få någon att förändra sitt liv. Ofta måste det – tyvärr – hända något dramatiskt. Ont i hjärtat, känningar av högt blodtryck, ont i ryggen under lång tid – tills man kommer till en punkt att något måste göras här och nu. Jag kan berätta och vifta med armarna om hur kanon det känns att vara frisk, lätt i kroppen, easy going – det blir ofta för döva öron. Möjligen låter jag lite negativ nu, men jag har varit där själv några gånger. Vändpunkten blev att jag inte trivdes med hur jag hade det, men även att jag var riktigt trött på att hela tiden fly och hitta på en massa ursäkter.

Du ska inte göra ditt eller datt bara för någon annans skull – inte äta den där kakan för att någon annan bjuder. Låt bli att tillfredsställa andras behov genom att tacka ja till något som kan sabba din egen framgång! Folk gillar inte att känna sig lite avvisade, och det kan de bli om du inte är med och småsnackar och äter av bullen som det bjuds på. Det kan bli diskussioner. Vågar du ta risken? Det skulle jag göra. För ibland är det bra att vara lite ego, särskilt när det handlar om ens hälsa.

EGET ANSVAR: Ta reda på vad som krävs för att hålla din motivation igång – gör det till ett spel om du är tävlingsinriktad. En liten förändring dagligen. Idag äter du två tomater och imorgon ska du lägga till en halv paprika. Eller idag ska du ta trapporna till lägenheten och imorgon väljer du att gå till jobbet – också. Hitta på dina egna utmaningar.

UMGÅS MED LIKASINNADE: Var hittar du folk med samma intressen, passion och drive? Genom att gå till gymmet, till exempel. Där hamnar du per automatik bland dem som har samma mål som du och som vill lite mer än bara äta bra.

Sök upp olika forum på nätet eller starta en träningsblogg. Låt världen få veta att du är redo för nya utmaningar! Det ger dig en hälsosam känsla av att folk håller koll på att du gör vad du ska.

ANMÄL DIG TILL OLIKA TÄVLINGAR: Idag ordnas det så många olika sorters tävlingar, låt fantasin flöda! Det räcker för att hålla motivationen igång.

RENSA SKAFFERIET OCH KYLSKÅPET: Jag kan inte ha något sött hemma så jag låter helt enkelt bli att ha det. Jag känner till min fälla och försöker att undvika den medvetet. Det går snabbt att göra kladdkaka ifall du får oväntade gäster. Så rensa ut bullarna ur frysen, de frestar dig bara.

BE FAMILJEN OM SUPPORT: Om du vill sluta med socker är det inte juste av mannen att sitta och snaska på sin elfte chokladkaka. Låt honom få veta det!

VISUALISERA: Gör som elitidrottare har gjort i alla tider – föreställ dig att du går i mål som en vinnare! Börja med att föreställa dig att du nått ditt idealtillstånd. Eller utgå från slutmålet, som en livscoach antagligen skulle uttrycka det.

BORT MED TIDSTJUVAR: TV, Facebook, bloggar (om de inte hjälper dig att nå dina mål).

Har du ramlat av tåget?
Vi tappar alla sugen ibland, även jag – fast det har blivit mindre av det med åren.

Mitt råd blir helt enkelt att gå tillbaka till där du började förra gången. Ta ett papper och skriv rakt upp och ner dina skäl för att träna. Du måste ha anledningar starka nog som håller dig igång. Det är nyttigt att kunna ta fram listan när det känns motigt eller om du börjar tappa fokus. Du ska komma ihåg att alltid utgå från vad du själv vill, inte din familj, din granne eller din kompis. Bara *du* kan ta dig dit *du* vill och bara du vet dina förutsättningar.

Till sist: Det är fullständigt normalt att känna sig omotiverad då och då. Våra kroppar är lata. De vill spara på energi och inte spendera en enda kalori i onödan. Men det är inte kul att starta om varje måndag eller varje månad – eller hur?

BÖRJA JOGGA: TIPS OCH PROGRAM

Nu är det dags att börja springa, jag vet att du varit otålig och det förstår jag. Nu har du byggt upp tillräckligt med styrka för att kroppen ska klara av påfrestningen som joggning faktiskt innebär.

Kanske vill du uppfylla din gamla dröm om att börja springa "på riktigt"?

Övning ger färdighet – även i träningssammanhang. Därför ska du börja öva lite smått för att kunna springa.

Vad sägs om att kunna springa 30 minuter oavbrutet om bara 2 månader?

Här är din actionplan!
VECKA 1: Gå i 6 minuter och jogga väldigt lätt i 1 minut. Upprepa 3 gånger. Sträva efter 3 pass denna vecka.
VECKA 2: Gå i 5 minuter och jogga i 2 minuter. Upprepa 3 gånger. Även denna vecka ska du sträva efter 3 sådana pass.
VECKA 3: Gå i 3 minuter och jogga i 4 minuter. Upprepa 4 gånger. Sträva efter 4 pass denna vecka.
VECKA 4: Gå i 2 minuter och jogga i 5 minuter. Upprepa 4 gånger. Sträva efter 4 pass denna vecka.
VECKA 5: Gå i 2 minuter och jogga i 8 minuter. Upprepa 3 gånger. Sträva efter 4 pass denna vecka.
VECKA 6: Gå i 2 minuter och jogga i 9 minuter. Upprepa 3 gånger. Sträva efter 4 pass.
VECKA 7: Gå i 1 minut och jogga i 11 minuter. Upprepa 3 gånger. Sträva efter 4 pass.
VECKA 8: Du är nästan där! Nu får du gå i 5 minuter som uppvärmning och springa i 20 minuter, 5 minuters gång för cooldown. I slutet av denna vecka, öka den tid du springer till 30 minuter.

Voilà! Grattis!

Lär dig att göra armhävningar!
Armhävningar – en skräck för många kvinnor. "Jag kan inte", "jag är för svag", "jag har aldrig kunnat" – låter det bekant?

Jag gillar att utmana mina mammor och att låta dem överraska och överbevisa sig själva! För man kan mer än vad man tror, mycket handlar om inställningen.

Först och främst kör vi mycket bålstyrka i några veckor. Statiska övningar framförallt. Stark bål = lyckade armhävningar. Det är mycket bålstyrka i armhävningar!

Här är vägen till dina första armhävningar:

1. Öva dig på att göra plankor. När du gör armhävningar jobbar du mot gravitationskraften, precis som med plankor.
2. Öva dig på att göra armhävningar med fötterna på en fitnessboll. Du avlastar kroppsvikt samtidigt som du jobbar mycket med bröstmuskeln, med armar och med bålstabilitet. Om det verkligen inte går, öva att göra armhävningar stående mot en vägg.

Vill du ha något att bita i kan du börja träna på chin ups, där du häver dig upp med en stång, se bilden till höger.

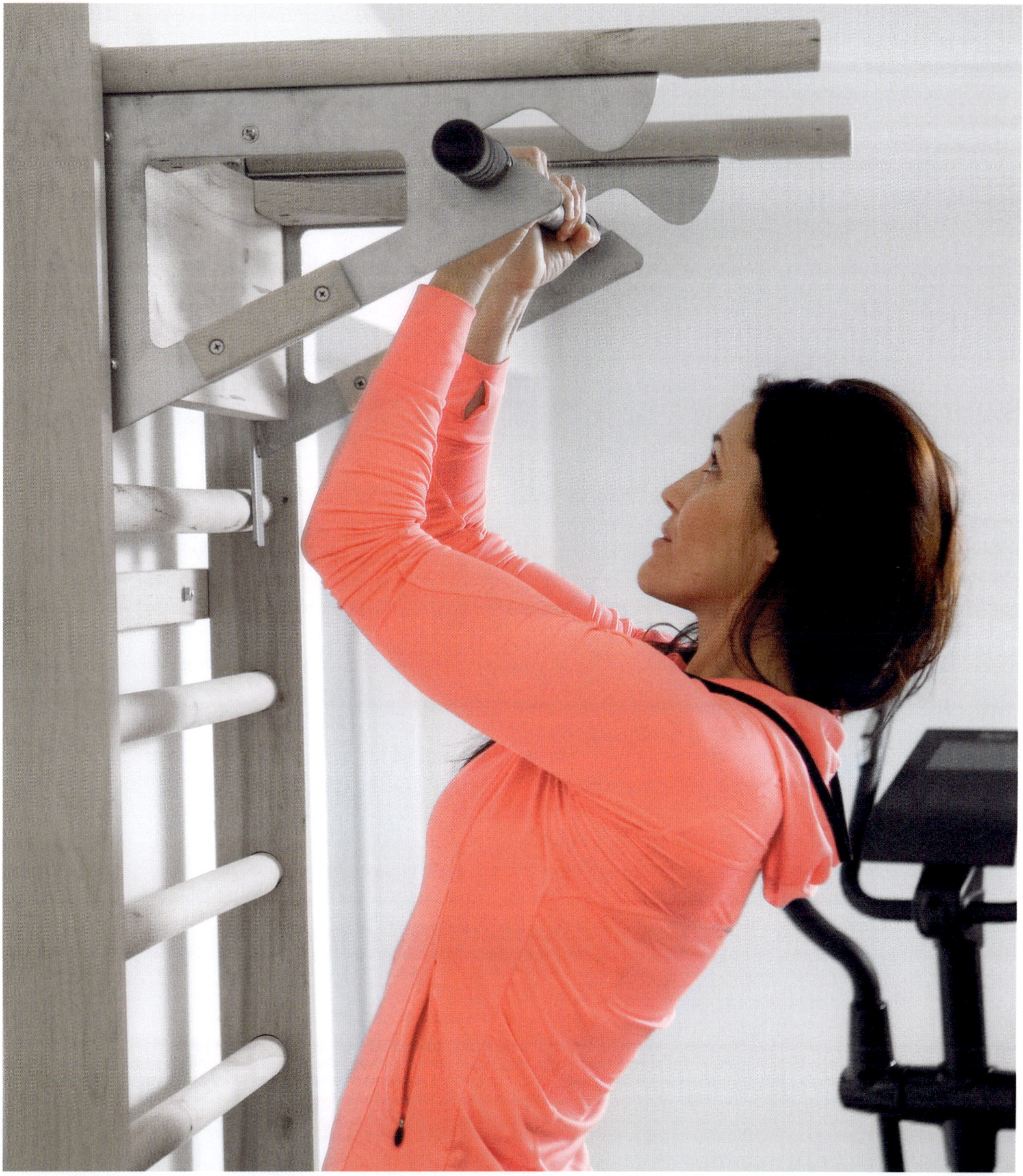

TRÄNINGSPROGRAM 3

Under den här perioden tillförs mer avancerade övningar, till exempel enbensövningar. Övningar på ett ben är bra eftersom de kräver balans, engagemang av bålmuskulaturen, stabilitet och styrka.

Fokusera mer på att göra övningarna rätt än att bara scrolla igenom passen så snabbt du kan. Få kontakt med musklerna, känn efter hur kroppen mår – med andra ord – satsa på kvalité.

Glöm inte den dynamiska uppvärmningen och att stretcha efter varje pass! Stretchprogrammet hittar du på sidan 111.

PERIOD 1

Övning	Set	Repetitioner
1. Step ups	4	12
2. Arnolds pressar	4	12
3. Omvända utfall	4	12
4. Hög rodd, stående	4	12
5. Knäböj med hantlar	4	12
6. Armhävningar	4	12
7. Knäböj på ett ben	4	12 per ben
8. Pullover	4	12

PERIOD 2

Övning	Set	Repetitioner
9. Knäböj på ett ben	1 per cirkel	12
10. Rulla fram bollen-planka	1 per cirkel	12
11. Bergsklättrare	1 per cirkel	12
12. Step ups	1 per cirkel	12
13. Dra in knäna-planka	1 per cirkel	12
14. Burpees	1 per cirkel	12
15. Stående rodd	1 per cirkel	12
16. Masken	1 per cirkel	12

EN TRÄNINGSVECKA

	Period 1	Period 2
MÅNDAG:	Övning 1–8 som supersets	Övning 9–16, kör 4 cirklar
TISDAG:	Konditionspass 20 minuter	Konditionspass 20 minuter
ONSDAG:	Övning 9–15 från steg 2, kör 4 cirklar	Vila
TORSDAG:	Power walk med barnvagnen	Övning 16–22 från Steg 2, kör 4 cirklar
FREDAG:	Övning 1–8 som cirkel, kör 4 cirklar	Kondition: Uppförsbacke, sidan 47
LÖRDAG:	Vila	Övning 9–16, kör 4 cirklar
SÖNDAG:	Vila	Vila

ÖVNINGAR

STEP UPS

Du tränar: Säte och ben.

Stå med armarna längs kroppen och håll ett par hantlar i händerna.

Sätt ena foten på stolen och lyft dig upp, samtidigt som det andra benet följer med utan att låta foten vila på stolen. Gå tillbaka och upprepa, byt därefter ben.

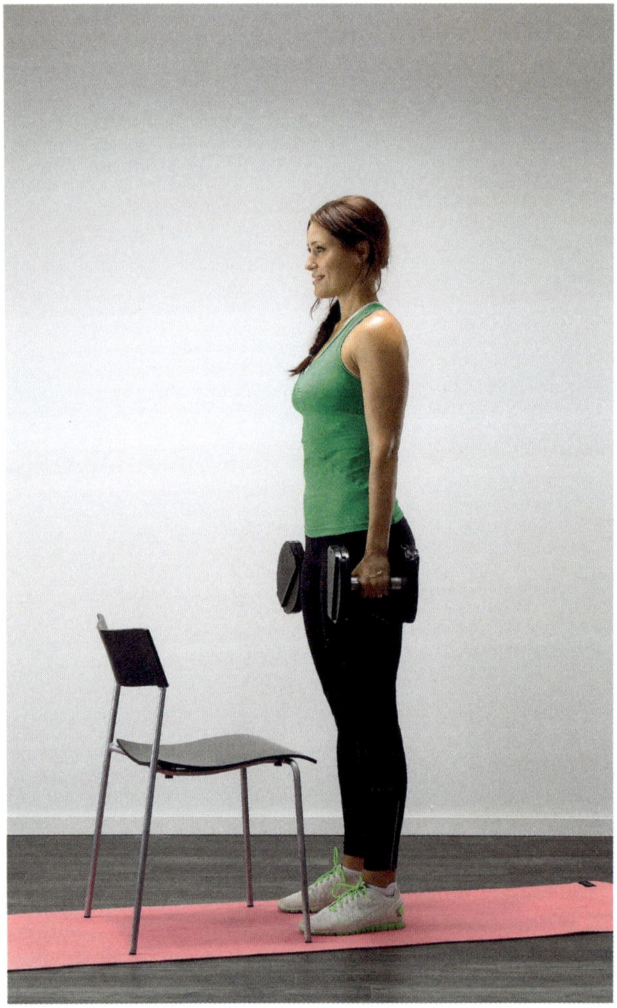

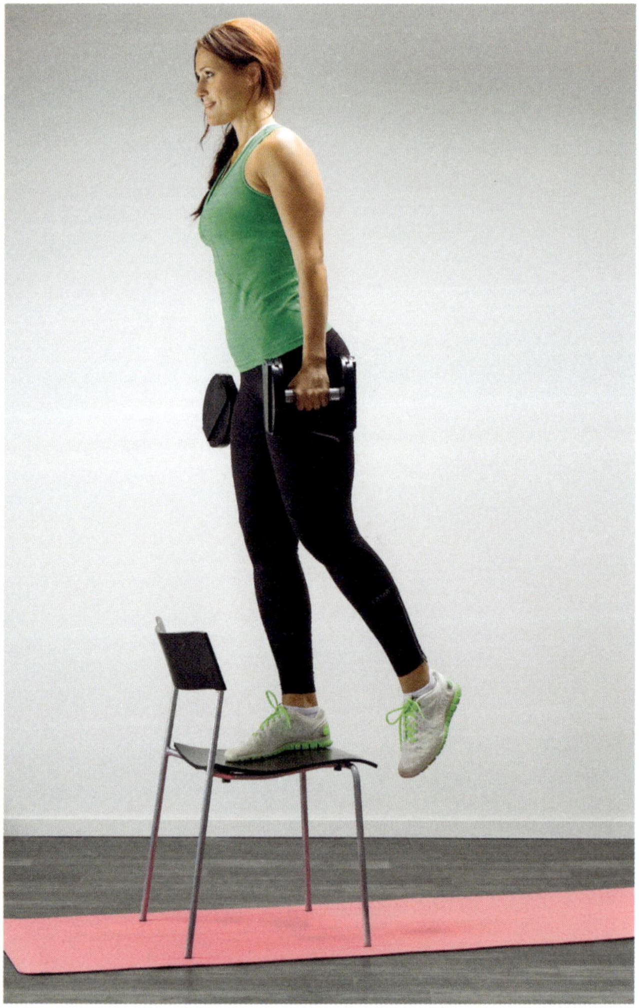

ARNOLDS PRESSAR

Du tränar: Axlar.

Stå eller sitt på en fitnessboll eller stol (med eller utan ryggstöd). Håll i ett par hantlar framför dig i axelhöjd. Handflatorna ska vara riktade mot dig.

Pressa hantlarna över huvudet samtidigt som du vrider handlederna utåt så att handflatorna kommer i motsatt position. I höjdpositionen ska armarna vara raka. När du kommer ner igen vrider du tillbaka handflatorna till utgångsläget.

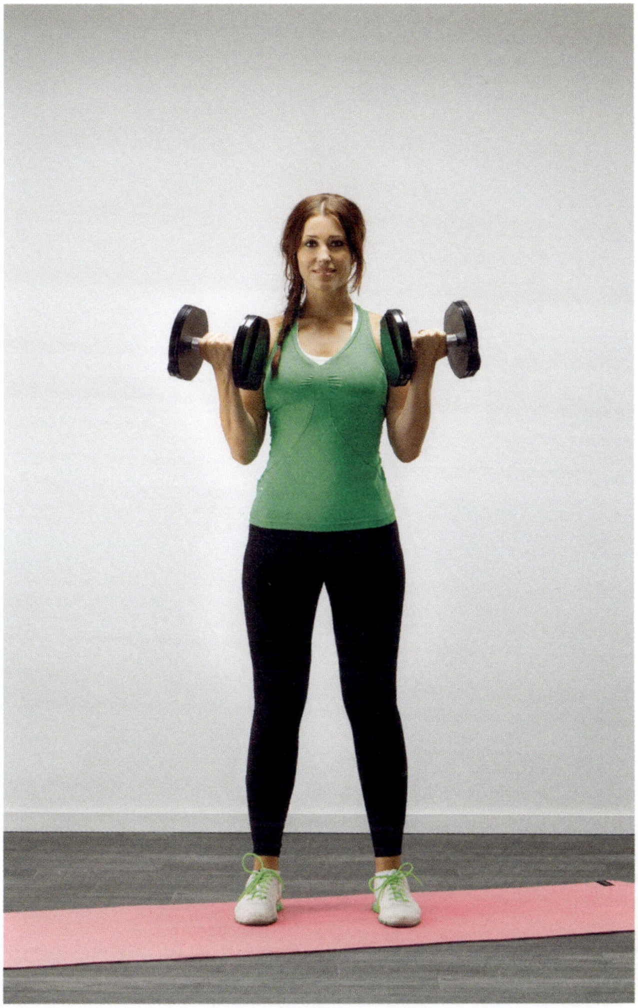

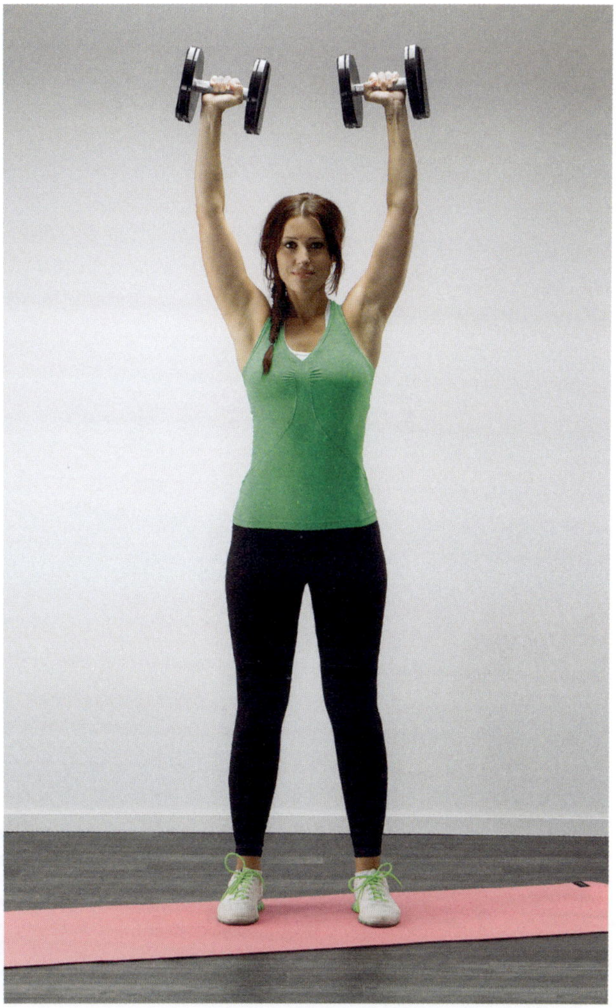

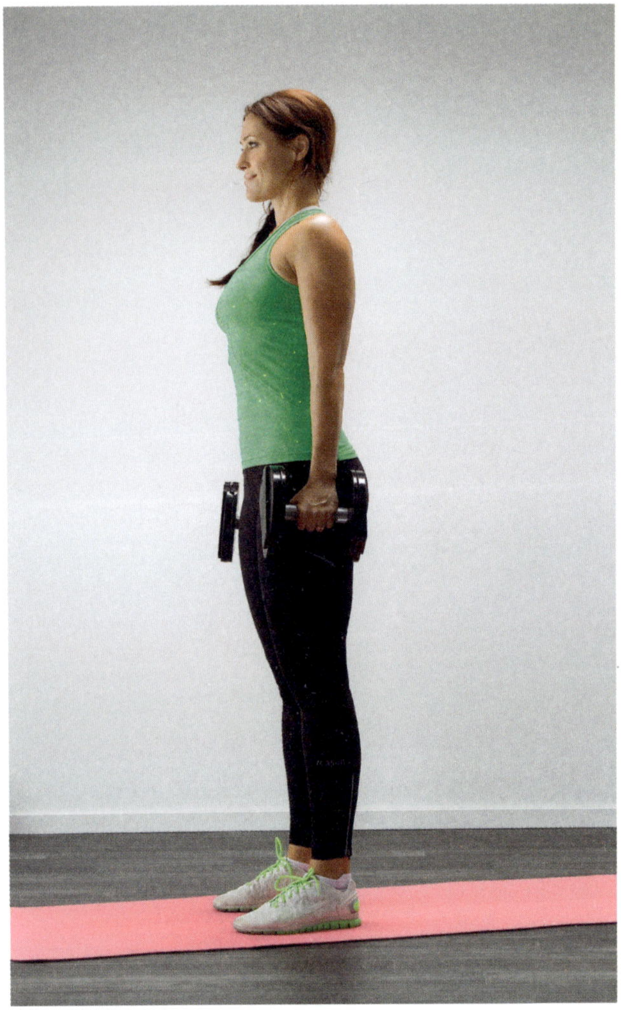
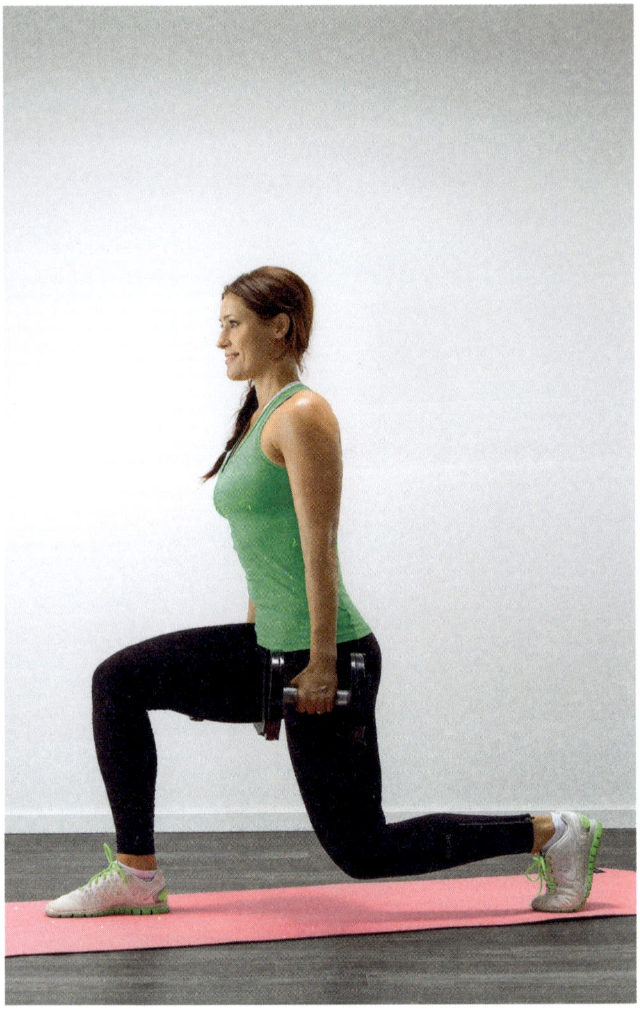

OMVÄNDA UTFALL

Du tränar: Säte och ben.

Stå med benen ihop och håll armarna intill sidan av kroppen. Hantlar i händerna.

Lyft det ena benet och ta ett steg bakåt samtidigt som du sänker kroppen. När benet når golvet bromsar du rörelsen. Lyft och återgå till startpositionen. Repetera och byt därefter ben.

Varför göra utfallen bakåt? Jo, det blir mindre tryck på knäna!

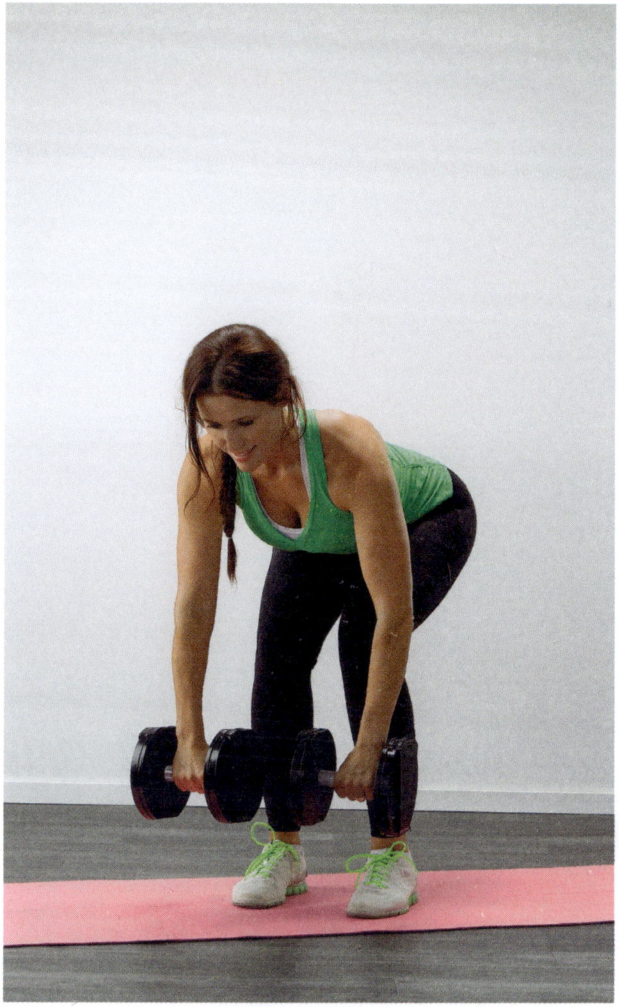
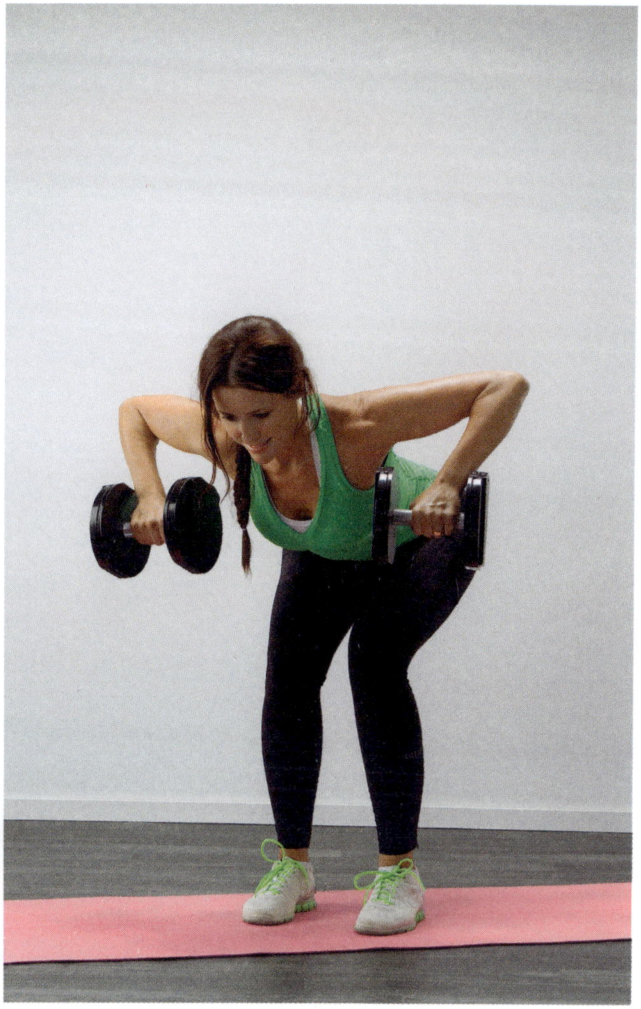

HÖG RODD, STÅENDE

Du tränar: Baksida axel.

Stå framåtlutad med aningen böjda knän. Håll hantlarna i händerna och stå axelbrett med fötterna.

Dra upp hantlarna mot axlarna samtidigt som du pressar ihop skulderbladen. Håll ryggen rak. Sänk kontrollerat tillbaka.

KNÄBÖJ MED HANTLAR

Du tränar: Ben.
Stå med en höftbredds avstånd mellan fötterna och håll hantlar i händerna.

Böj benen till cirka 90 graders vinkel i knäna och kom upp till utgångspositionen igen. Håll ryggen rak under hela övningen.

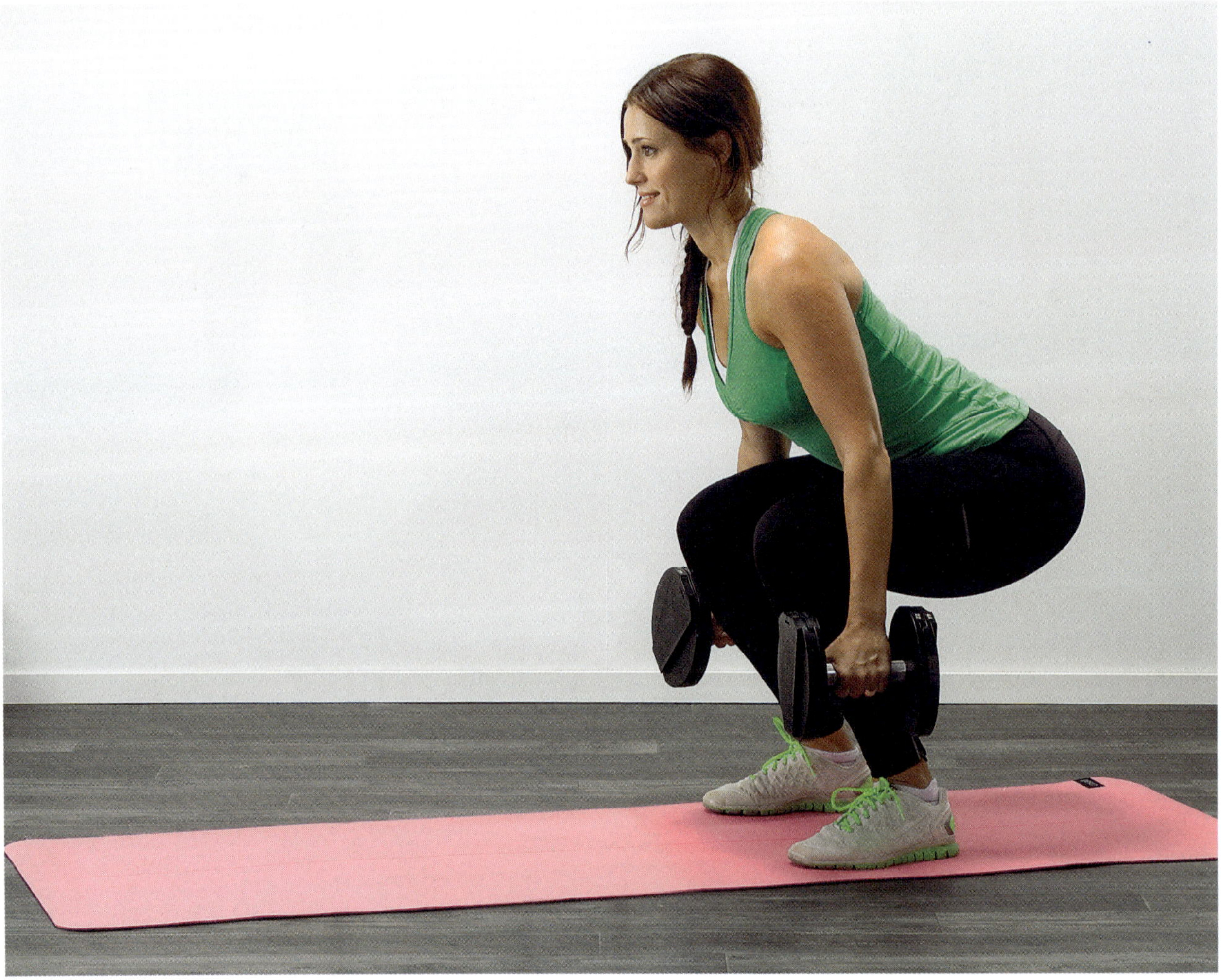

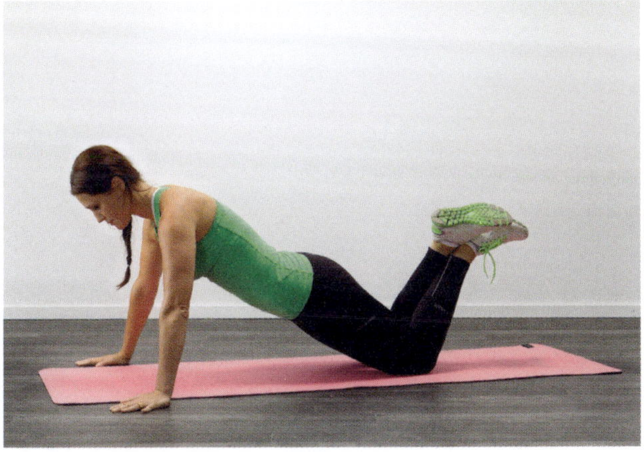

ARMHÄVNINGAR

Du tränar: Bröst, mage, rygg, armar och axlar.
Ställ dig i armhävningsposition med tårna i golvet och armarna på axelbrett avstånd. Finn neutralställningen i rygg och bäcken och spänn nedre delen av magen genom att dra in naveln mot ryggraden.

Sänk kroppen mot golvet och pressa sedan tillbaka upp. Håll blicken riktad ner mot golvet under hela övningen.

Tips! Om det är för tungt kan du göra armhävningarna på knä istället.

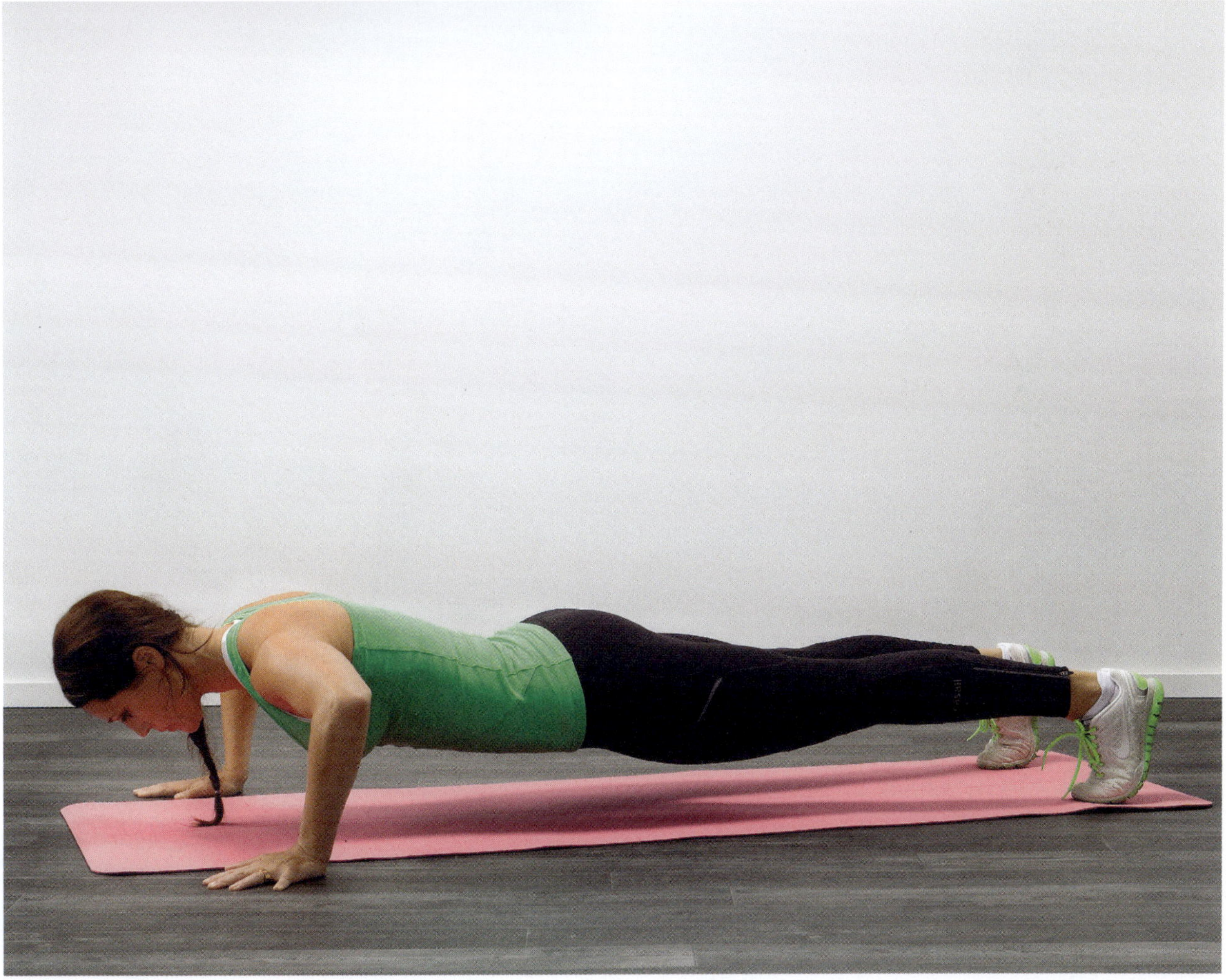

KNÄBÖJ PÅ ETT BEN

Du tränar: Ben.

Stå på ett ben med knä och tår pekande rakt fram med en stol cirka 1 meter bakom dig.

Placera ett ben på stolen. Böj höfter och knän. Se till att det främre knät är placerat över tårna under hela övningen. Kom upp igen, repetera och byt därefter ben.

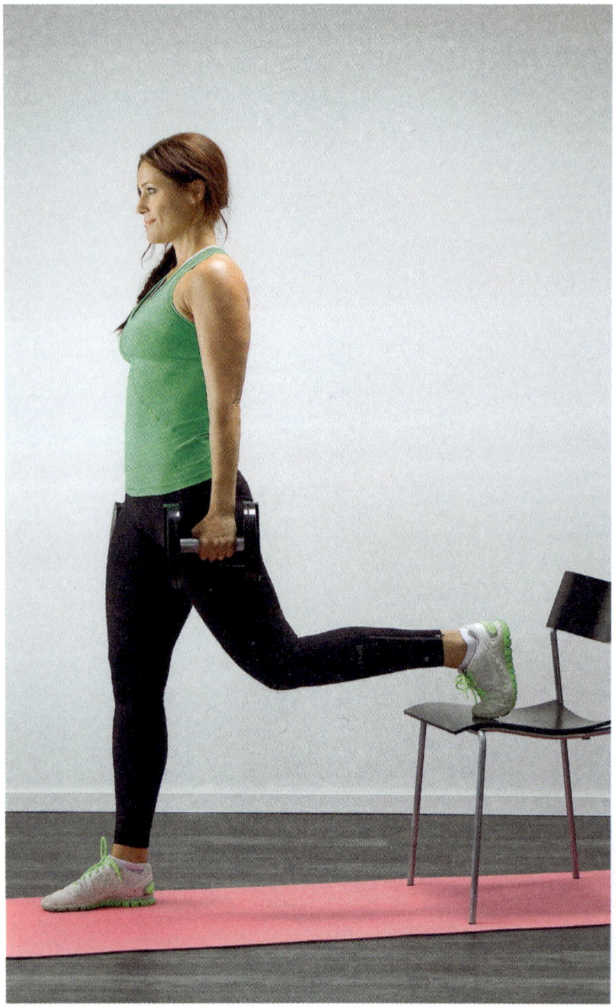

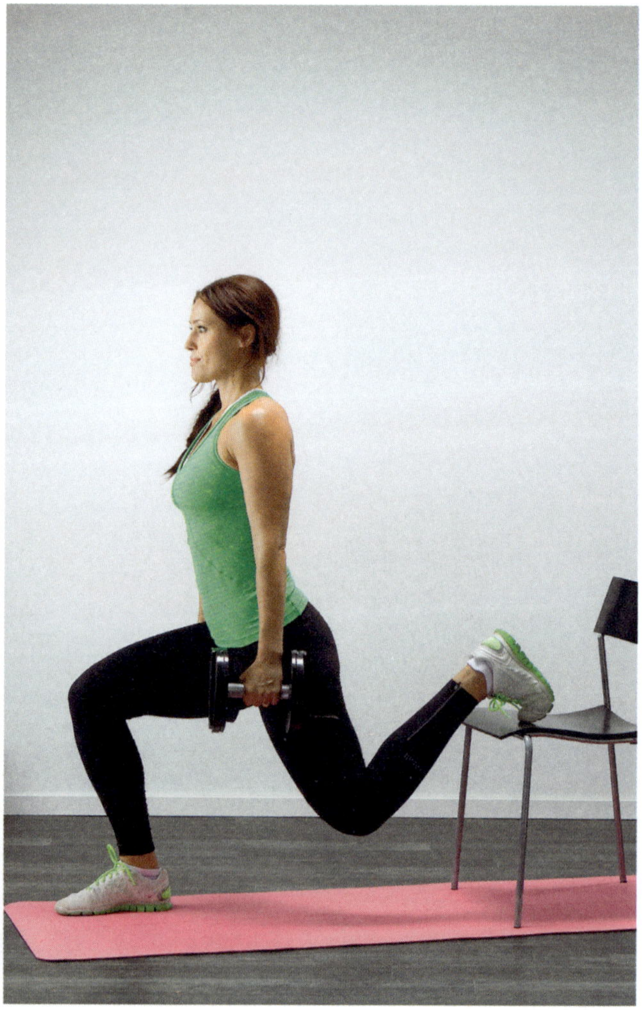

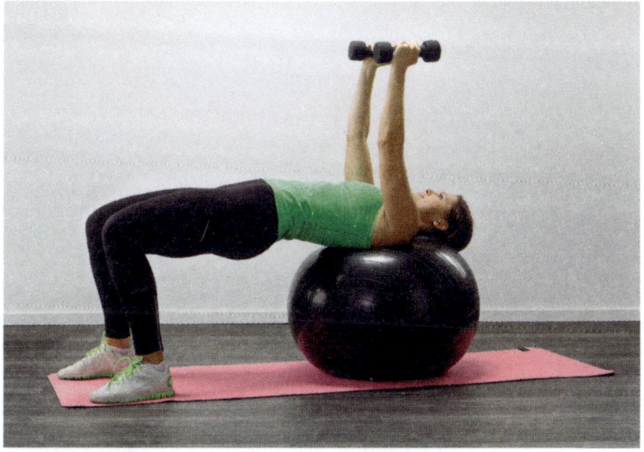

PULLOVER

Du tränar: Säte, baksida lår, rygg och mage.
Ligg med överkroppen på en fitnessboll. Håll hantlarna i händerna över bröstet. Ha armbågarna något böjda. Sänk långsamt armarna bakåt tills överarmarna är i höjd med öronen. Pressa sedan upp lika långsamt igen.

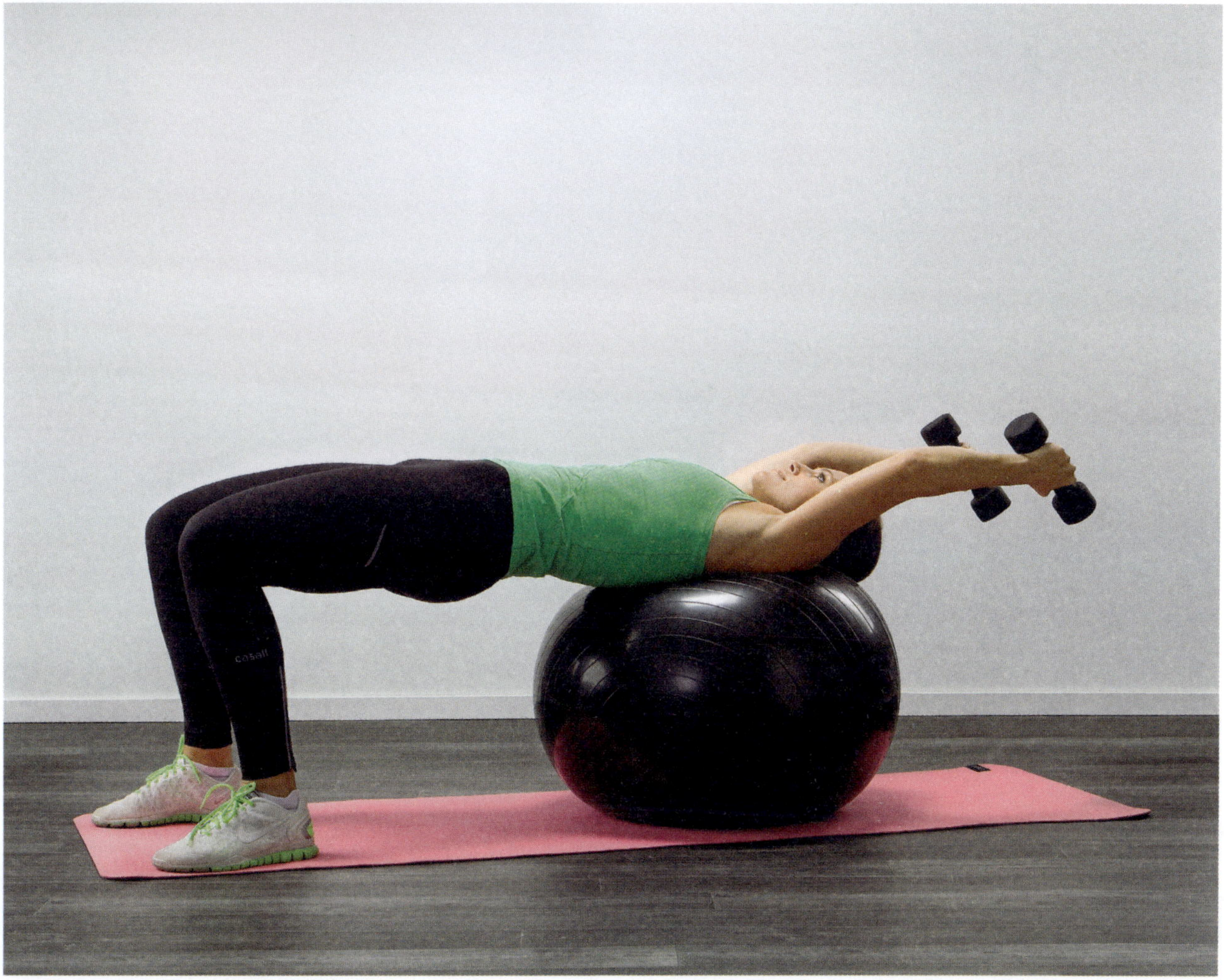

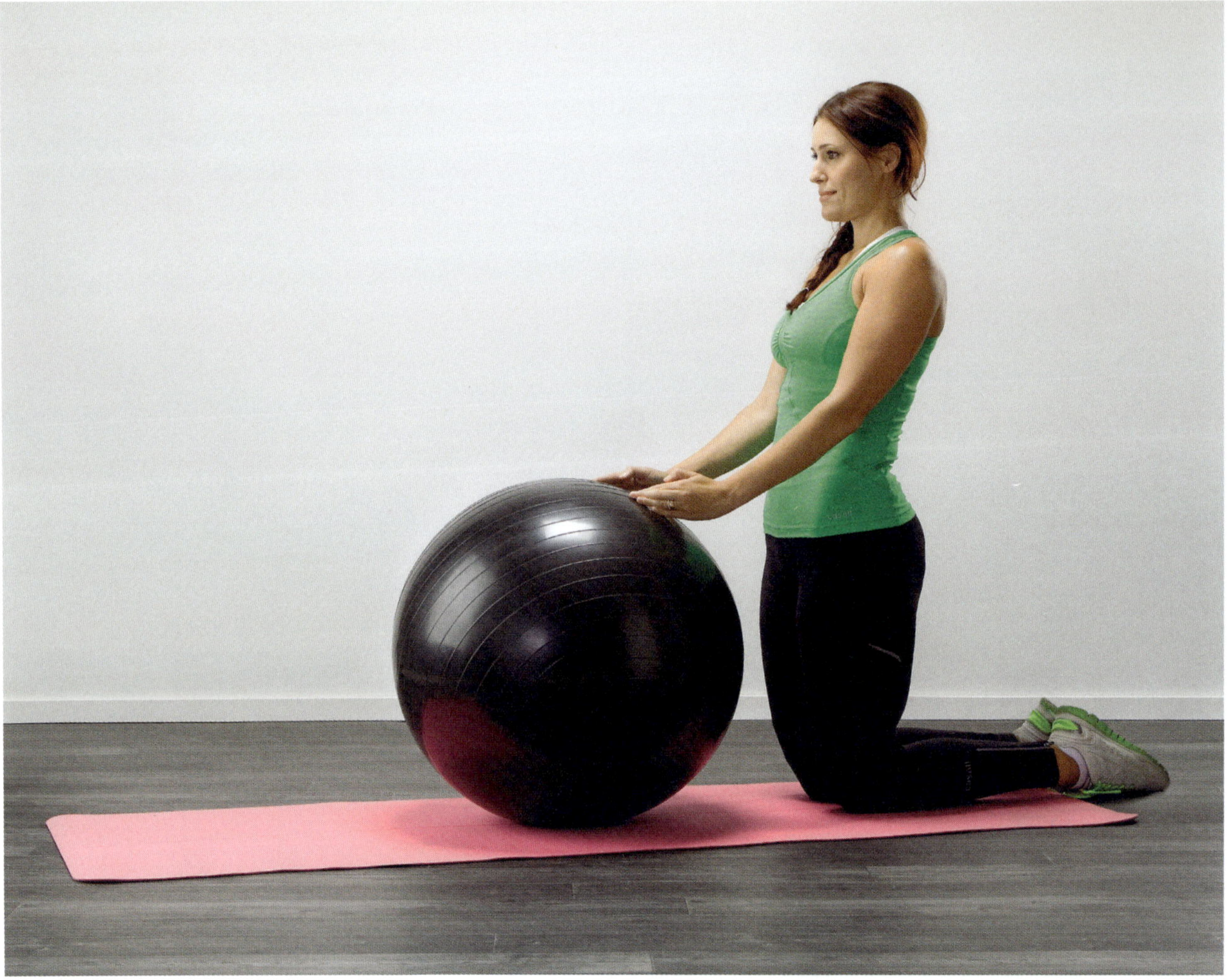

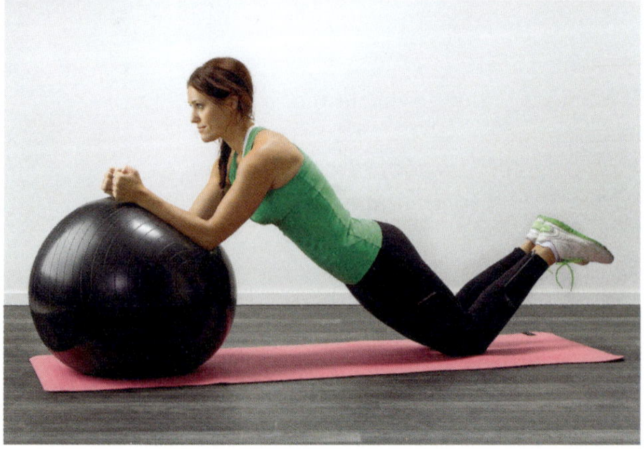

RULLA FRAM BOLLEN-PLANKA

Du tränar: Mage, rygg och axlar.

Stå på knäna och stöd underarmarna på en fitnessboll. Spänn nedre delen av magmuskulaturen genom att trycka in naveln mot ryggraden.

Rulla framåt samtidigt som du försöker hålla neutralställningen i ryggen. Undvik att böja ryggen för mycket. Återvänd till utgångspositionen innan belastningen blir för tung.

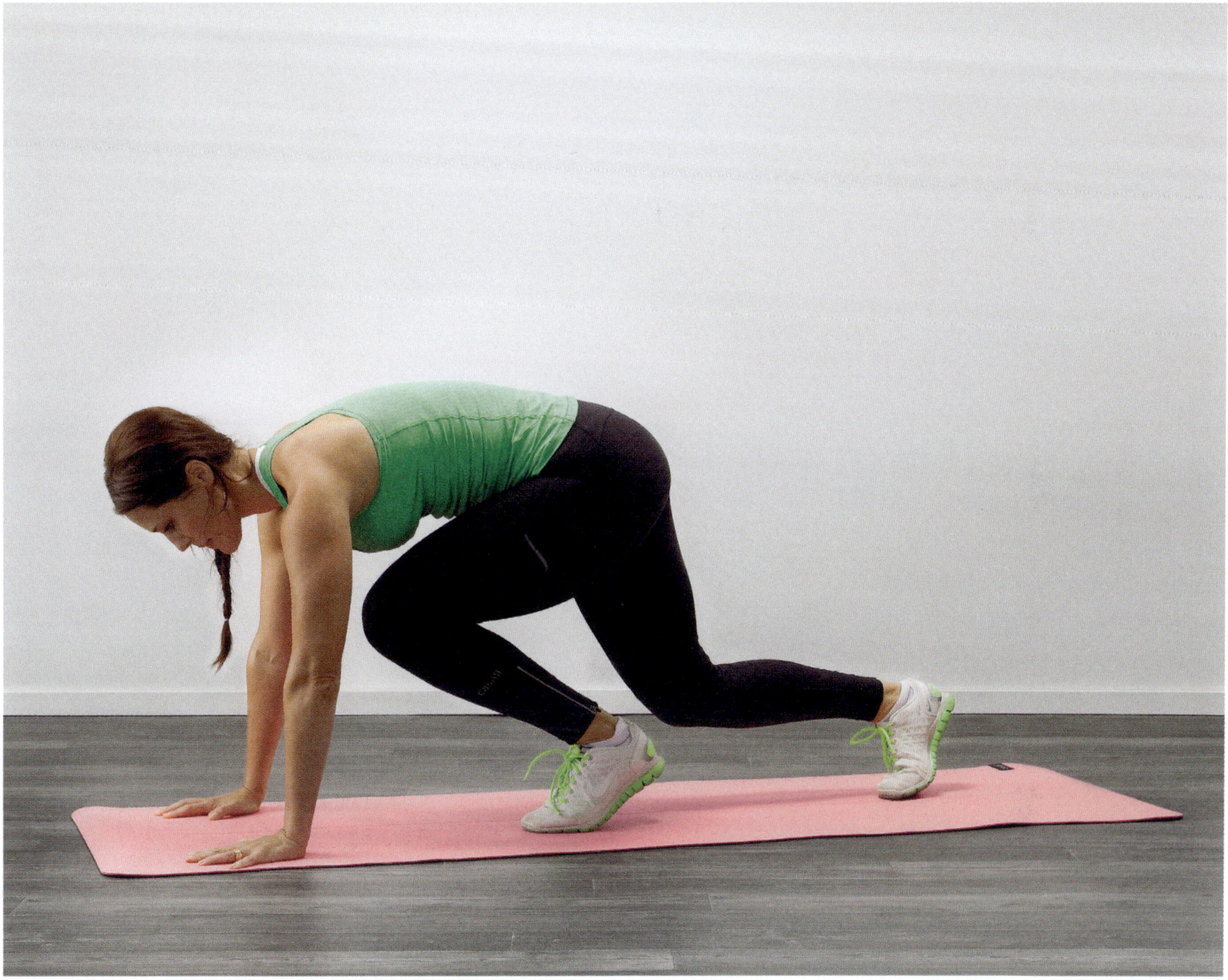

BERGSKLÄTTRARE

Du tränar: Mage, rygg, ben och kondition.
Händer och tår i golvet. Dra upp knäna växelvis mot armarna i en hopprörelse (med tempo).

Undvik att höja rumpan.

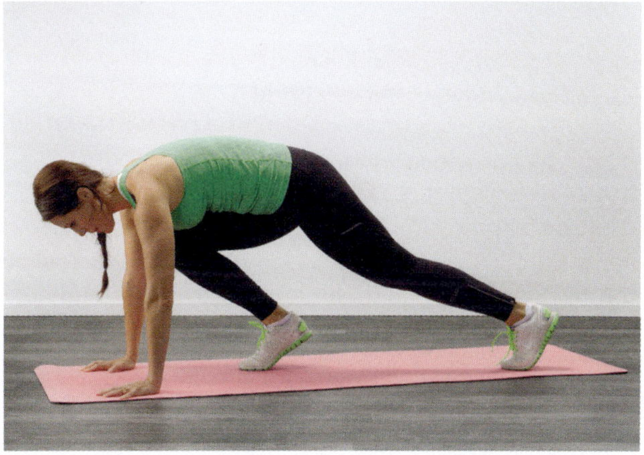

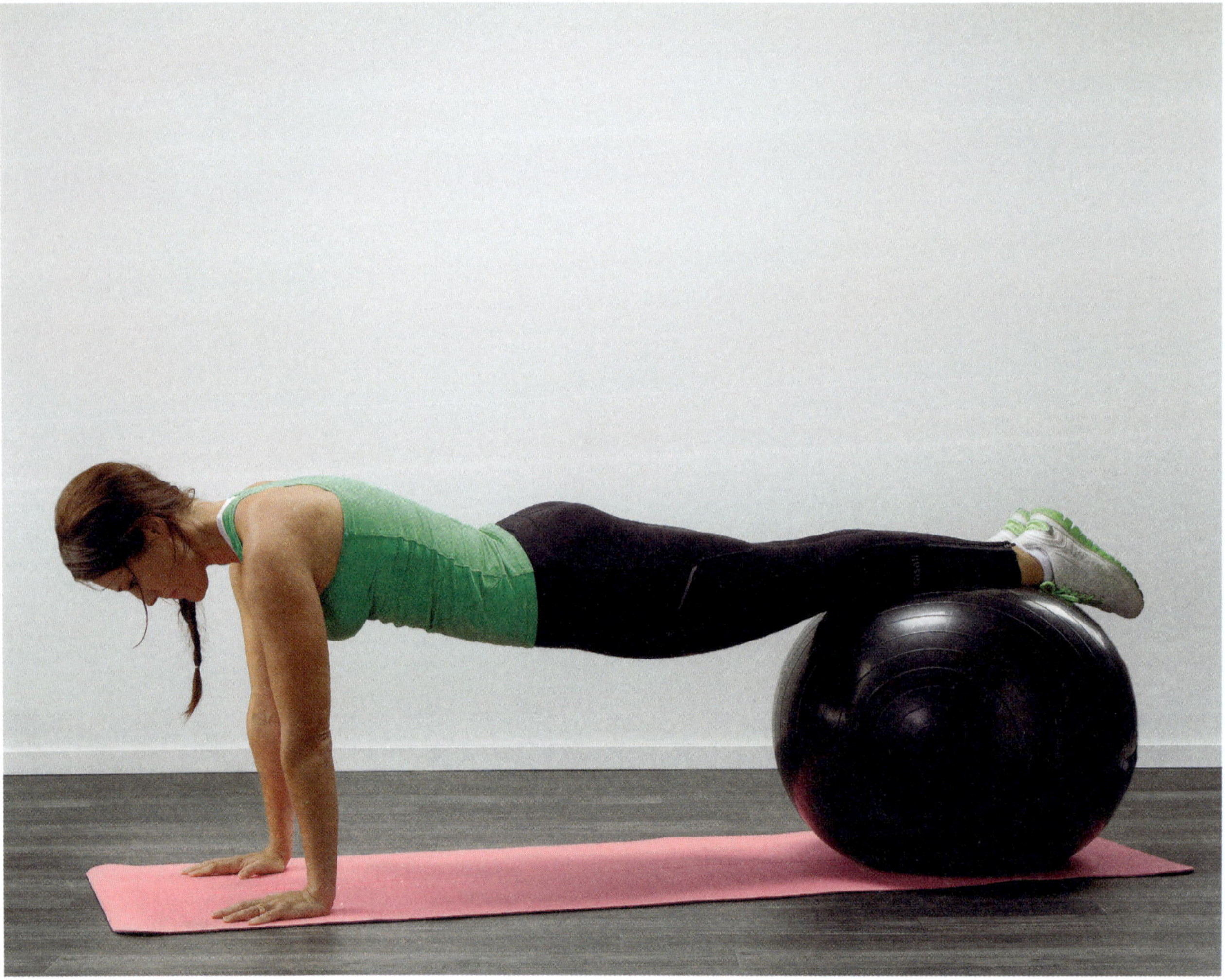

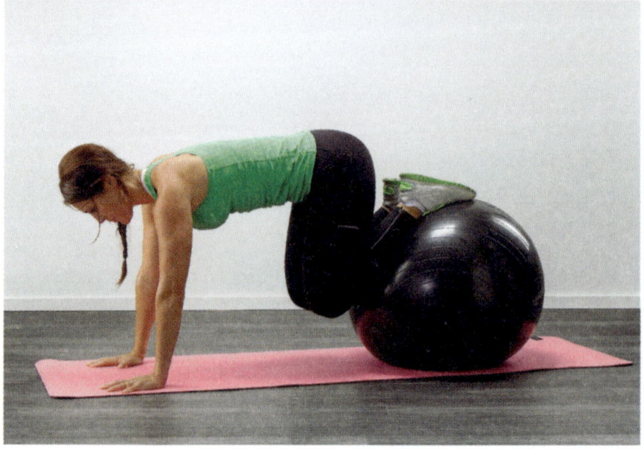

DRA IN KNÄNA-PLANKA

Du tränar: Mage, rygg, armar och axlar.
Sätt händerna i golvet och fötterna på en fitnessboll.

Försök att rulla bollen mot dig genom att dra upp knäna mot bröstet. Spänn mag- och korsryggsregionen under rörelsen. Se upp så att du inte hänger i axlarna.

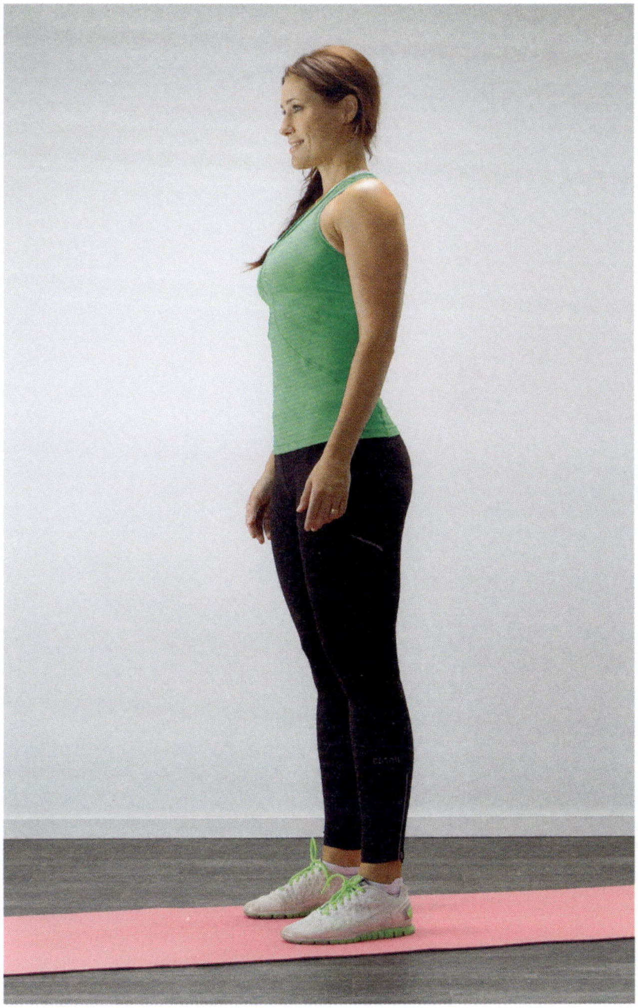

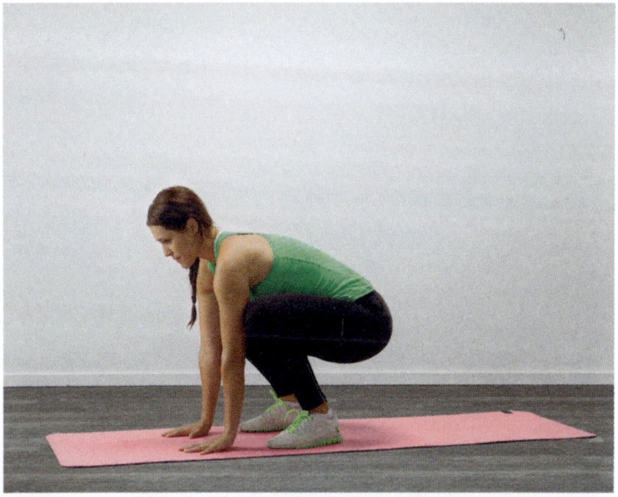

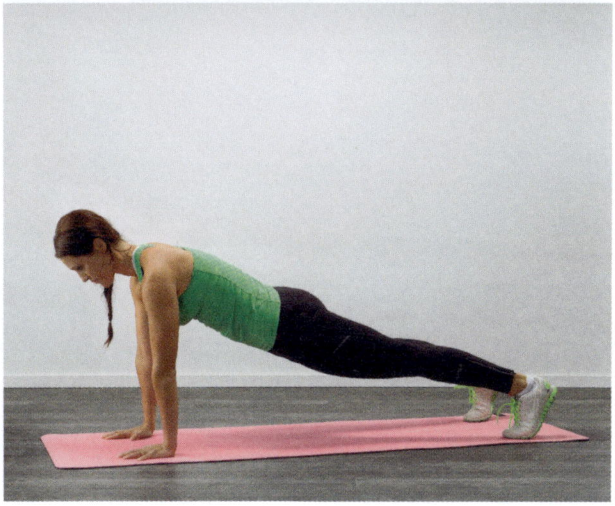

BURPEES

Du tränar: Ben och mage.

Starta i en stående position.

Börja rörelsen genom att böja knäna, sätt händerna i golvet och sträck ut benen bakom kroppen i ett jämfotahopp. Håll kroppen i en armhävningsposition. Från denna position flyttar du fötterna in mot händerna i ett jämfotahopp och hoppar sedan upp till stående från en djup knäböj.

Tips 1: Lägg till en armhävning om du vill ha en tuffare övning.

Tips 2: Sträck ut ett ben i taget i fall du har problem med bäckenet.

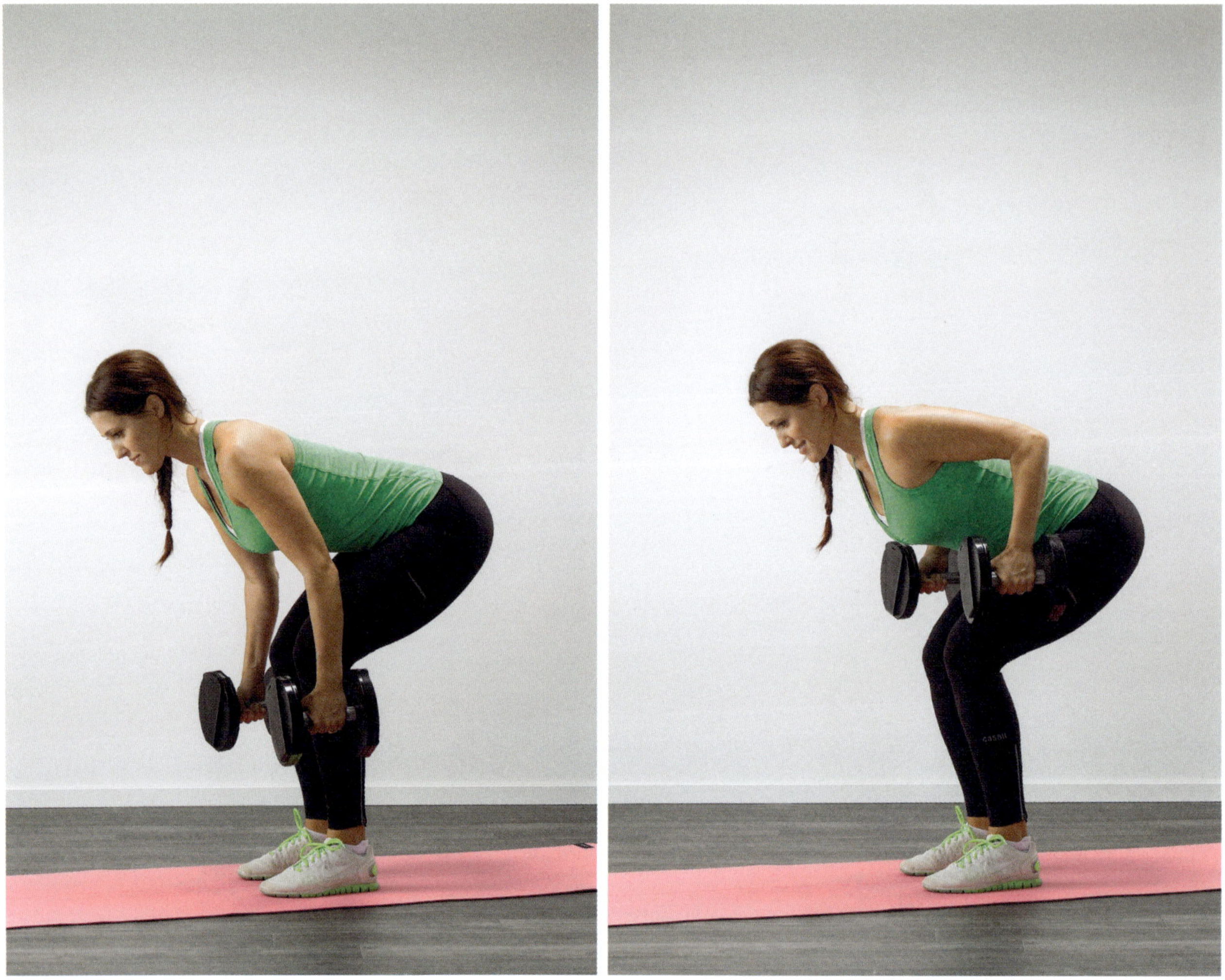

STÅENDE RODD

Du tränar: Rygg.

Stå framåtlutad med aningen böjda knän. Håll ryggen rak, och låt hantlarna hänga ner framför kroppen.

Dra upp hantlarna mot magen samtidigt som du pressar ihop skulderbladen. Sänk till utgångsposition.

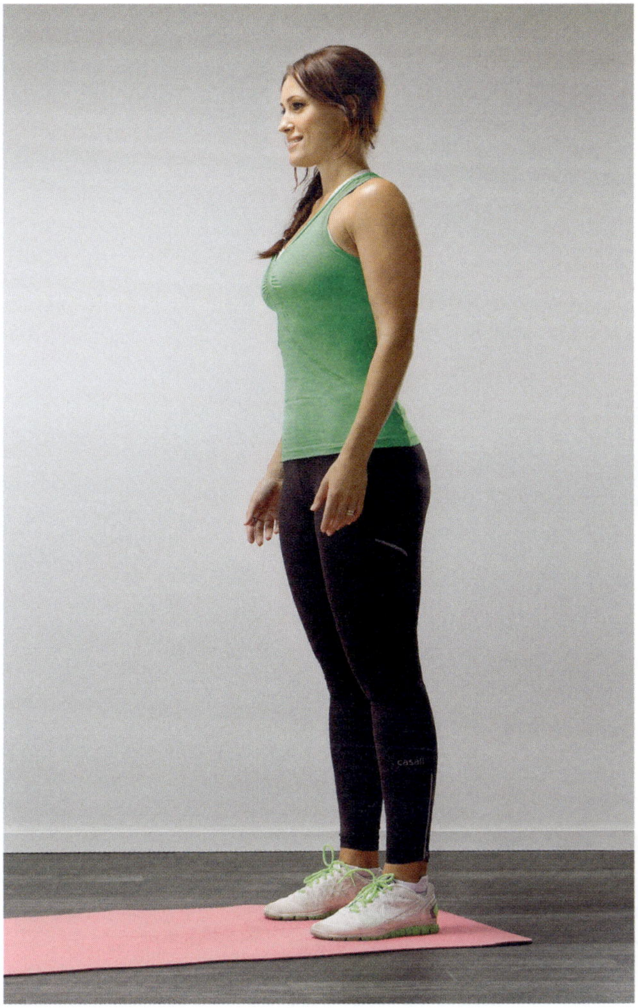

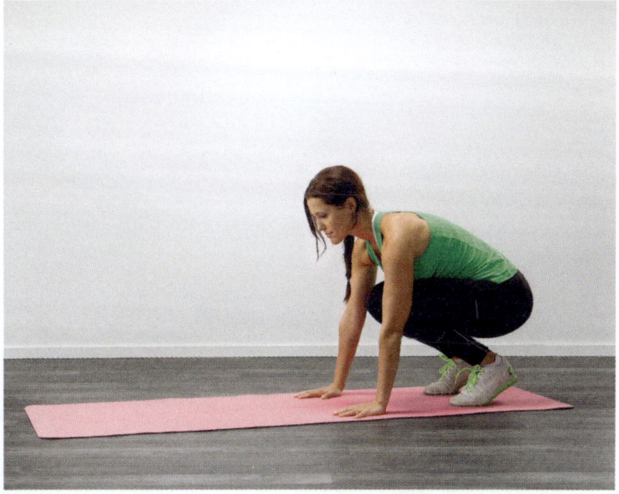

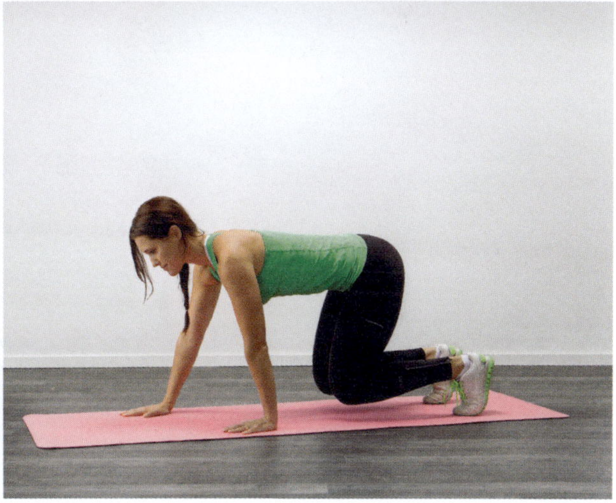

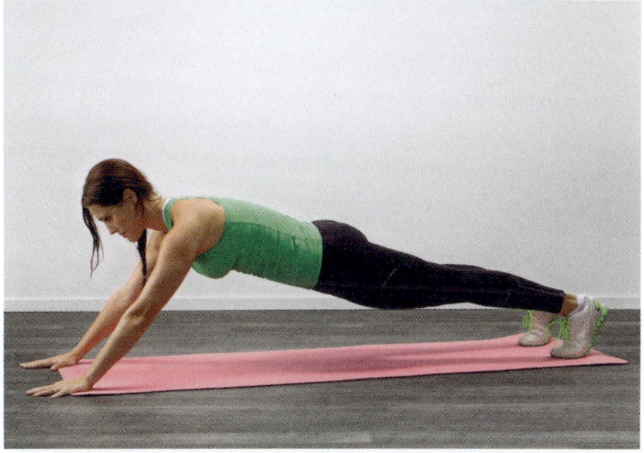

MASKEN

Du tränar: Mage, rygg, armar, axlar och ben.
Stå rakt upp.

Gå ner till knäböj, och placera händerna på golvet. Spänn mage och rygg och gå försiktigt ut med händerna framför kroppen. Fortsätt att gå framåt på händerna så långt du kan, men korsryggen ska hållas neutral. När du kommer till ytterpositionen går du upp till startposition med hjälp av små steg framåt med fötterna. Kom ihåg att hålla ryggen rak genom hela övningen.

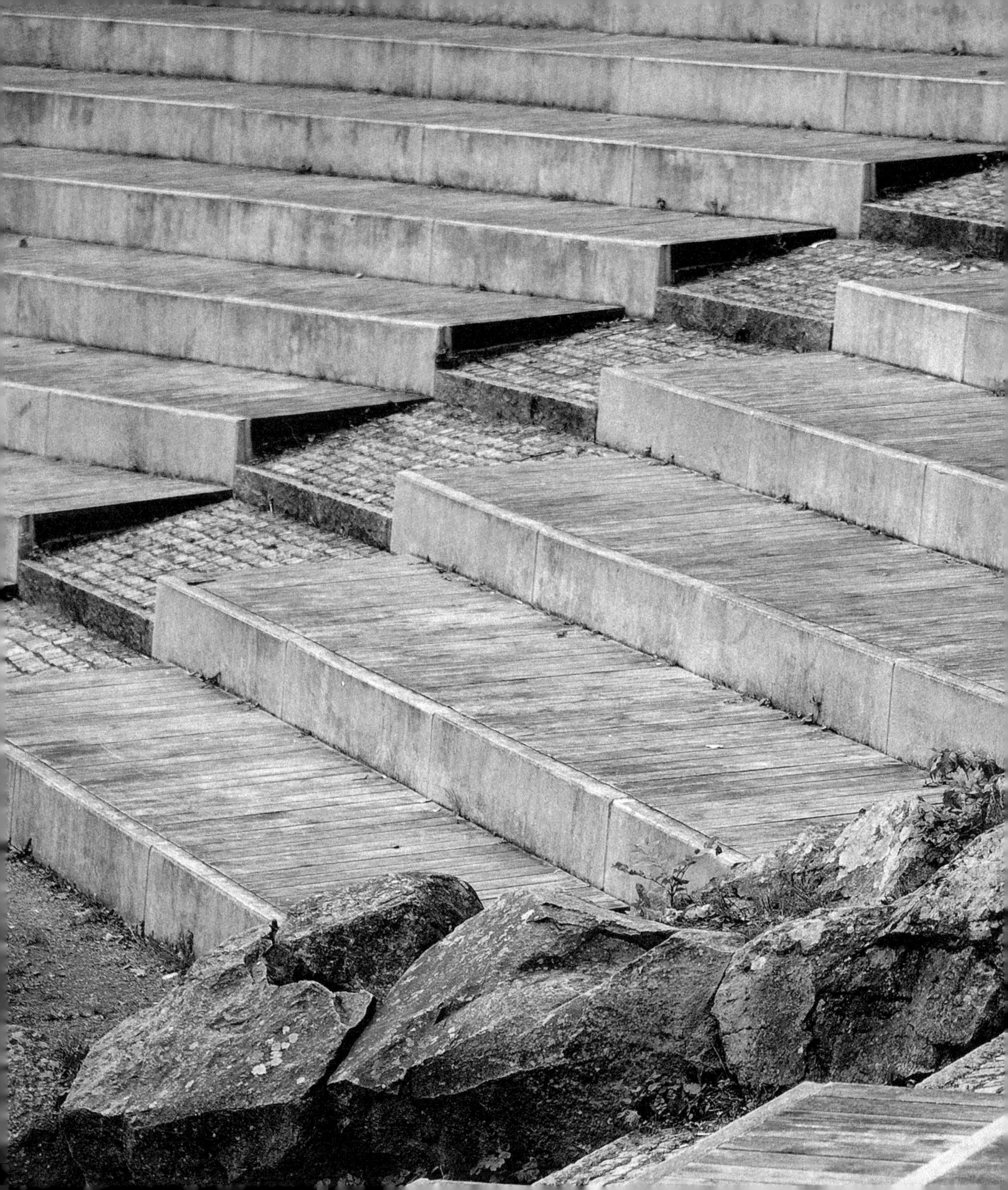

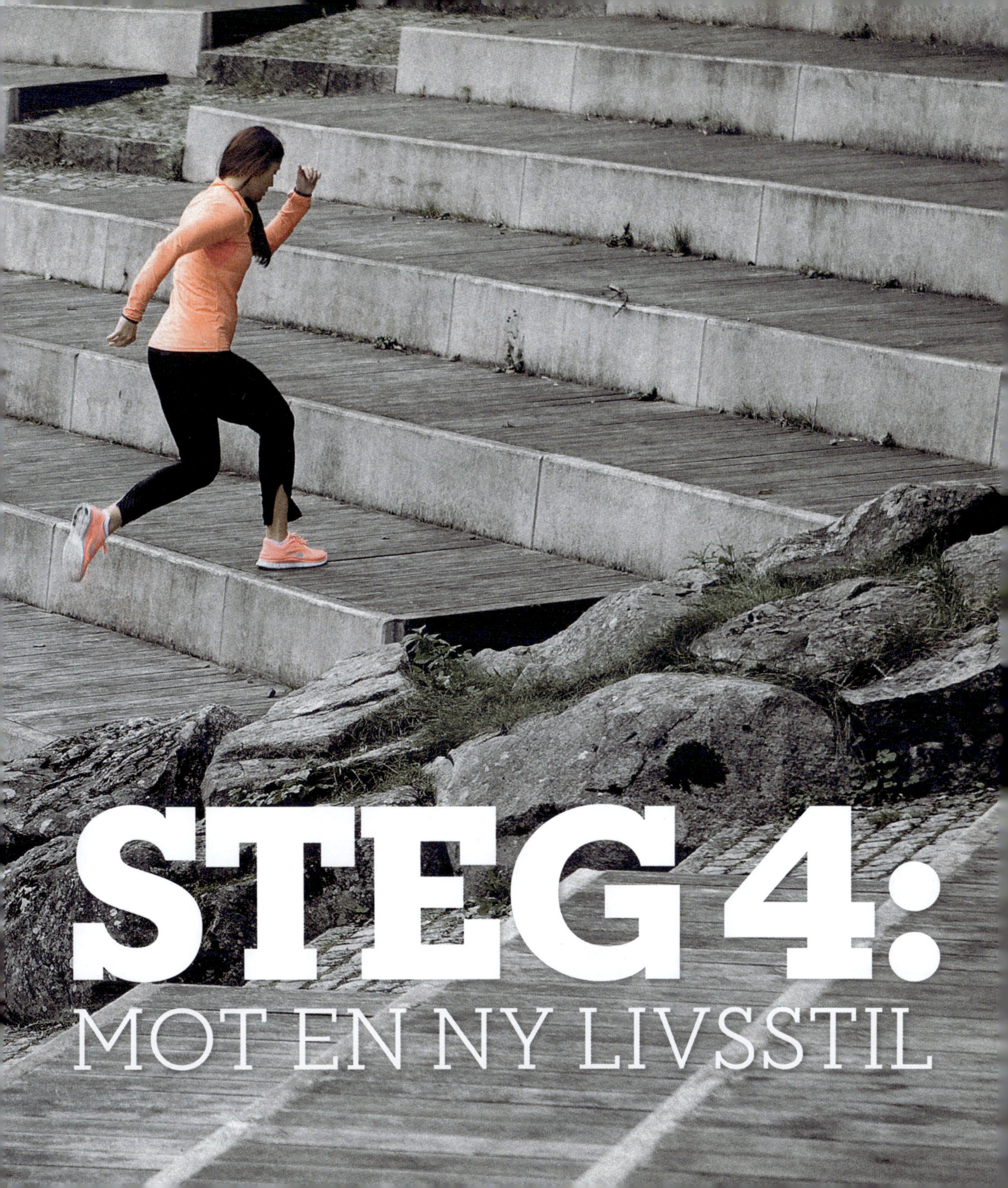

STEG 4:
MOT EN NY LIVSSTIL

Syftet med det fjärde steget är att ge dig styrfart och motivation till att skapa en ny och hälsosam livsstil, att du ska känna dig stark och ha mer kroppskontroll än du troligen någonsin haft. Vid det här laget kommer du att ha träning som en god vana och vara redo att satsa det som behövs för att ta dig igenom alla steg.

GÖR JOGGNINGEN ROLIGARE OCH MER UTMANANDE!

Nu när du är van vid att jogga utomhus kan du börja variera ditt upplägg. Jag vill föreslå fartlek, backlöpning och att springa i trappor.

Fartlek är en svensk uppfinning – visste du det? Göran Holmér, en på sin tid mycket framgångsrik friidrottare, utvecklade denna träningsform redan på 30-talet. Distansen brukar vara mellan 5 och 10 kilometer och du bestämmer själv hur jobbigt det ska vara.

Tänk så här: Jag springer så snabbt jag kan från denna bänk till bron och därifrån till första björken tar jag det lite lugnare. Från björken till tallen maxar jag igen. Du bestämmer själv hur långa intervallerna blir.

Backlöpning är min personliga favorit. Jag gillar korta intensiva pass, som du kanske har märkt, och backlöpning är därför perfekt. Jag har en favoritbacke som är lagom brant och är runt 10 meter lång. Jag ger mig själv 20 minuter och försöker springa upp och ner så många varv som möjligt. Efter dessa 20 minuter är jag redo att gå hem!

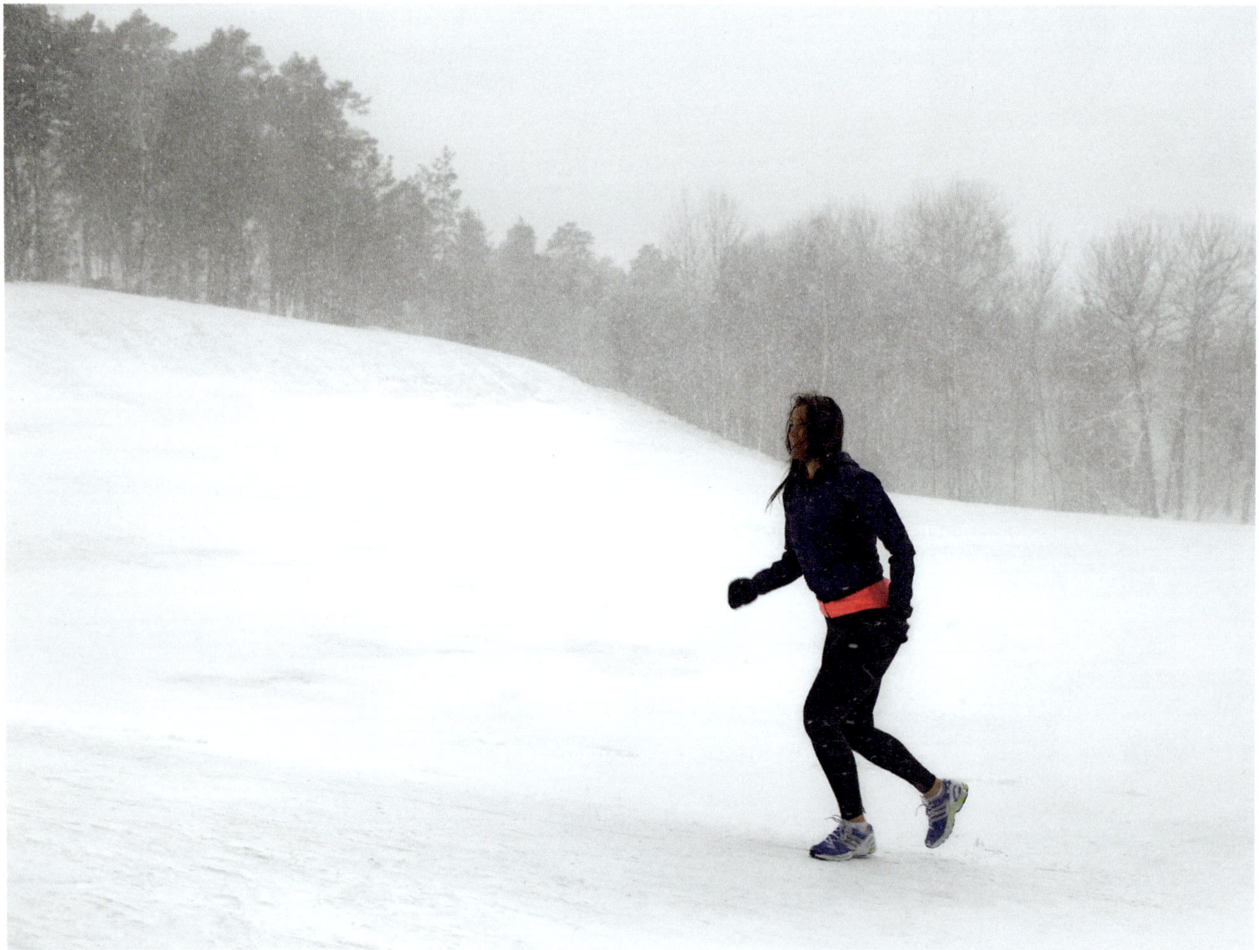

Trappor är ytterligare en variation. Kombinera små steg med ett trappsteg i taget och stora steg där du kliver över flera trappsteg.

Hur joggar du på vintern?

Nu när du klarar av att jogga under längre stunder och ser joggningen som din träningsrutin ska du inte sluta med det bara för att det är minusgrader ute.

Så här klarar du av kylan:

- Vi är i Sverige, inte i Sibirien. Klä dig därefter: lager på lager – visst, men inte för mycket.
- Tänk nylon och inte bomull, bomull blir blött och kallt. Börja med ett superunderställ som har förmågan att transportera bort svett effektivt. Sedan ett mellanlager i form av en lätt syntettröja, typ fleece, på benen har du vindtäta löparbyxor. Sist på överkroppen en vindtät jacka. Glöm inte handskarna och mössan!
- Satsa på en ordentlig uppvärmning, en snabb power walk där du även jobbar med armarna är ett bra exempel. Ingen stretch.
- Glöm inte att dricka under passet, luften är torrare på vintern.
- Halkskydd om det är isigt.

TIPS FÖR EN SUND LIVSSTIL

Visst försöker vi anpassa vår träning och vår kost efter våra liv? Inte *trots* våra liv men just efter hur vi lever, våra sociala aktiviteter, våra barns tider, våra jobbtider osv. Jag försöker göra det i alla fall. Visst är det trixigt och fixigt ibland, visst tackar jag nej till vissa saker så som dessert men det är inte hela världen i mina ögon, ingen kommer döda mig för det eller bli en ovän.

Vi vill att maten ska passa alla i familjen. Men det här med ”vad kommer barnen att säga?” är en stor skräck i Sverige. Som om det vore förskräckligt att mamman äter annorlunda! Men inget av mina barn har någonsin undrat. Jag tror att de struntar fullständigt i om jag hoppar pastan och tar quinoa istället.

Vi vill undvika ordet ”diet” för det låter väldigt kortvarigt och de flesta dieter brukar sluta katastrofalt – man går upp lika mycket som man gått ner plus lite till.

Hur vet man när kost och träning är livsstil?

- Svara på frågan: Kan jag se mig själv äta så här för evigt? Livet ut? Om du fokuserar hela tiden på quick fixes så måste du fundera över din inställning. Och ju snabbare du gå ner desto snabbare går du upp. Bestående resultat behöver tid och tålamod.
- Hur ser din träning ut? Känner du dig helt slut efter varenda träningsdag? Tränar du varenda dag i veckan utan uppehåll? Räknar du minuterna tills passet är slut? Tro mig, det är många av mina kunder som fått rekommendationen att sitta och spotta i taket (ryskt ordspråk) minst en gång per vecka. Inte ens ta en promenad, utan bara sitta och vara.
- Följer du någon annans kost? En nära vän till mig åt vegetariskt i många år för att hennes man är vegetarian. För familjens frid orkade hon inte kämpa emot och åt som han. Förstå hur hon led! Hon tränade hårt och du gissar rätt – hon hade för lite protein i sin kost och var hungrig hela tiden. Eller ett annat exempel, många av oss mår inte alls bra av LCHF eller andra dieter, så varför plåga sig själv i onödan? Vi har alla olika livsstil, vi tränar olika mycket, vi är olika friska – låt oss inse det!
- När det gäller din träning – tänker du i termerna ”mer”, ”hårdare”, ”tuffare”, ”mer cardio”, ”mindre kalorier”, ”fler träningsdagar”? En gång i tiden fick du resultat med dessa resonemang, men kroppen kommer i kapp och till slut säger den stopp. Det du ska göra är att fundera ut hur du ska träna mindre men smartare. Fokusera på kosten, gör bra matval. Styrketräning 3–4 gånger i veckan. Inga långa cardiopass. Less is more!

Kom ihåg – vi pratar om livsstil, något vi ska kunna hålla oss till livet ut.

TRÄNINGSPROGRAM 4

Dags för lite hårdare pass! I detta steg introduceras olika sorts hopp för att öka intensiteten på passen. Nu blandas ensidesövningar med hopp, tuffare magträning och styrketräning. Blandade pass gör att du tränar bålstabilitet, styrka och får samtidigt en ordentlig konditionsträning.

Glöm inte uppvärmning innan och stretch efter varje pass!

PERIOD 1

Denna period består av 20-minuters cirkelpass där du vilar vid behov och fortsätter sedan vidare. Försök att hinna med så många cirklar som möjligt under dessa 20 minuter, gör 10 repetitioner per övning. Ett tips är att anteckna antal cirklar du genomfört och försöka slå det nästa gång.

Övning	Cirkel	Repetitioner
1. Utfall med axellyft åt sidan	1	10
2. Roddplanka	1	10
3. Djupa knäböj	1	10
4. T-armhävningar	1	10
5. Utfall bakåt med axelpress	1	10
6. Knäböj med hopp	1	10
7. Hammer curls	1	10
8. Dips	1	10

PERIOD 2

Övning	Cirkel	Repetitioner
9. Knäböj med axelpress	1	10
10. Armhävningsplanka	1	10
11. Korsutfall	1	10
12. Fällknivsplanka	1	10
13. Step up med utfall bakåt	1	10 per sida
14. Hammer curl med axelpress	1	10
15. Upphopp	1	10
16. Diagonala dips	1	10
17. Jumping jacks	1	10

EN TRÄNINGSVECKA

	Period 1	**Period 2**
MÅNDAG:	Övning 1–8 som 20 minuter cirkelpass	Övning 9–17 som 20 minuter cirkelpass
TISDAG:	Övning 1–8 från Steg 3 som 20 minuter cirkelpass	Fartlek – se sidan 90
ONSDAG:	Vila	Vila
TORSDAG:	Övning 1–8 som 20 minuter cirkelpass	Övning 9–17 som 20 minuter cirkelpass
FREDAG:	Övning 1–8 från Steg 3 som 20 minuter cirkelpass	Backlöpning – se sidan 90
LÖRDAG:	Vila	Vila
SÖNDAG:	Kondition	Vila

ÖVNINGAR

UTFALL BAKÅT MED AXELLYFT ÅT SIDAN

Du tränar: Säte, ben och axlar.

Stå rakt, axelbrett mellan fötterna och armarna längs kroppen. Håll hantlar i händerna.

Gör ett kliv bakåt samtidigt som du lyfter upp armarna till ungefär axelhöjd. Se till att det blir 90 grader i knäna och höfterna när du gör utfallet. Byt ben och upprepa.

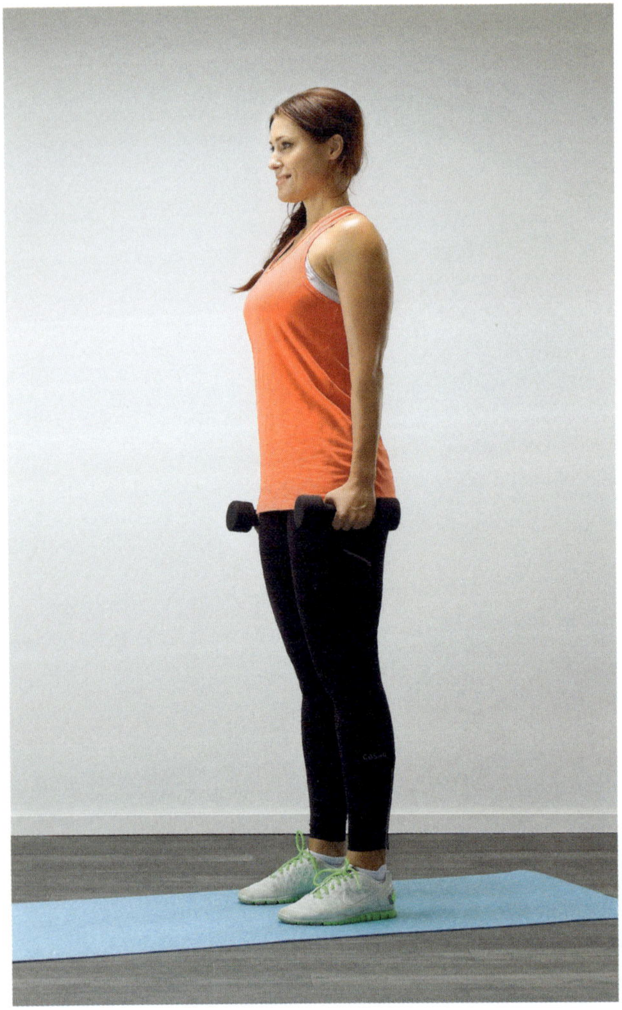

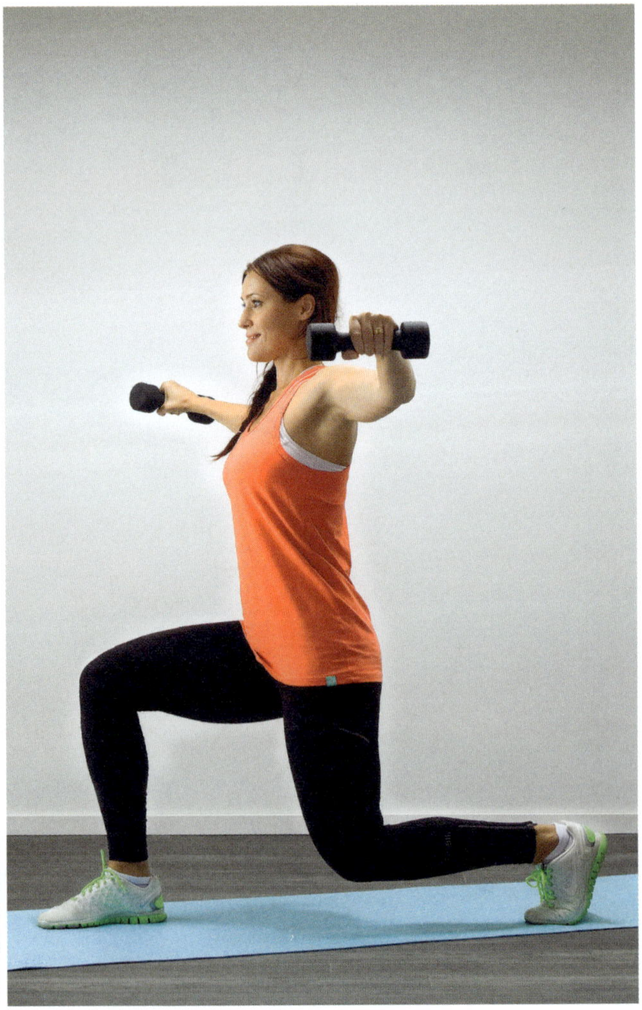

RODDPLANKA

Du tränar: Mage, rygg, axlar och armar.
Stå i plankställning på tå med raka armar och en hantel i varje hand.

Böj ena armbågen och dra armen uppåt och bakåt. Sänk sakta ner armen och repetera med den andra armen. Håll kroppen rak.

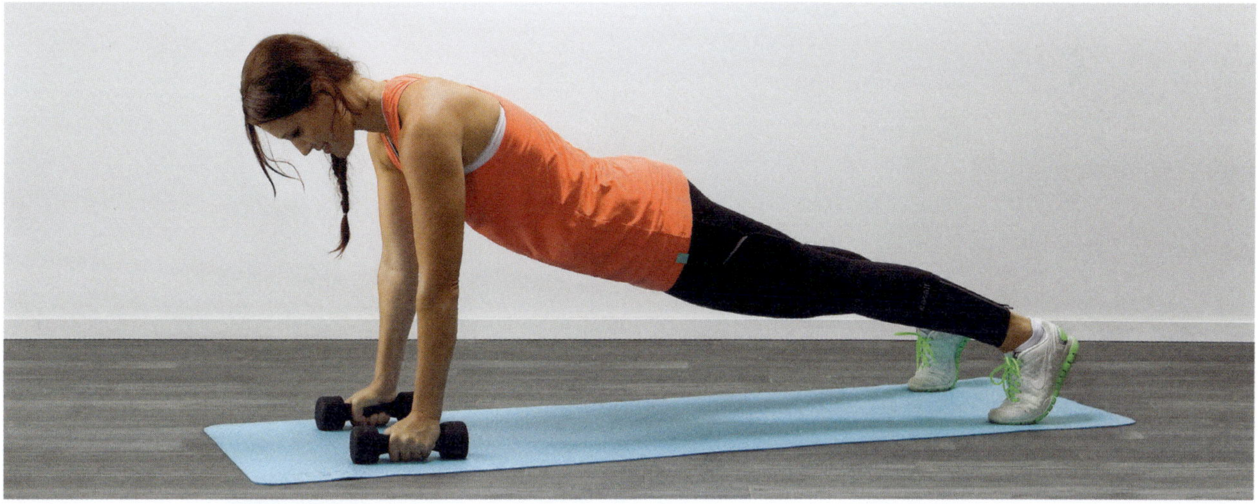

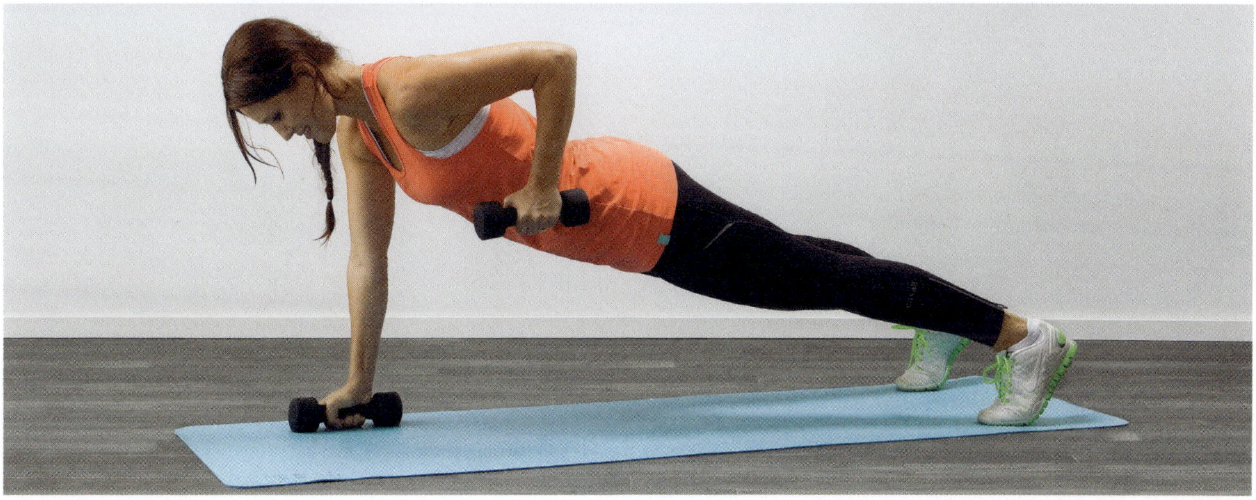

DJUPA KNÄBÖJ

Du tränar: Säte och ben.

Stå med fötterna brett isär och koppla ihop händerna framför dig. Håll blicken riktad rakt framåt.

Andas in medan du böjer knäna så djupt du kan utan att börja svanka eller lyfta hälarna. Håll andan i vändningen, och andas sedan ut på vägen upp.

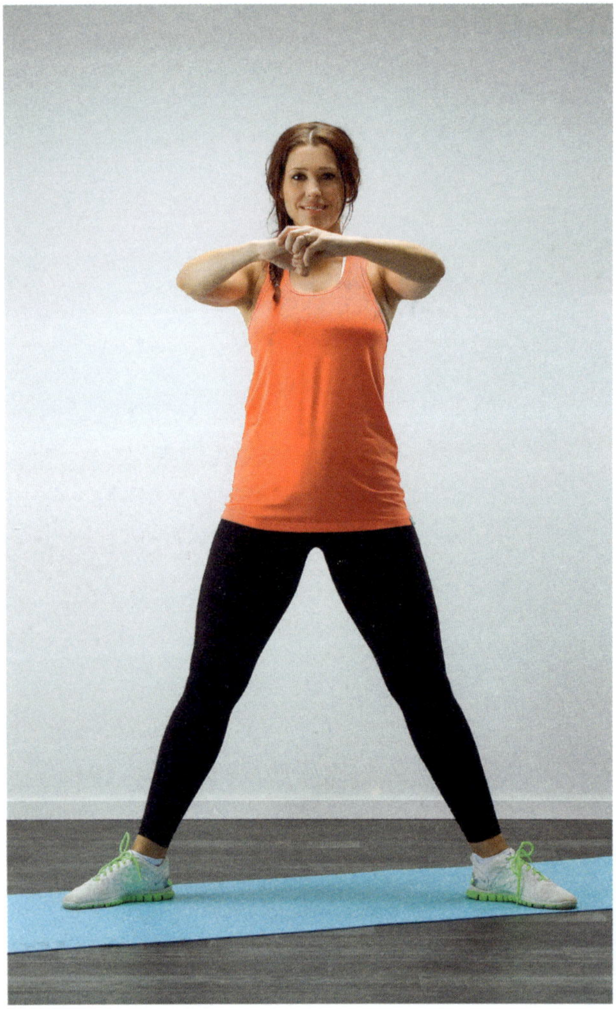

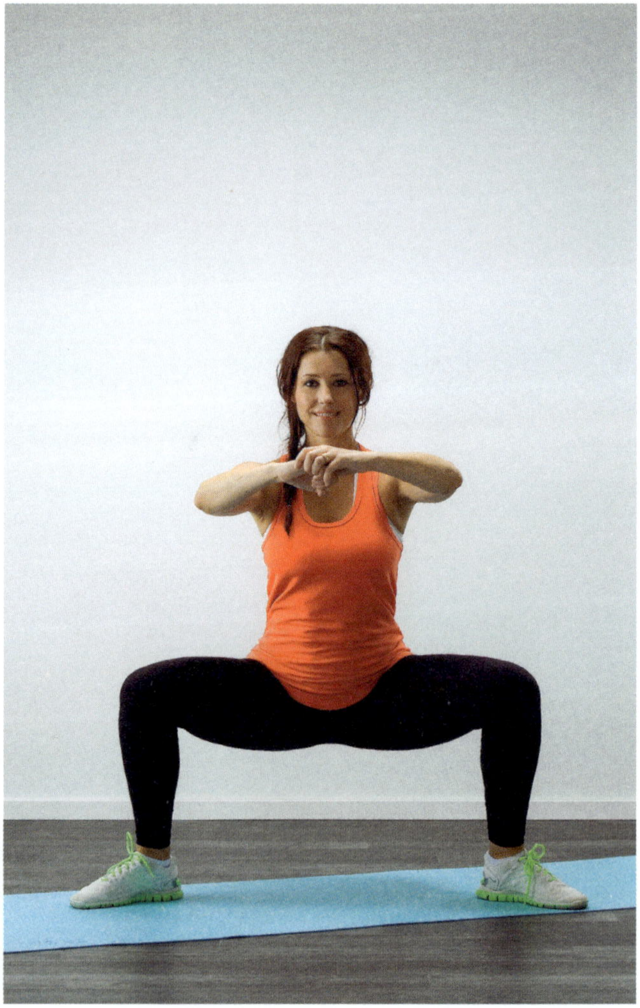

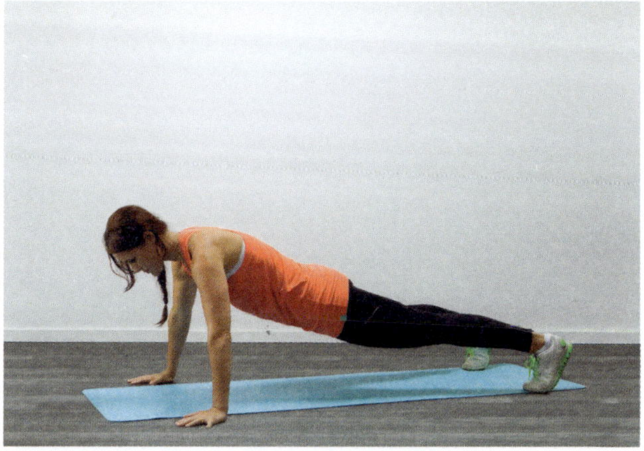

T-ARMHÄVNING

Du tränar: Mage, rygg, bröst, armar och axlar. Händer och tår i golvet med rak kropp och raka armar. Spänn mage och rumpa så att ryggen är i linje med resten av kroppen.

Sänk långsamt kroppen mot golvet till armhävningsposition och pressa dig sedan upp till raka armar igen utan att böja i höften. I slutpositionen vrider du kroppen genom att lägga över kroppsvikten till den ena armen och samtidigt lyfta den andra armen upp mot taket. Kom ner och upprepa med andra sidan.

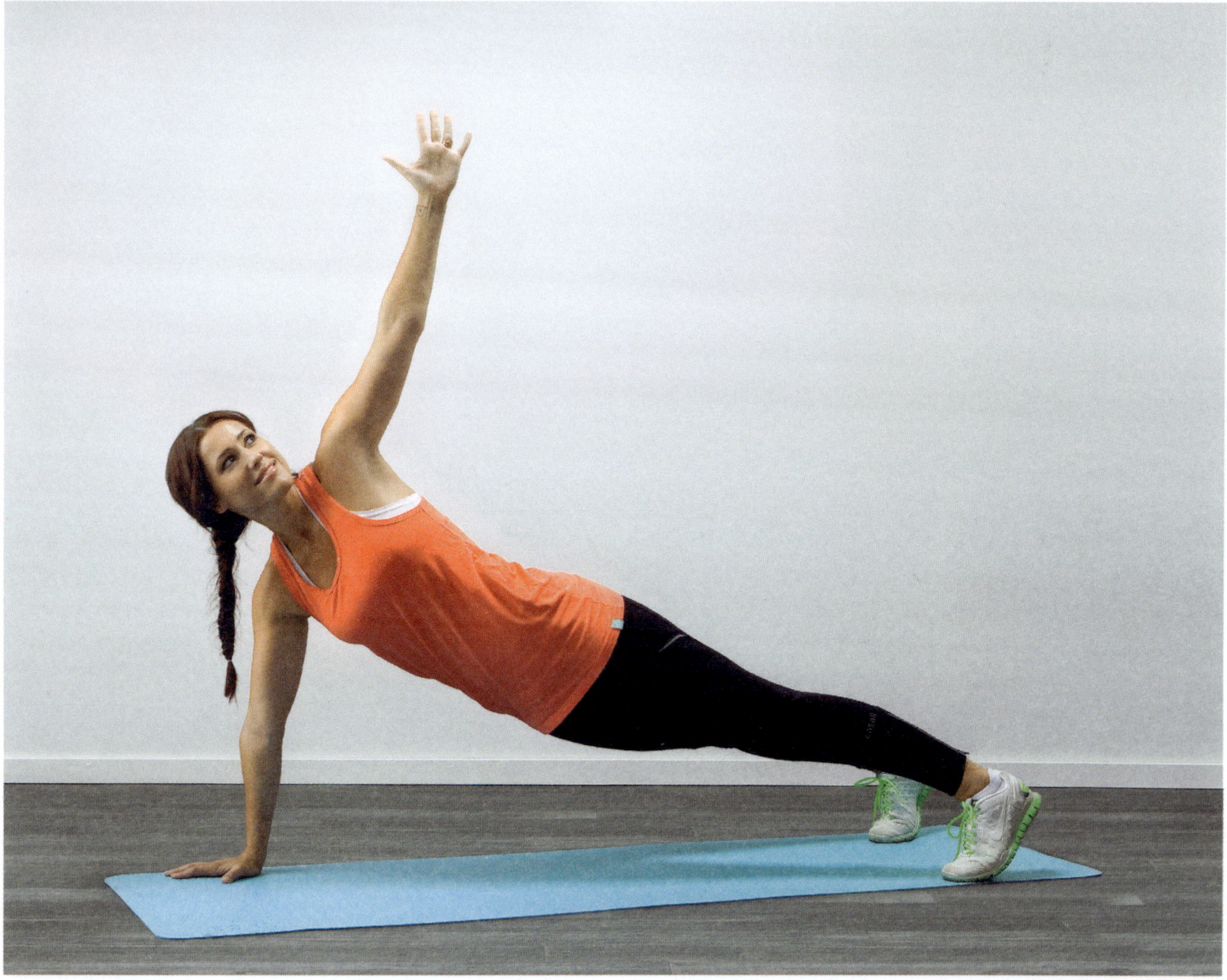

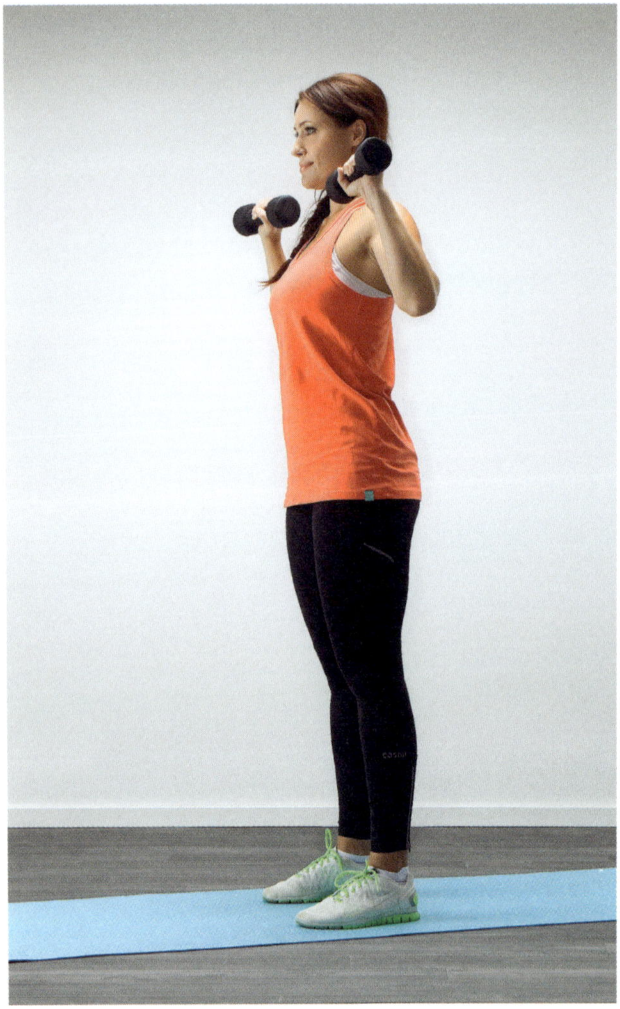

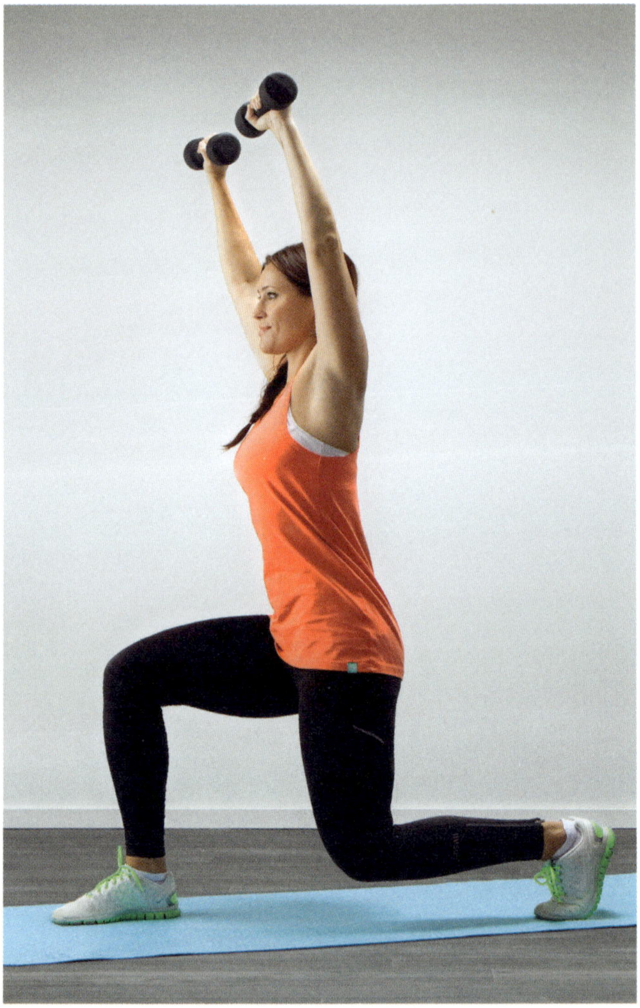

UTFALL BAKÅT MED AXELPRESS

Du tränar: Säte, ben och axlar.

Stå rakt, axelbrett mellan fötterna. Håll hantlar i händerna i öronhöjd.

Gör ett utfallssteg bakåt samtidigt som du sträcker upp armarna mot taket i en axelpress. Res upp kroppen och sänk armarna.

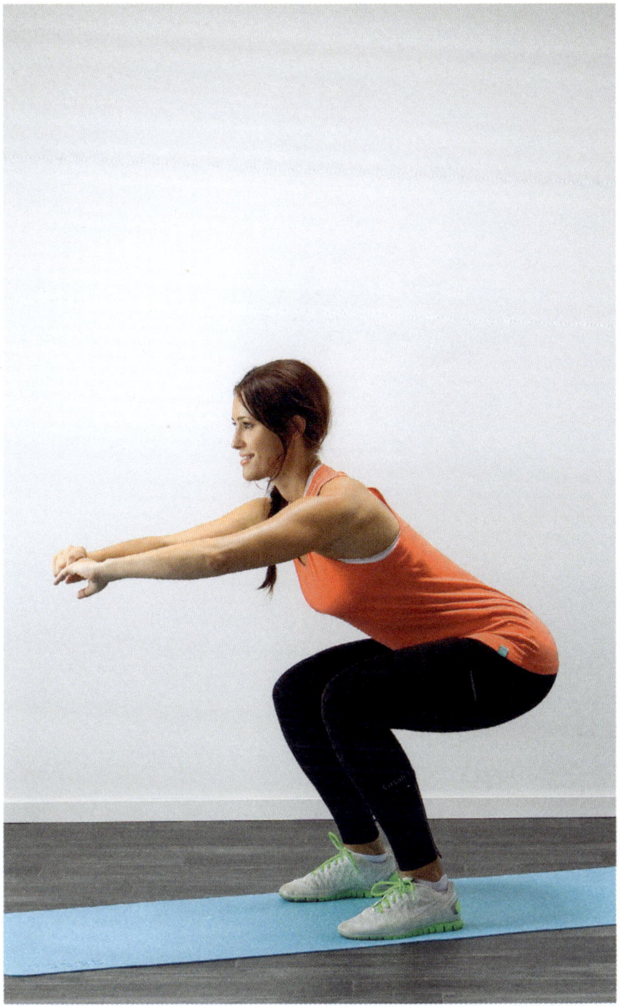

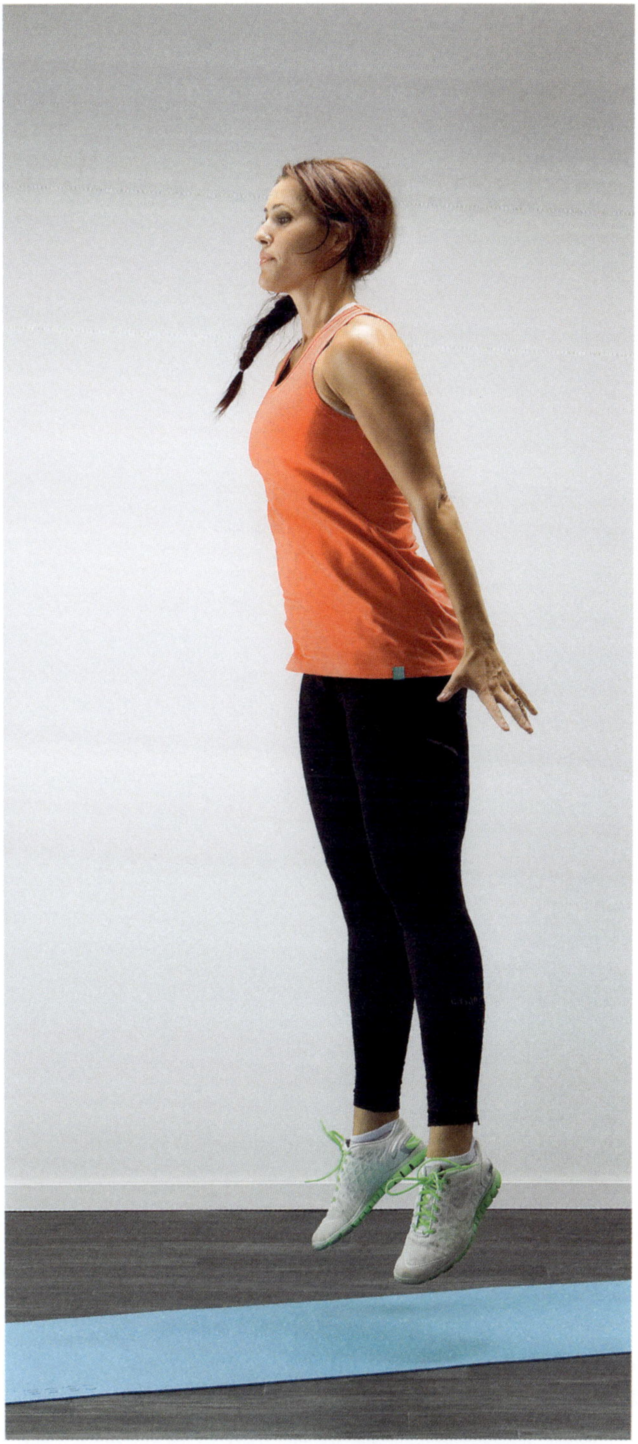

KNÄBÖJ MED HOPP

Du tränar: Ben, säte och kondition.
Stå i höftbredd mellan fötterna och med armarna längs kroppen. Böj knäna, ta i med hela kroppen och hoppa så högt du kan. Se till att landa mjukt!

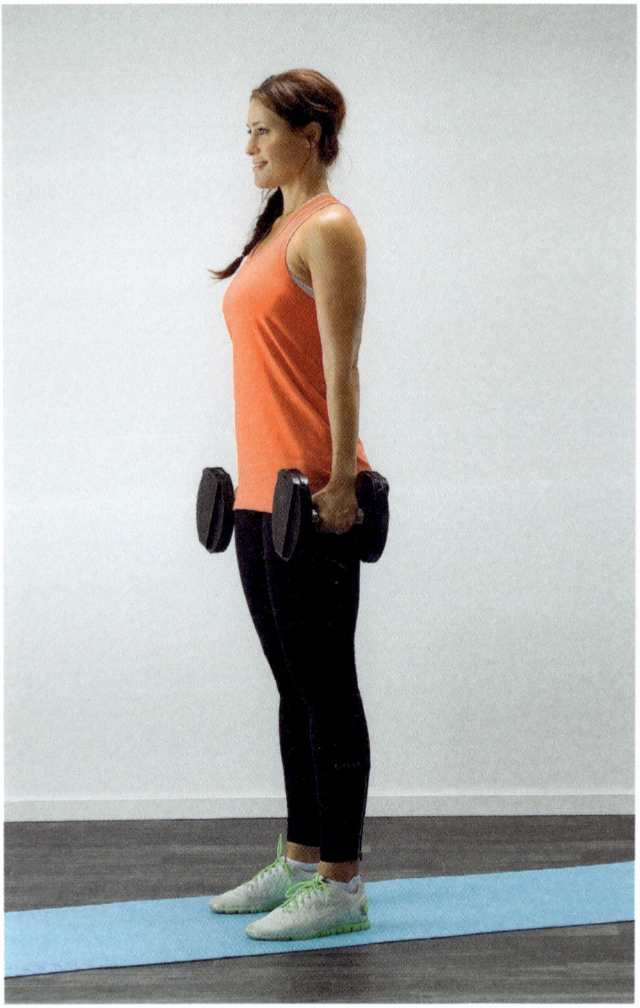

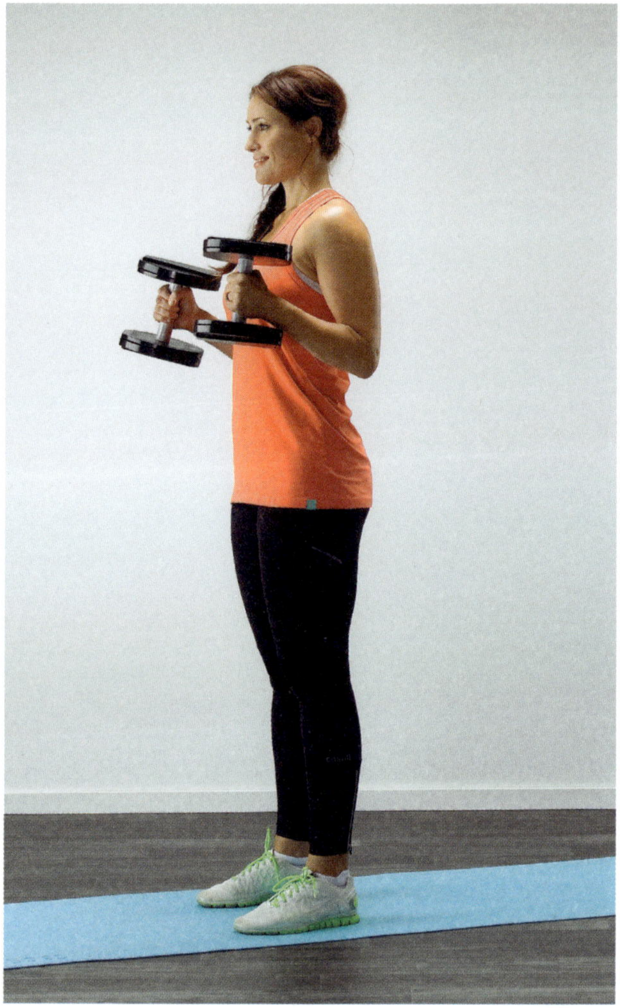

HAMMER CURLS

Du tränar: Biceps.

Stå med hantlarna hängande längs sidan och handflatorna vända in mot låren.

Lyft hantlarna genom att böja fullt i armbågsleden utan att vrida underarmarna. Sänk långsamt tillbaka till startpositionen. Håll armbågarna stilla.

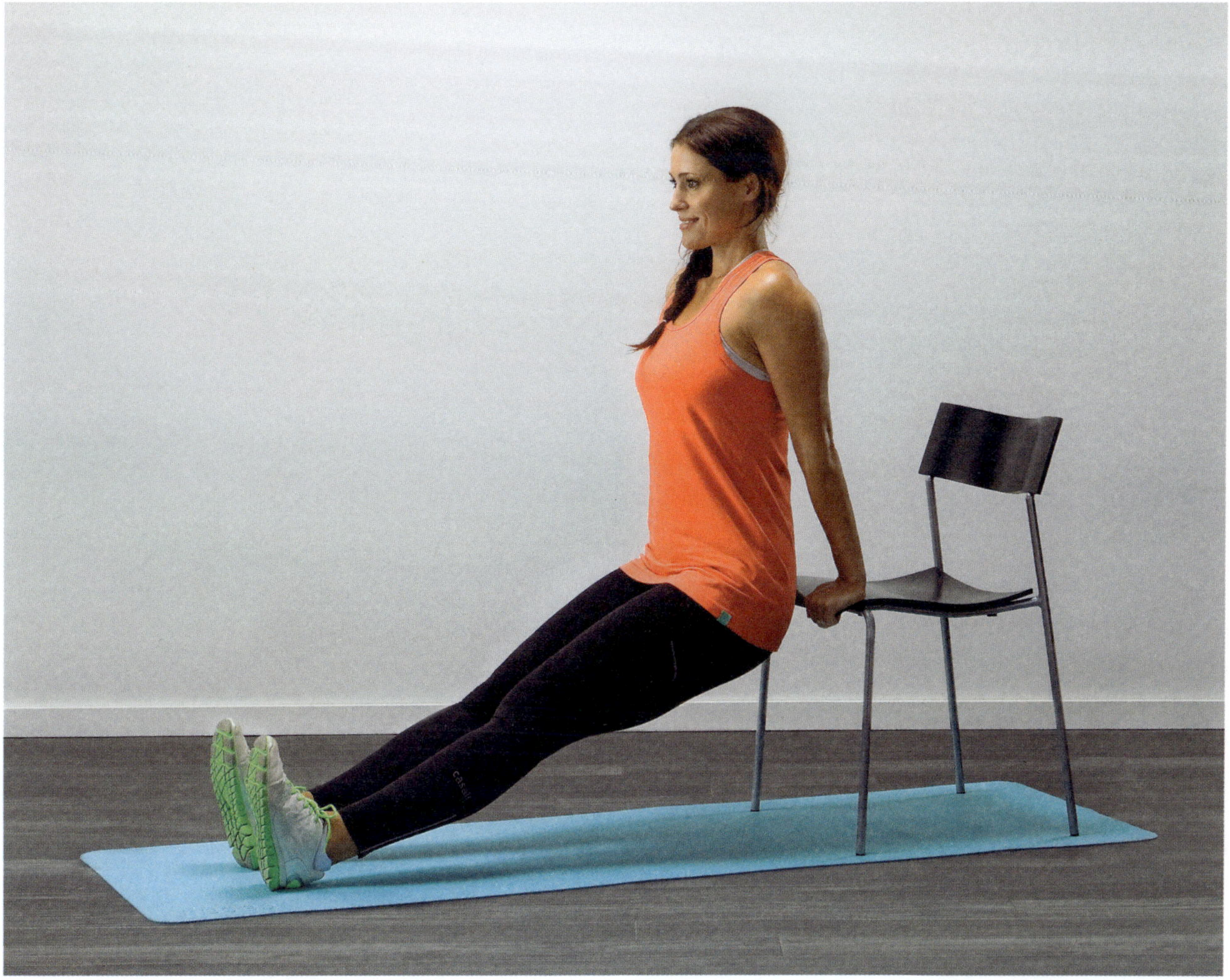

DIPS

Du tränar: Triceps och axlar.

Ta tag i en stol eller bänk bakom ryggen med ungefär axelbrett grepp. Håll kroppen rak med bara hälarna i golvet.

Böj armbågarna och sänk rumpan mot golvet. Pressa upp igen. Armbågarna ska vara riktade rakt bakåt under övningen.

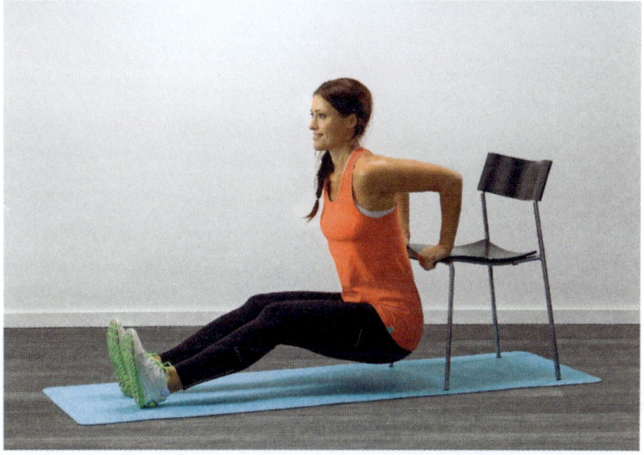

KNÄBÖJ MED AXELPRESS

Du tränar: Ben, säte och axlar.

Stå rakt, axelbrett mellan fötterna och håll hantlarna i händerna i axelhöjd. Gå ner till 90 grader i knäna och sträck upp armarna i en axelpress mot taket på vägen upp. Undvik att svanka och se till att knäna pekar åt samma håll som tårna när du är på väg upp. Sänk hantlarna till utgångsposition.

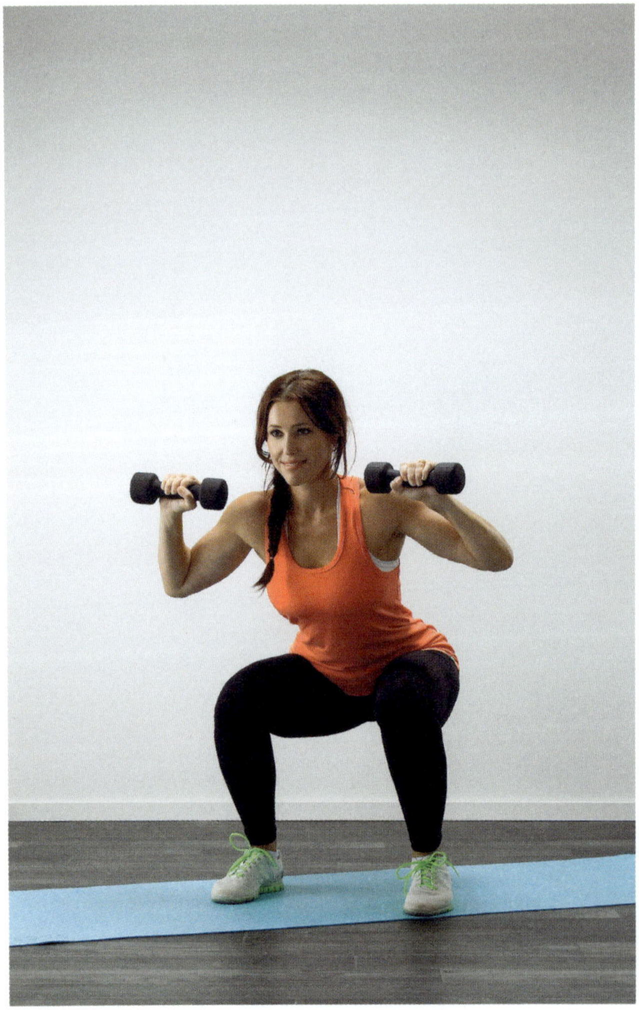

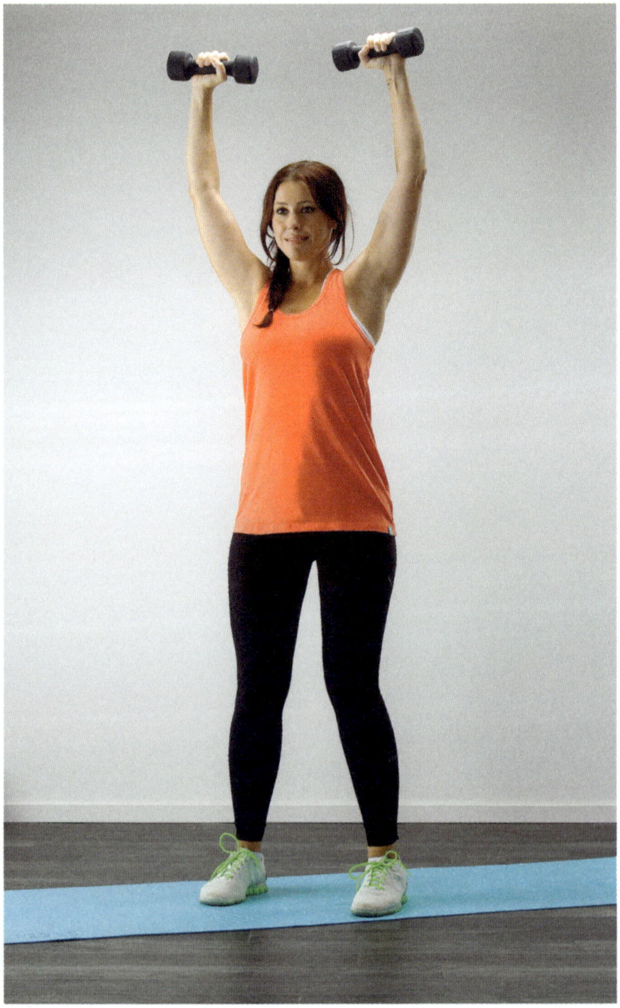

ARMHÄVNINGSPLANKA

Du tränar: Mage, rygg, bröst, armar och axlar.
Gör en vanlig armhävning på tå, men stanna i armbågshöjd och håll så länge du orkar.

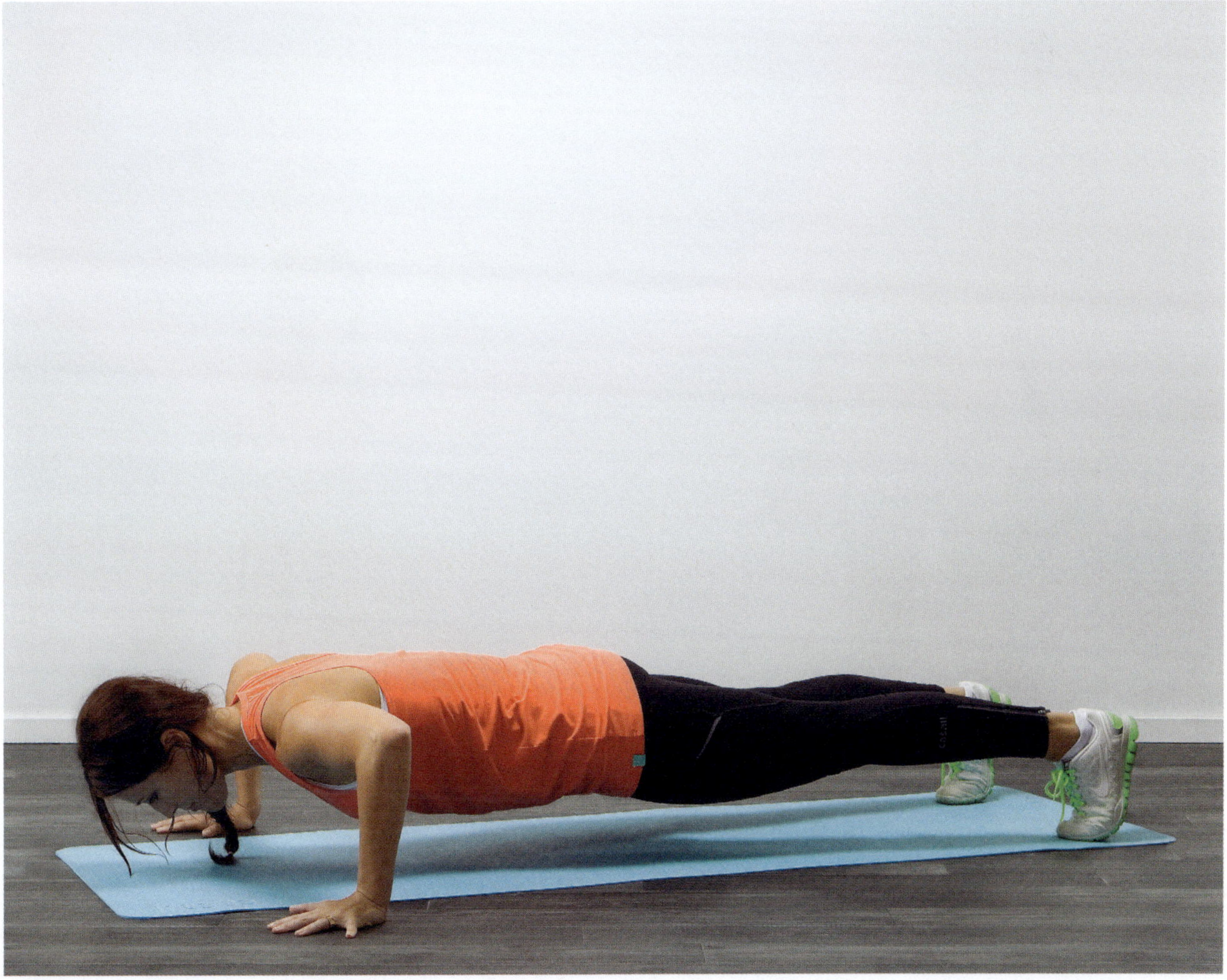

KORSUTFALL

Du tränar: Säte och ben.

Stå rakt, ganska brett mellan fötterna. Armarna längs kroppen.

Gör ett kliv bakåt och inåt och sänk kroppen till cirka 90 grader i knäna. Kom tillbaka och upprepa åt andra hållet.

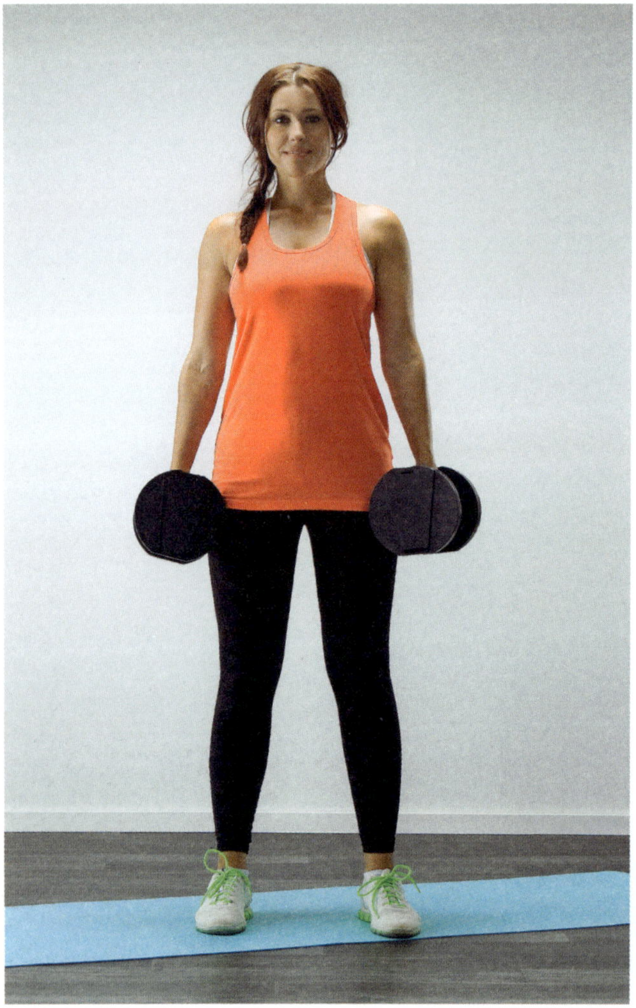

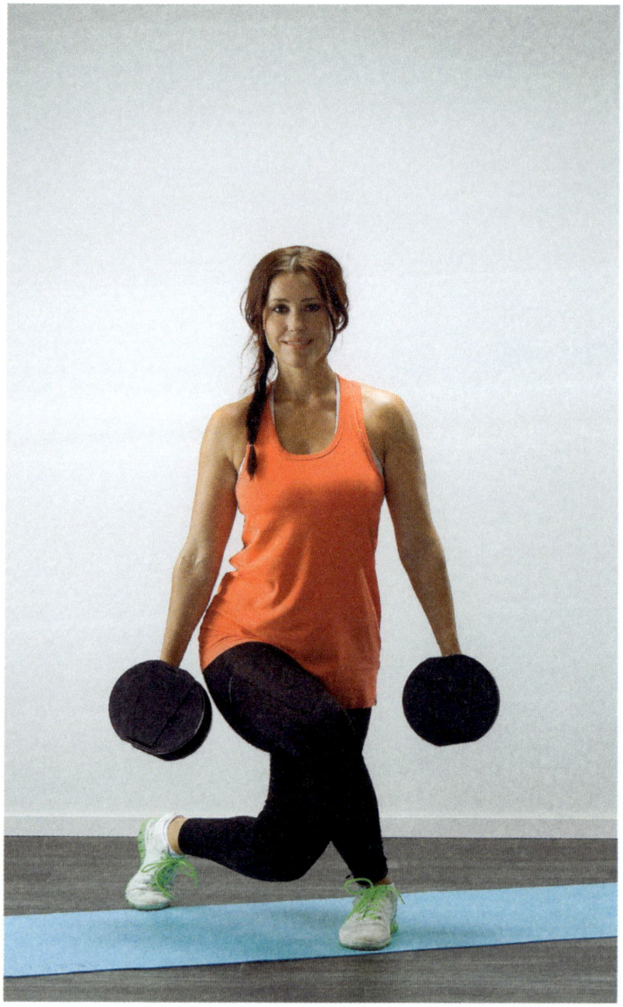

FÄLLKNIVSPLANKA (JACK KNIFE)

Du tränar: Mage, rygg och ben.

Placera smalbenen på en fitnessboll och stå i planka med raka armar. Spänn bålen och se till att händerna hamnar under axlarna.

Dra sätet uppåt med hjälp av magmusklerna, försök att komma så högt upp som möjligt utan att böja på benen. Kom tillbaka till strikt planka.

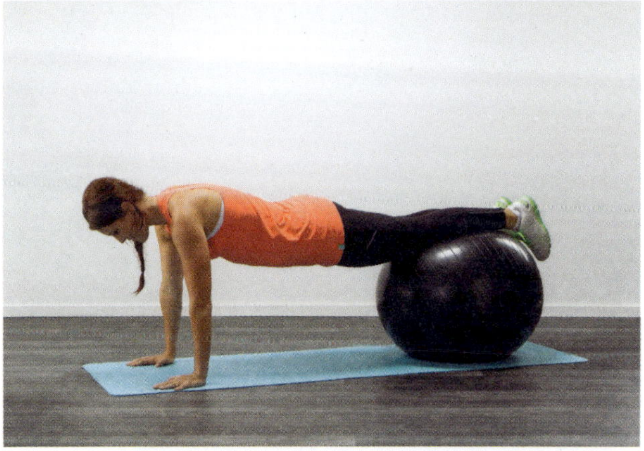

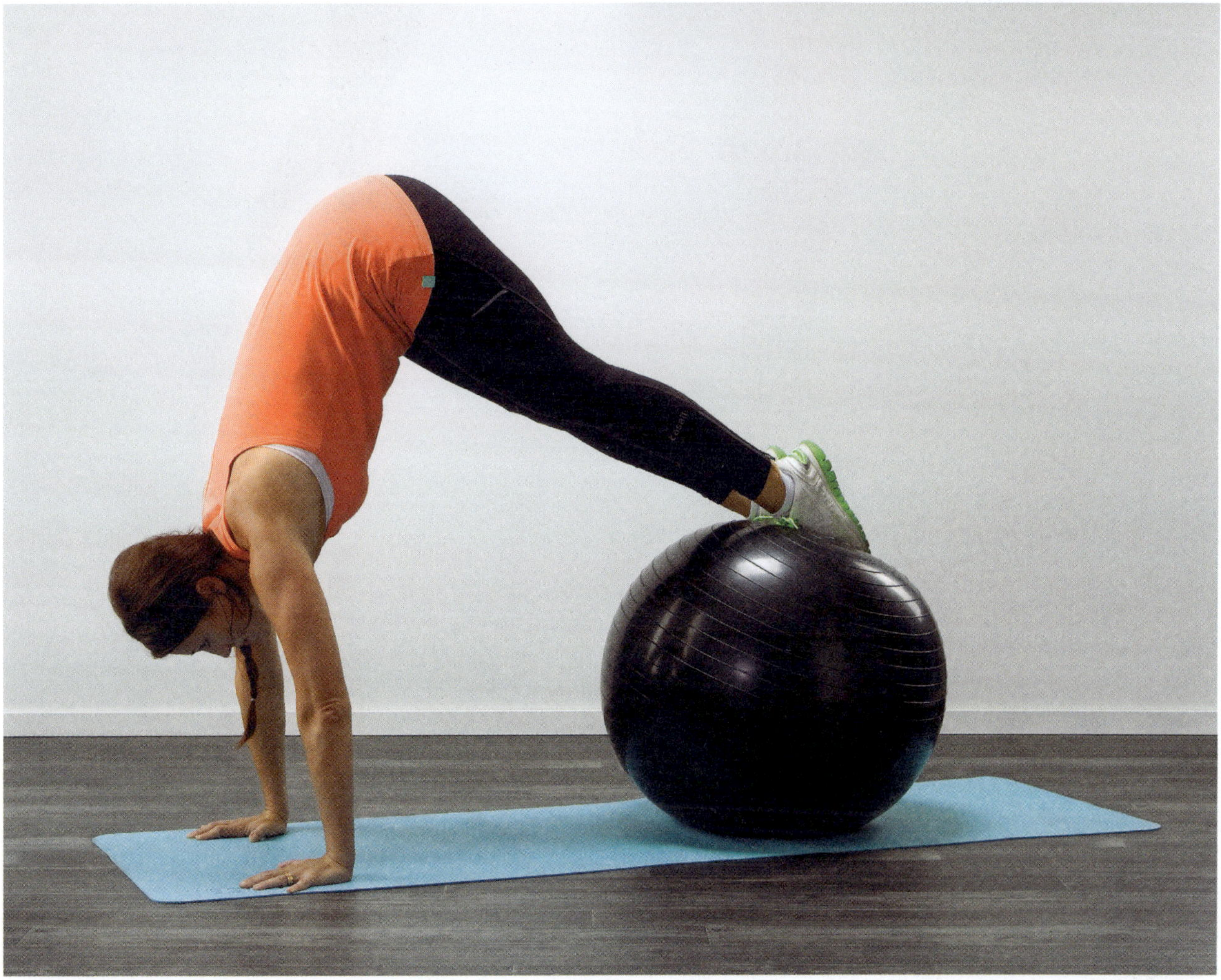

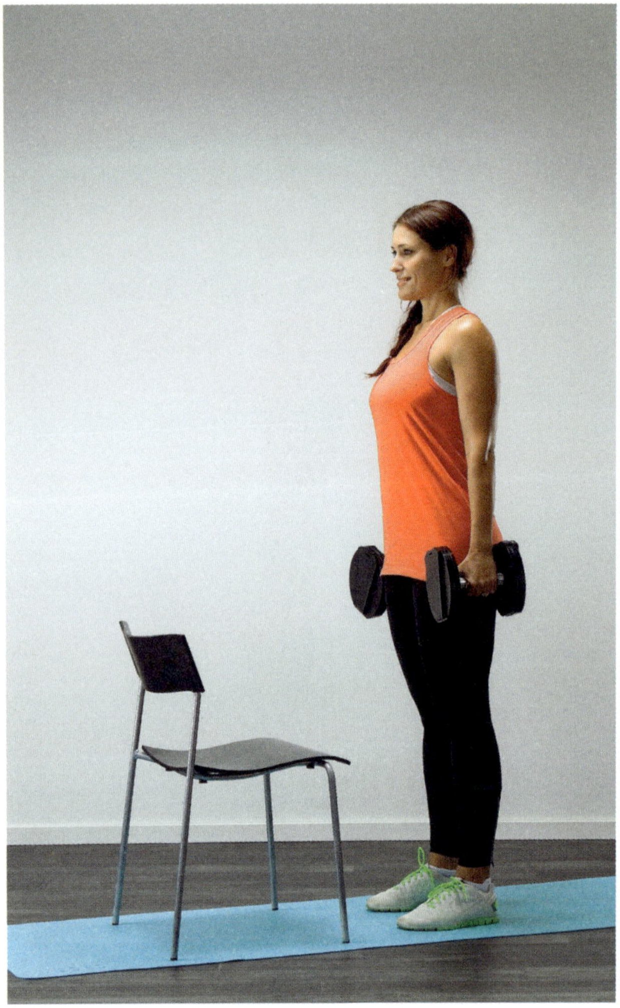

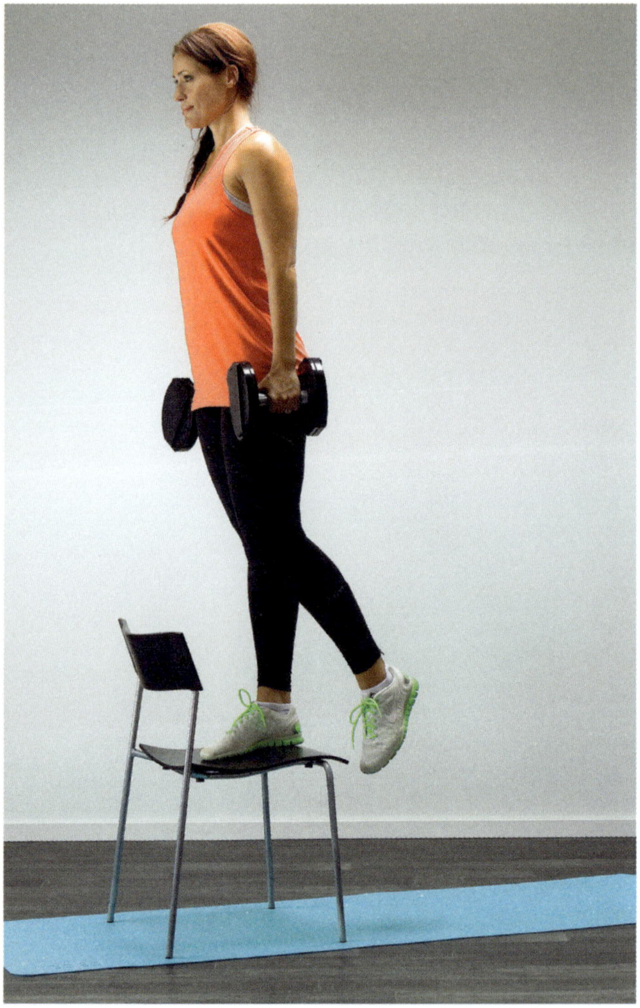

STEP UP MED UTFALL BAKÅT

Du tränar: Säte och ben.

Stå framför en stol eller en bänk. Axelbrett mellan fötterna och armarna längs kroppen.

Gör ett kliv upp på stolen, kliv ner och gör ett utfall bakåt. Byt ben och upprepa.

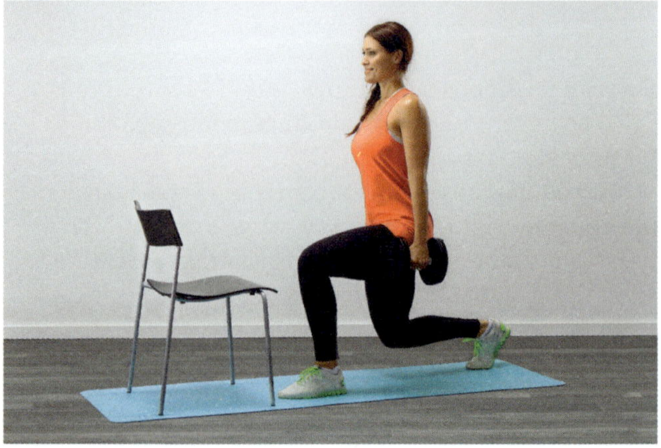

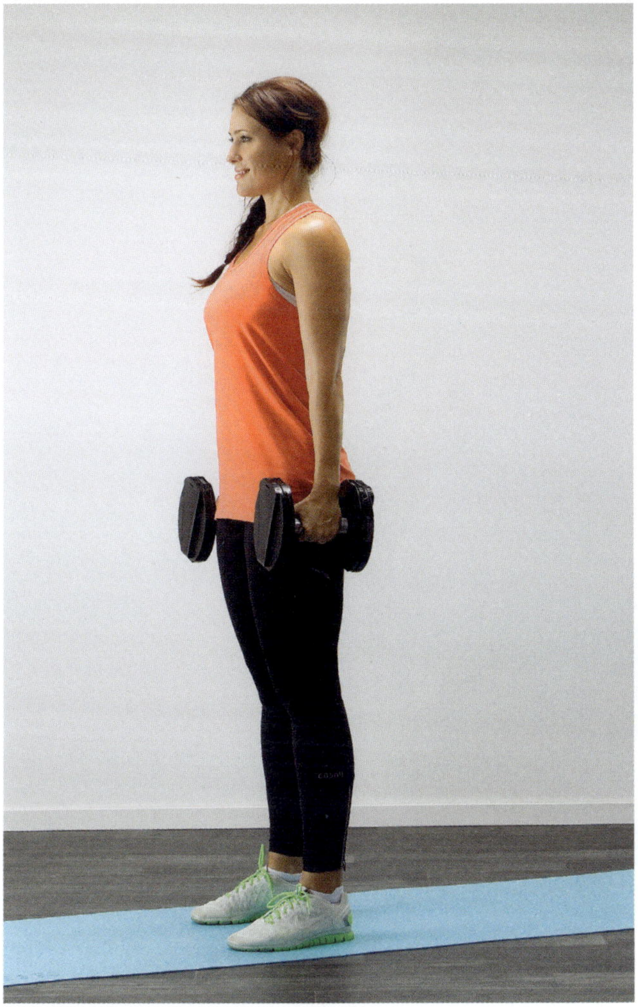

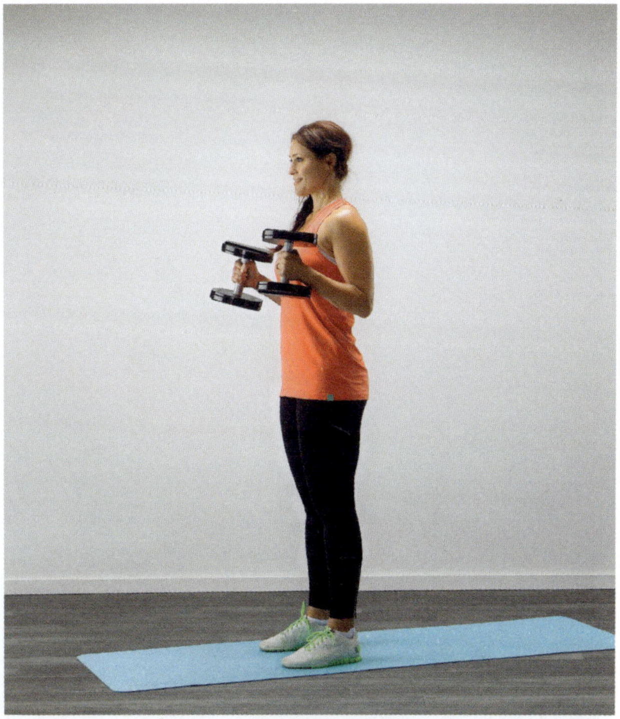

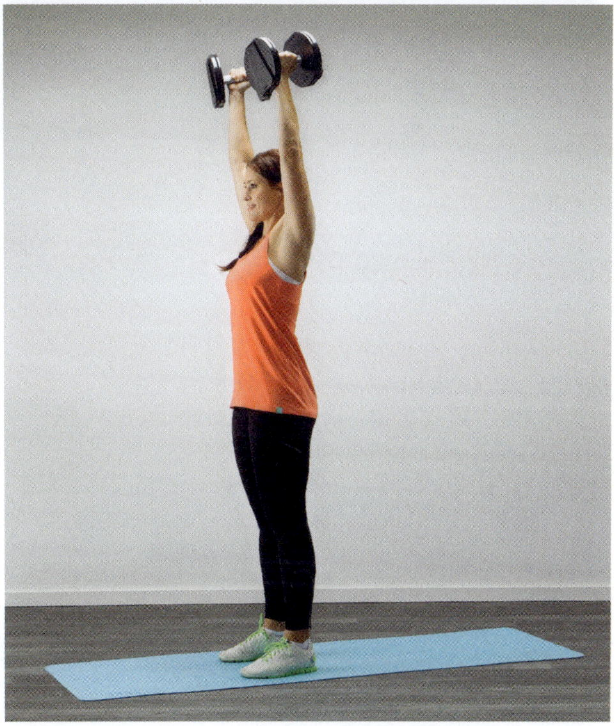

HAMMER CURL MED AXELPRESS

Du tränar: Biceps och axlar.

Stå med hantlarna hängande längs sidan och handflatorna vända in mot låren.

Lyft hantlarna genom att böja fullt i armbågsleden utan att vrida underarmarna. Övergå direkt till att pressa upp hantlarna tills armarna är raka. Sänk långsamt tillbaka till startpositionen.

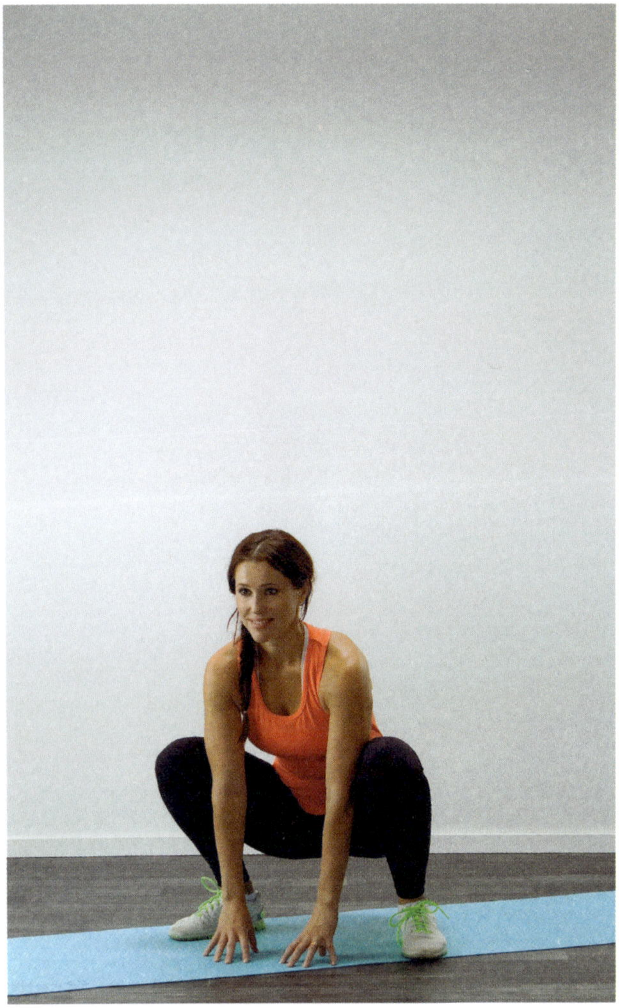

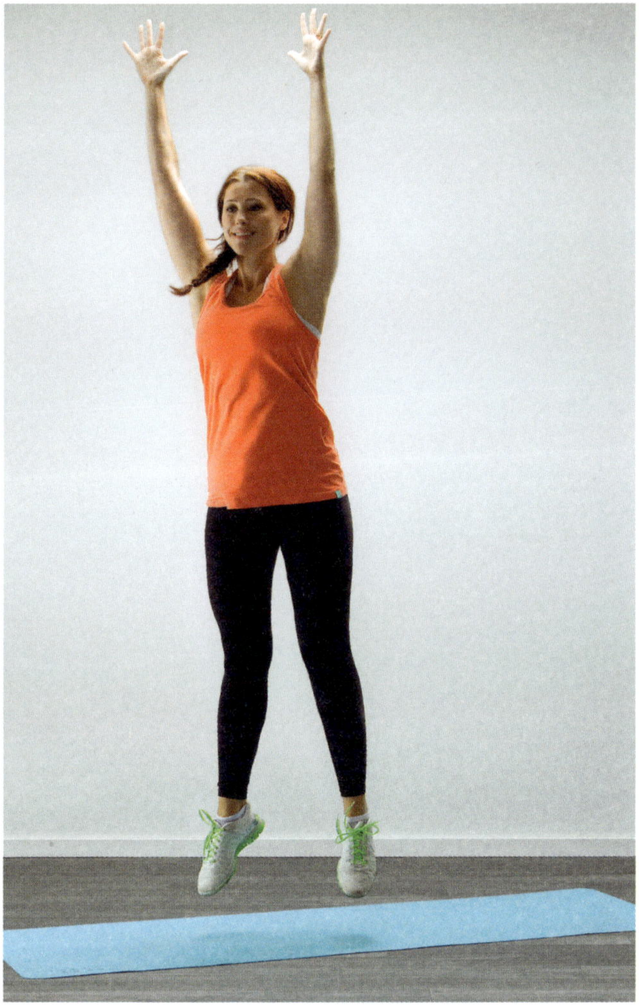

UPPHOPP

Du tränar: Ben, säte och kondition.

Sitt i djup knäböj med händerna i golvet. Hoppa så högt upp du kan och landa mjukt i startpositionen.

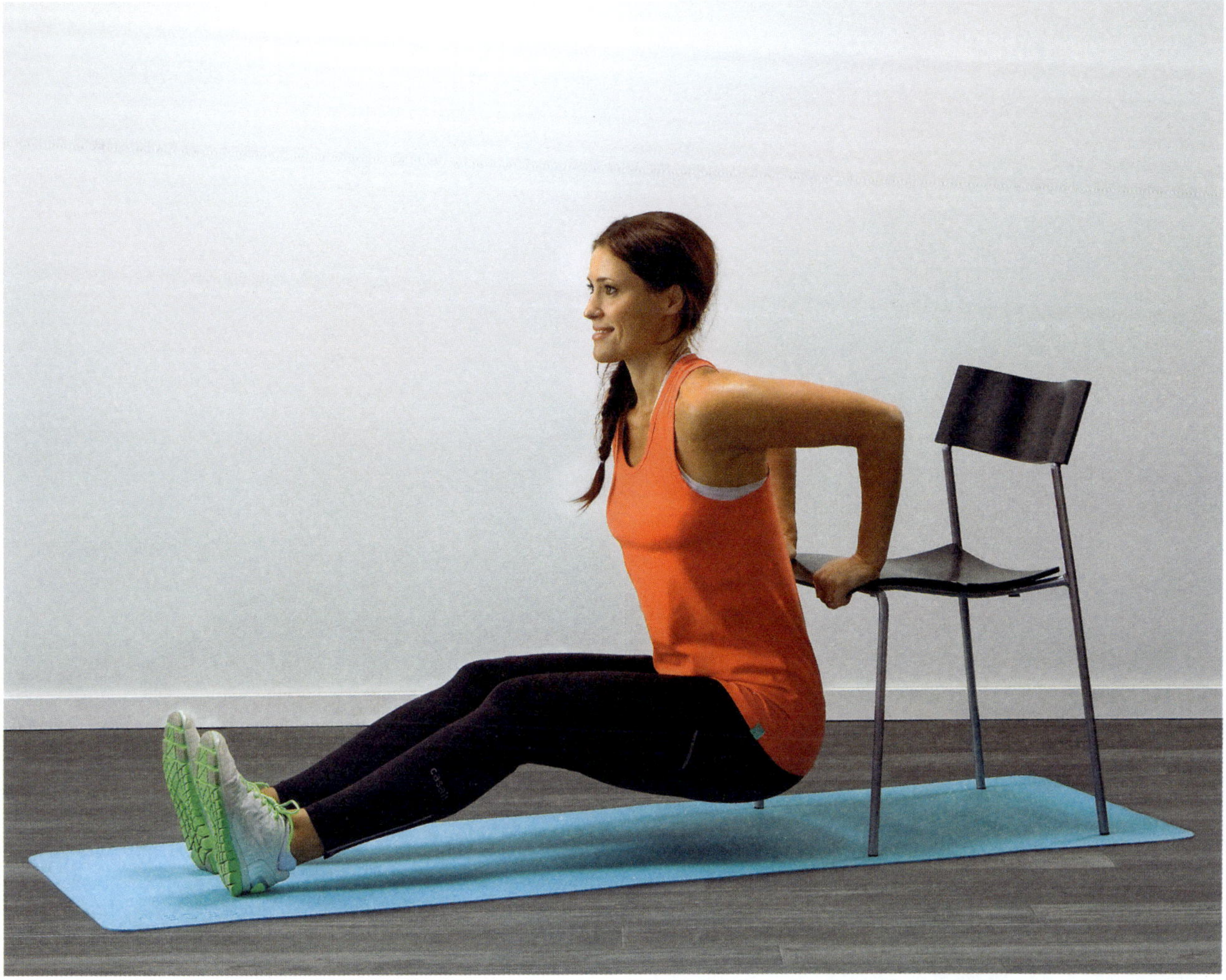

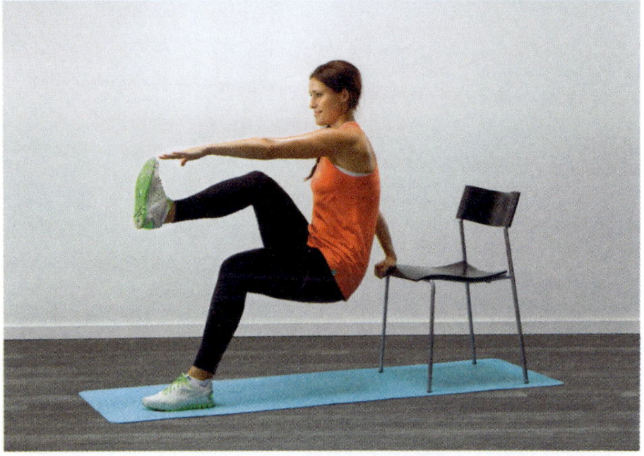

DIAGONALA DIPS

Du tränar: Triceps, axlar och balans.

Ta tag i en stol eller en bänk bakom ryggen med ungefär axelbrett grepp. Håll kroppen rak med bara hälarna i golvet. (Se bild på sid 101)

Böj armbågarna och sänk rumpan mot golvet. Pressa upp, rör vid motsatt tå och upprepa med andra sidan. Armbågarna ska vara riktade rakt bakåt under övningen.

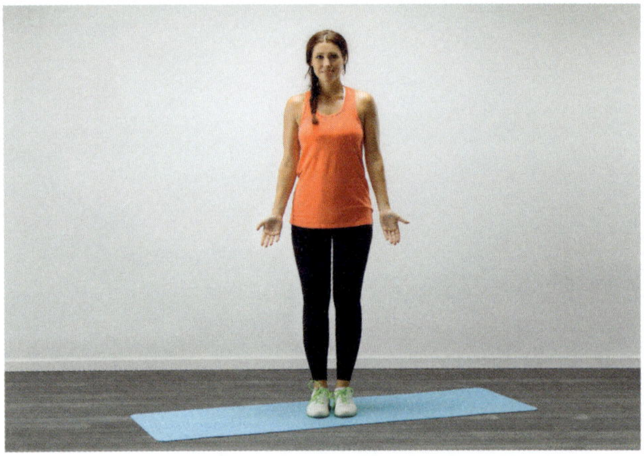

JUMPING JACKS

Du tränar: Kondition.

Stå på golvet med benen ihop och armarna längs sidan.

Hoppa ut till bred benställning samtidigt som du klappar händerna med raka armar över huvudet. Hoppa tillbaka till utgångsställningen samtidigt som du sänker armarna. Upprepa med tempo.

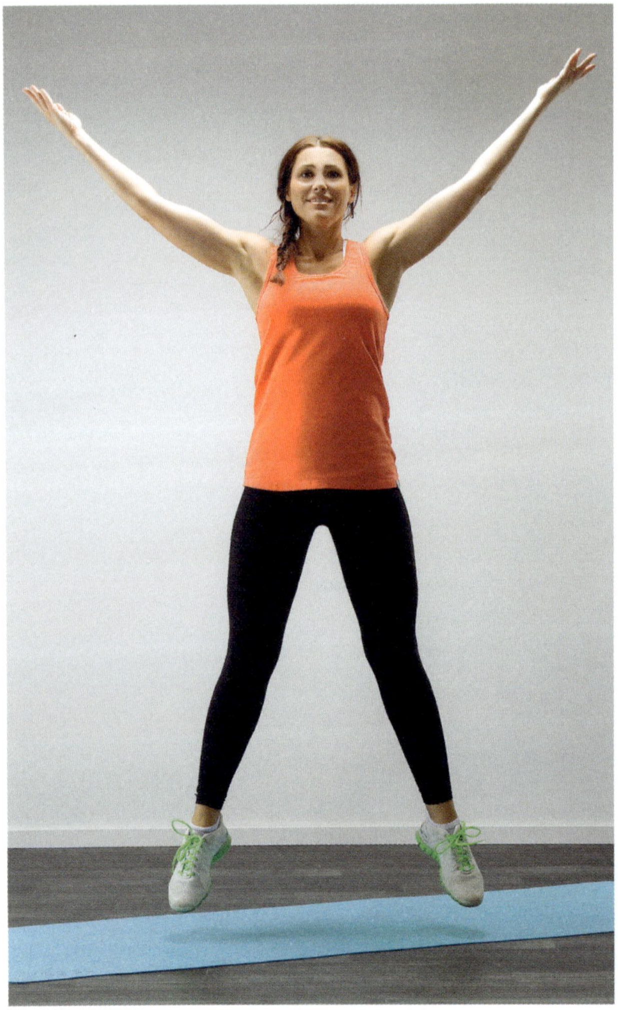

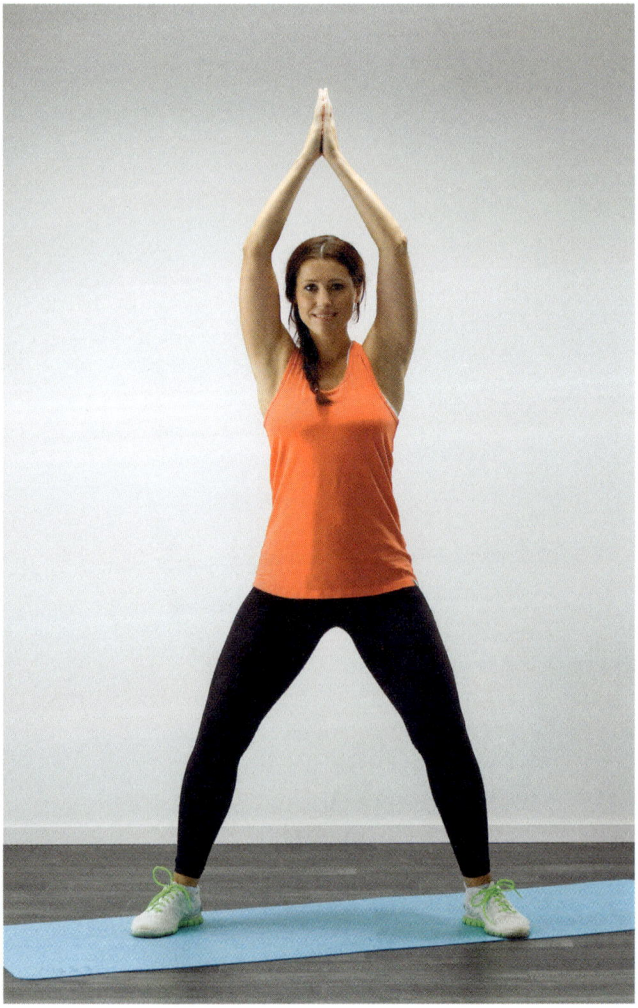

STRETCH

Håll varje stretch i 1 minut.

STRETCH 1: LÅRETS BAKSIDA

Sitt på en fitnessboll och sträck det ena benet framför dig. Du kan eventuellt luta överkroppen framåt för att få extra utsträckning. Upprepa med andra benet.

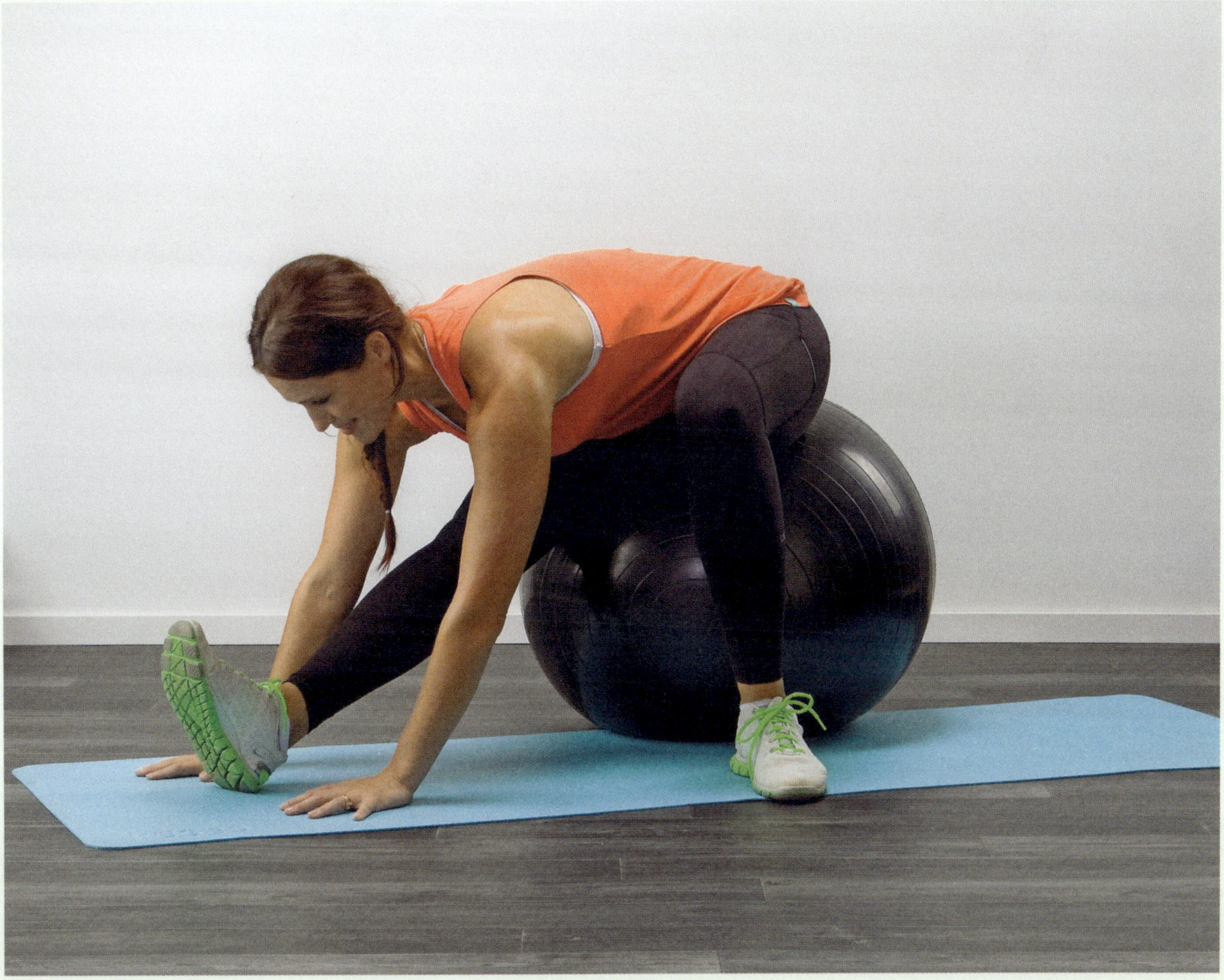

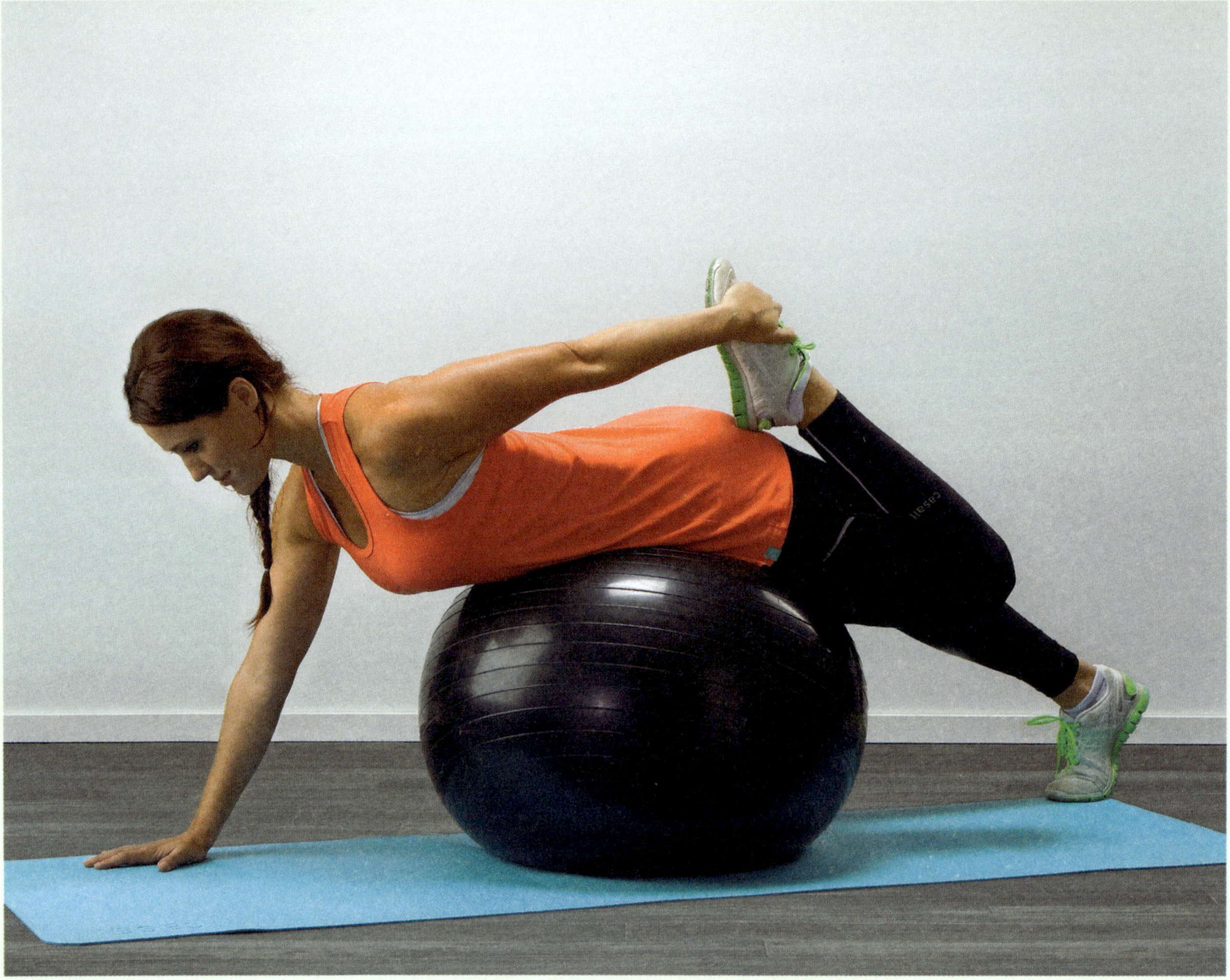

STRETCH 2: LÅRETS FRAMSIDA OCH HÖFTBÖJAREN

Lägg dig på en fitnessboll med ena handen i golvet.

Håll kring vristen på det ena benet och dra upp hälen mot rumpan. Pressa fram höften mot bollen så att du känner hur det drar i lårets framsida och i höftböjaren.

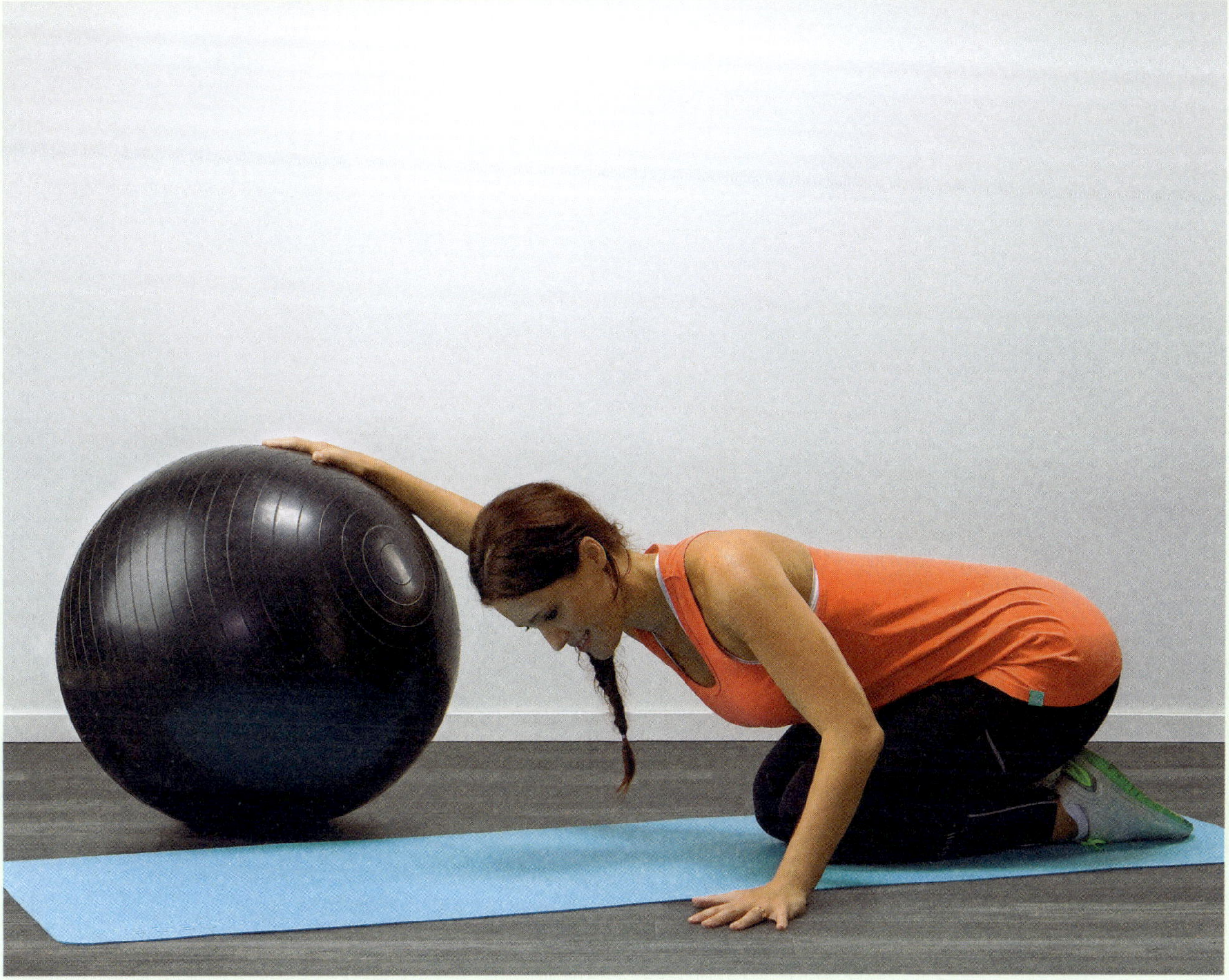

STRETCH 3: BRÖSTSTRETCH MED FITNESSBOLL

Håll runt en fitnessboll med ena armen.

Tryck överkroppen framåt tills du känner att det sträcker i bröstmuskulaturen.

Tips: Rulla runt bollen för att komma åt bröstmuskelns olika vinklar.

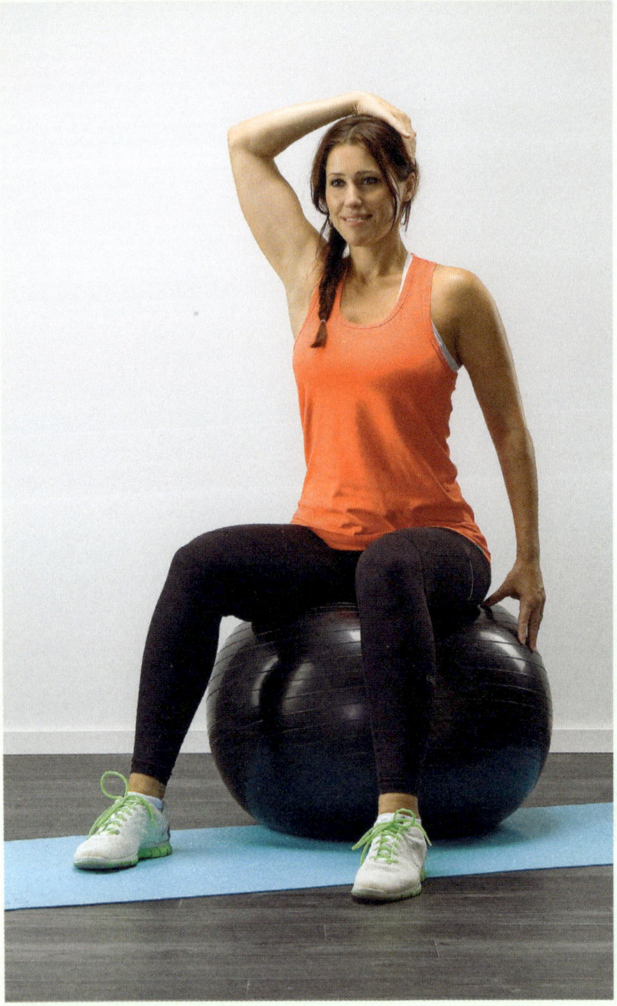

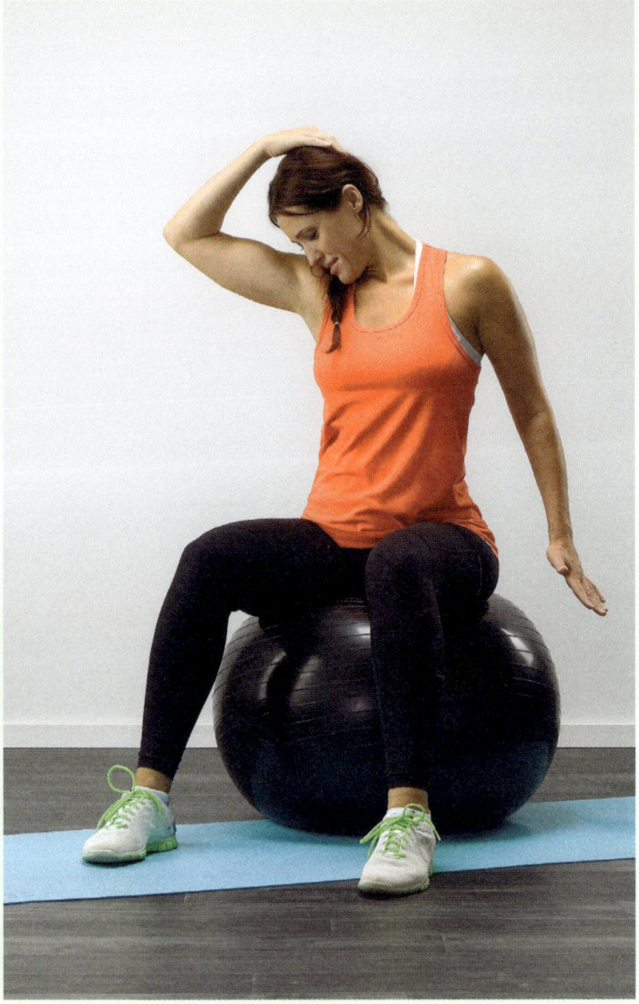

STRETCH 4: ÖVRE RYGG- OCH NACKSTRETCH

Sitt på en fitnessboll och luta huvudet snett nedåt med näsan mot armhålan. Lägg samma sidas hand på bakhuvudet med ett lätt tryck så att det sträcker i nacken på motsatt sida. Låt motsatt arm och axel hänga tungt ner. Håll i 15–20 sekunder, och upprepa åt motsatt sida.

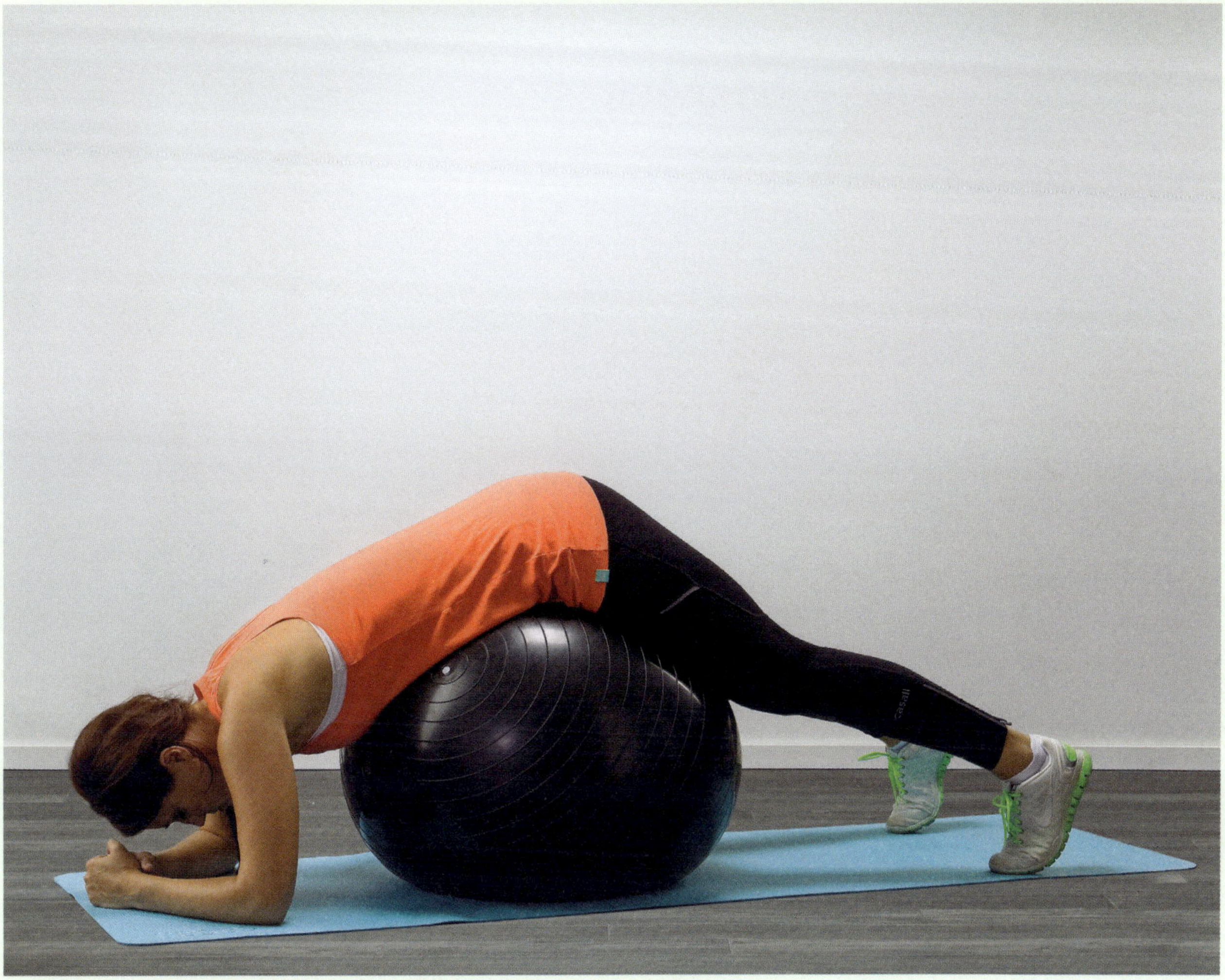

STRETCH 5: LÄNDRYGG

Ligg med överkroppen och bäckenet på en fitnessboll och låt armarna hänga ner mot golvet.

Tips: Rulla runt bollen med hjälp av kroppen för att hitta nya avslappningspositioner.

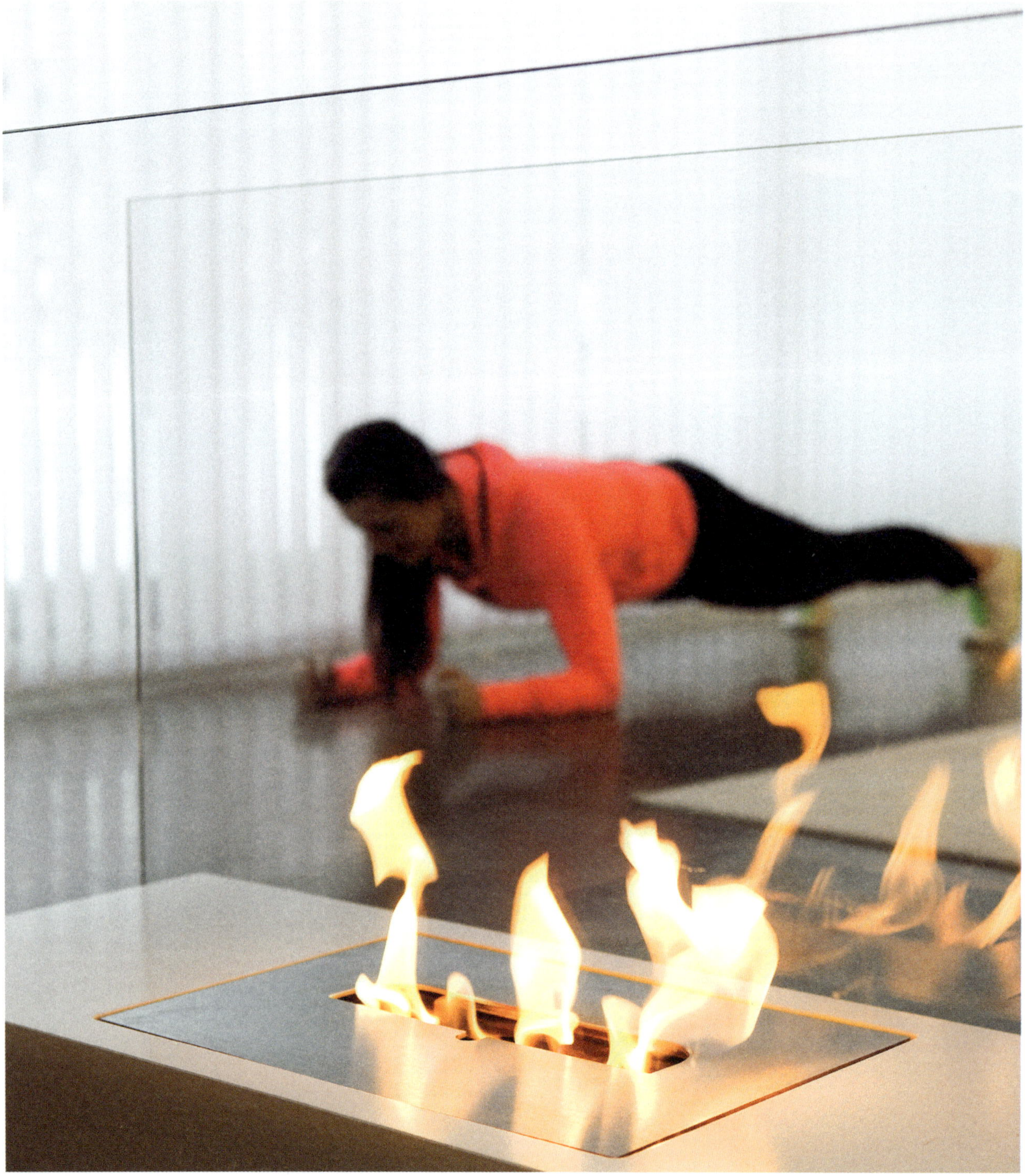

SAMMANFATTNING AV STEG 1/PERIOD 1–2

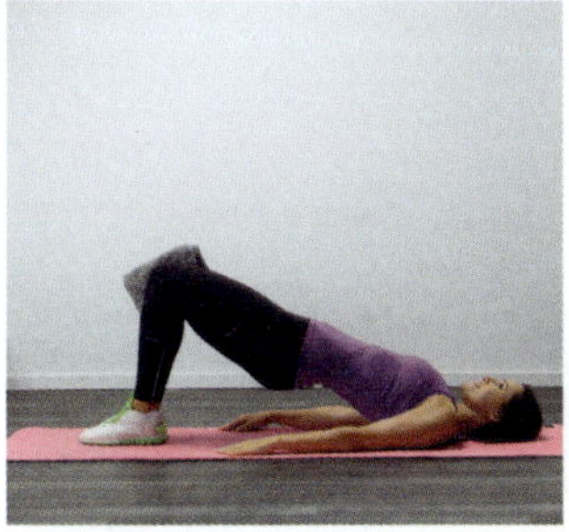

HÖFTLYFT
Sidan 32.

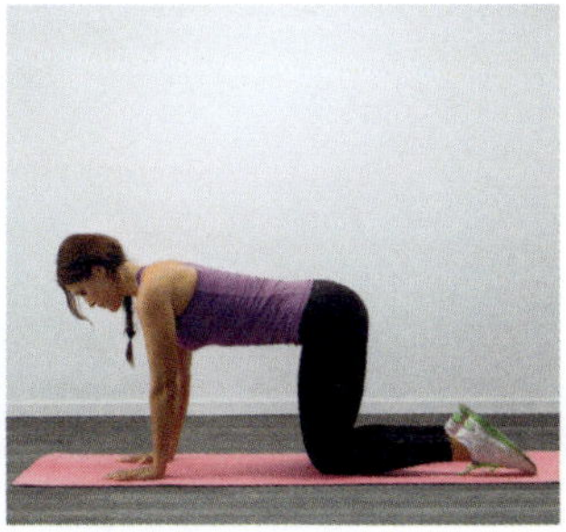

DRA IN NAVELN
Sidan 34.

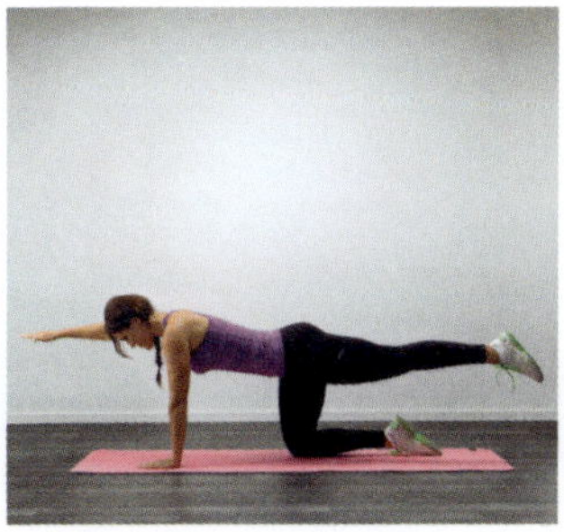

DIAGONALA BENLYFT
Sidan 35.

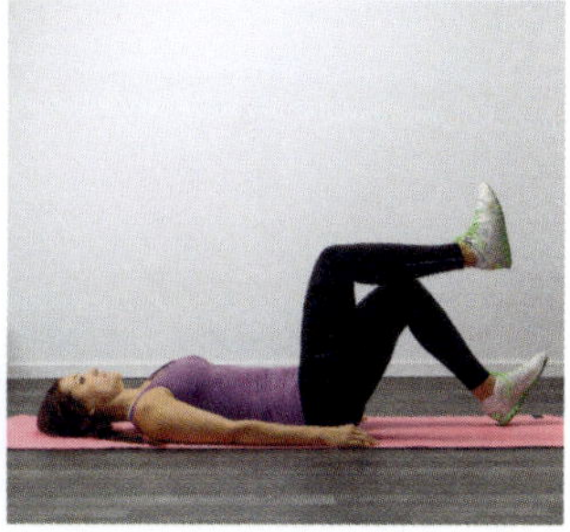

DOPPA HÄLEN
Sidan 36.

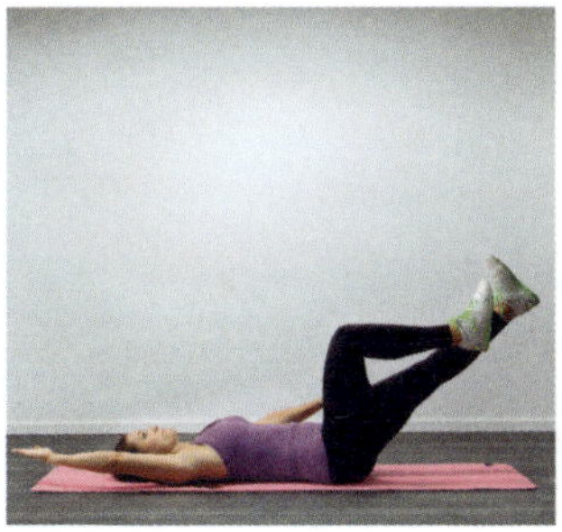

DÖD INSEKT
Sidan 37.

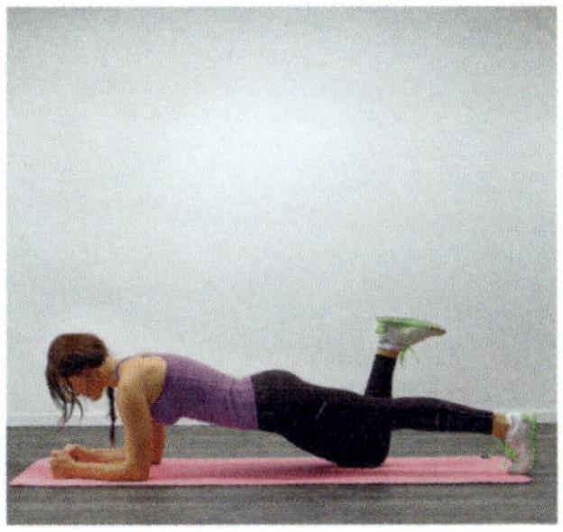

RAK PLANKA
Sidan 38.

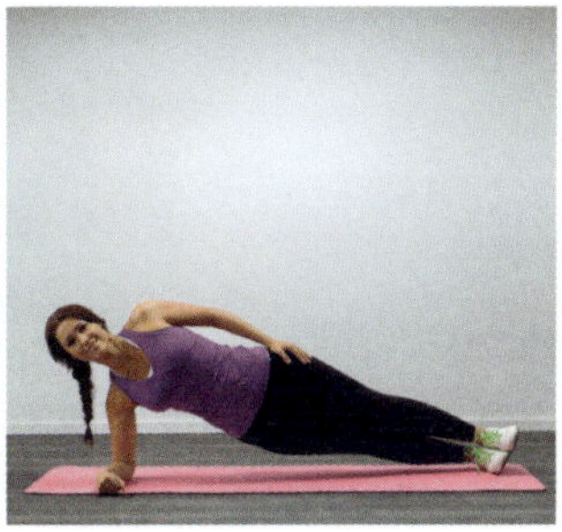

SIDOPLANKA
Sidan 39.

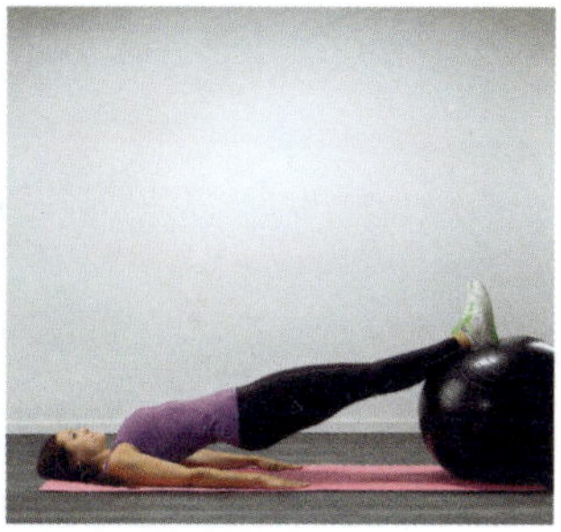

BÄCKENLYFT MED FITNESSBOLL
Sidan 40.

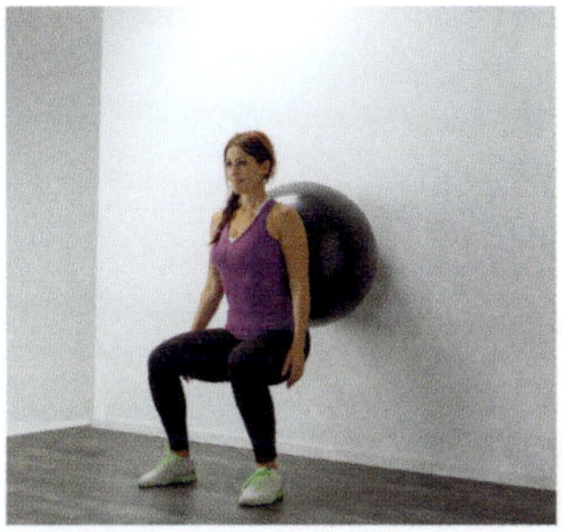

KNÄBÖJ MED FITNESSBOLL
Sidan 41.

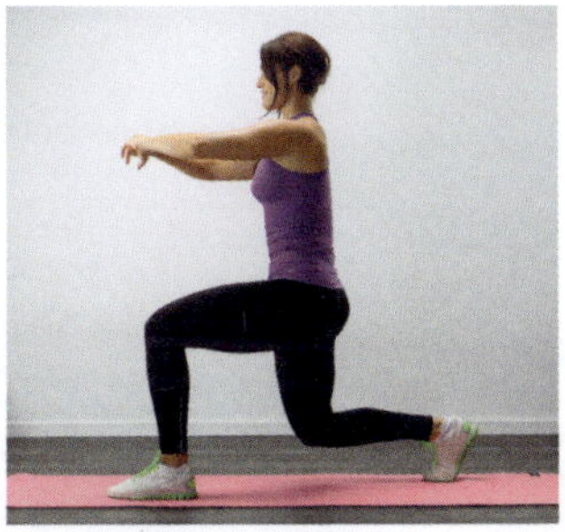

STATISKA UTFALL
Sidan 42.

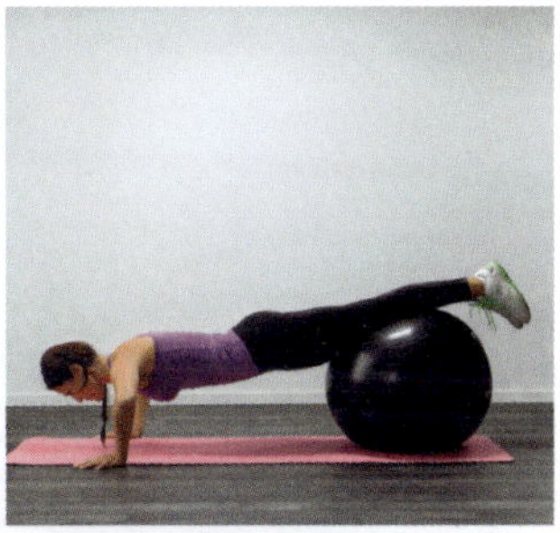

ARMHÄVNINGAR PÅ FITNESSBOLL
Sidan 43.

SAMMANFATTNING AV STEG 2/PERIOD 1–2

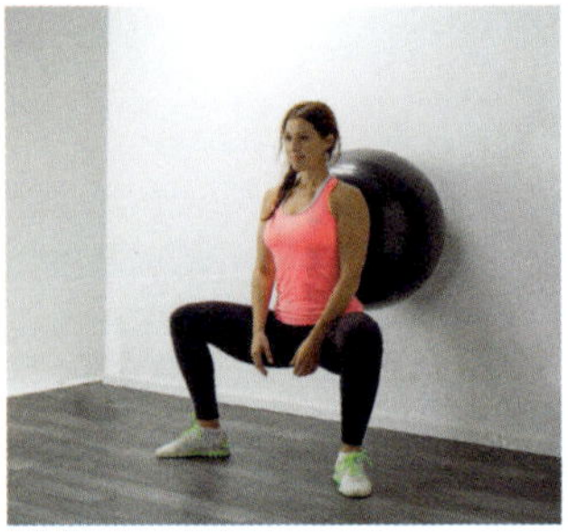

DJUP KNÄBÖJ MED FITNESSBOLL
Sidan 50.

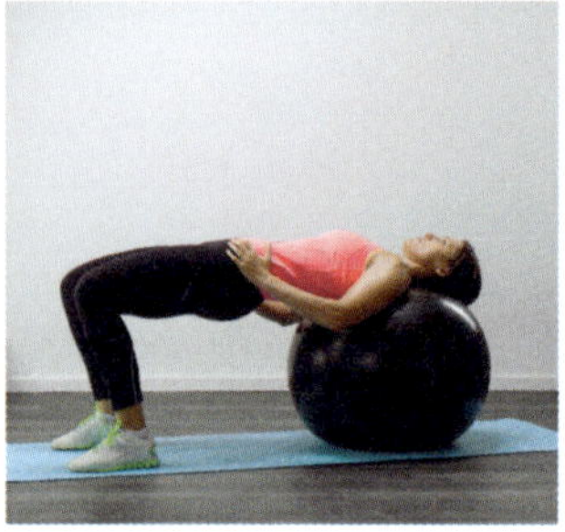

HÖFYLYFT PÅ FITNESSBOLL 1
Sidan 51.

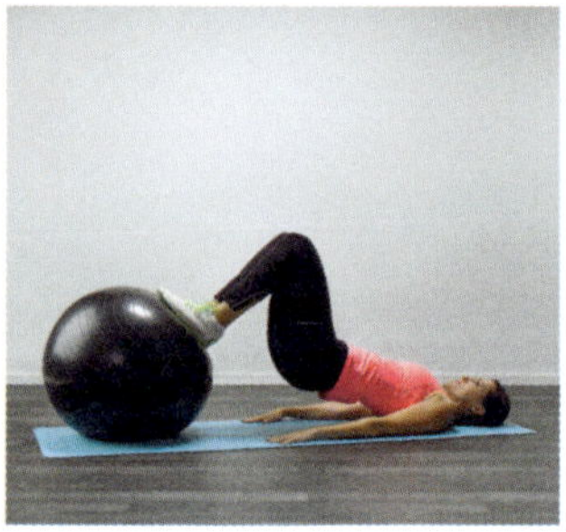

RULLA IN BOLLEN 1
Sidan 52.

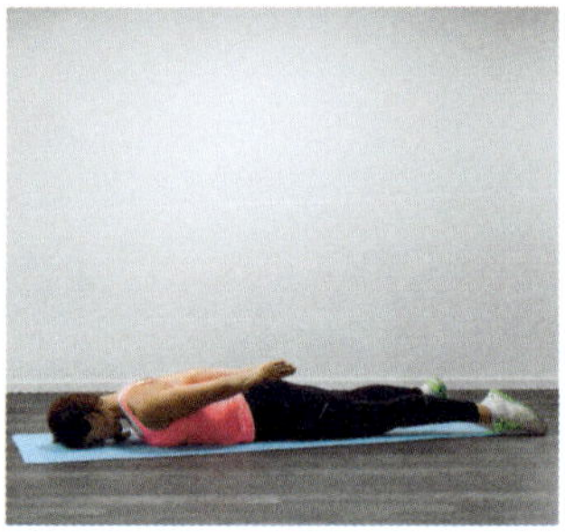

KLAPP BAKOM RYGGEN
Sidan 53.

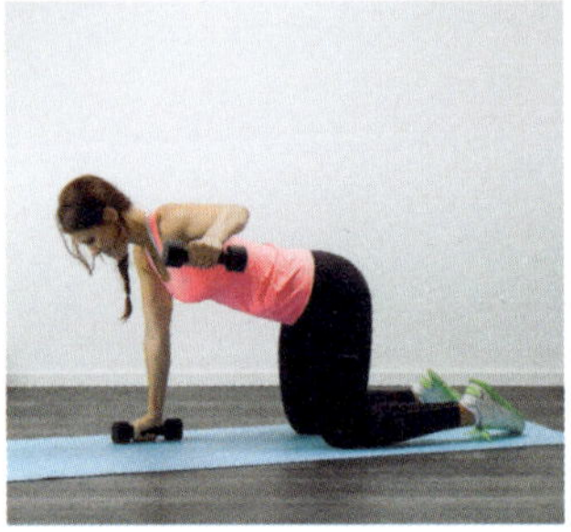

OMVÄNDA FLYES PÅ ALLA FYRA
Sidan 54.

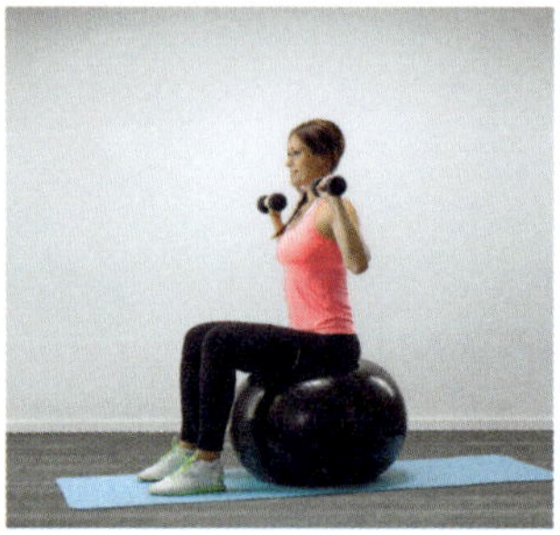

AXELPRESS
Sidan 55.

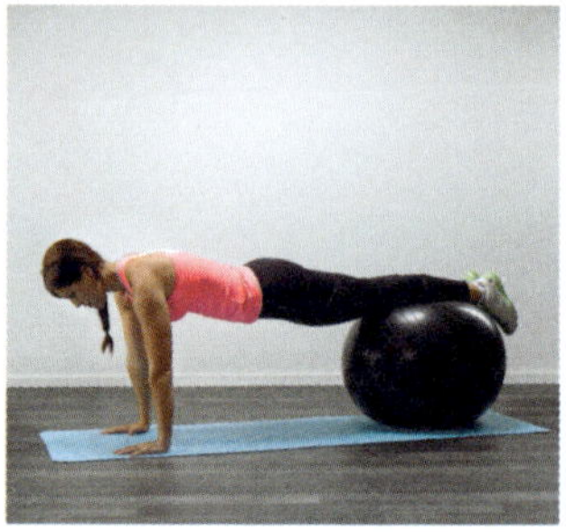

PLANKA PÅ FITNESSBOLL
Sidan 56.

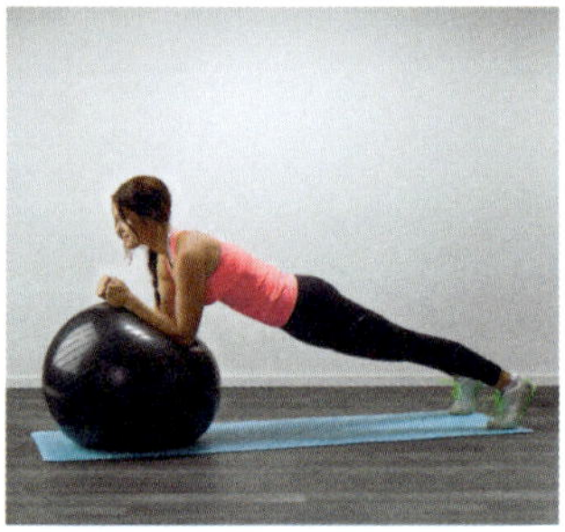

PLANKA MOT FITNESSBOLL
Sidan 57.

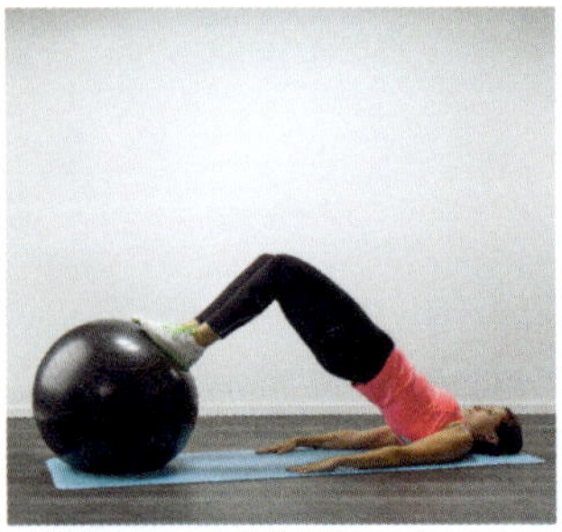

HÖFTLYFT PÅ FITNESSBOLL 2
Sidan 58.

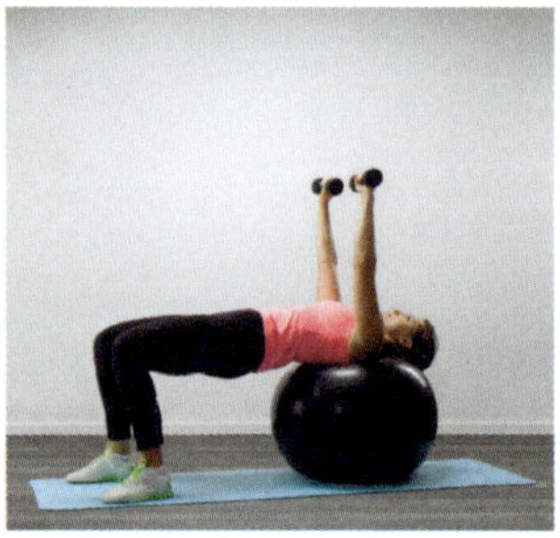

HÖFTLYFT MED HANTELPRESS
Sidan 59.

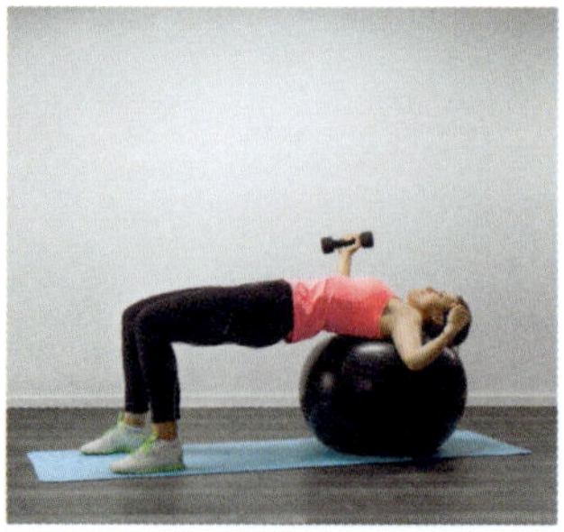

VÄXEL PÅ FITNESSBOLL
Sidan 60.

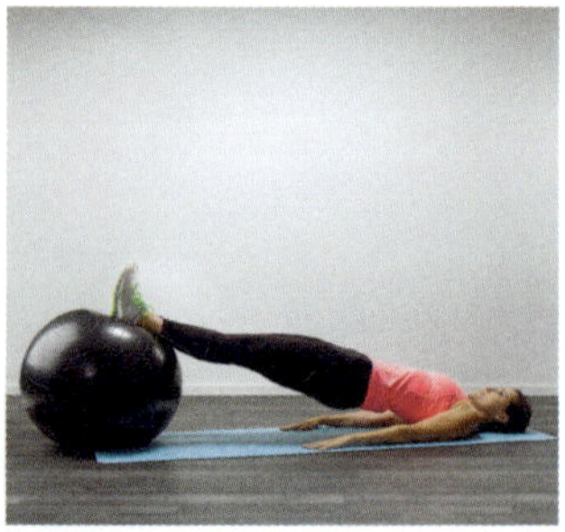

RULLA IN BOLLEN 2
Sidan 61.

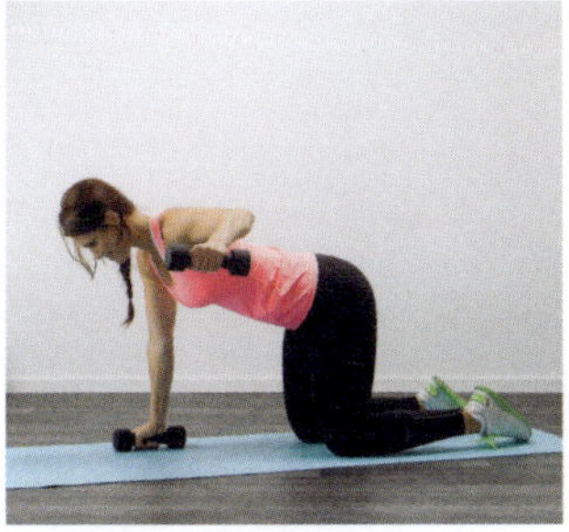

OMVÄNDA FLYES PÅ FITNESSBOLL

Sidan 62.

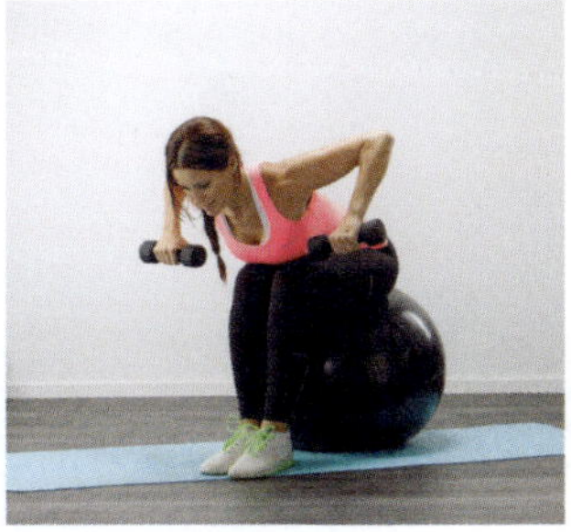

HÖG RODD PÅ FITNESSBOLL

Sidan 63.

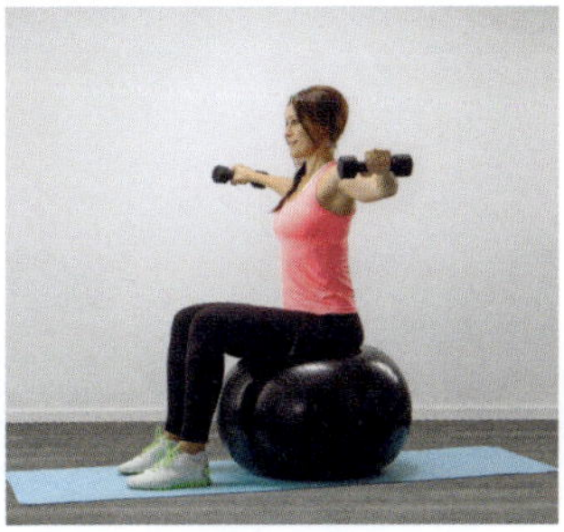

AXELLYFT ÅT SIDAN

Sidan 64.

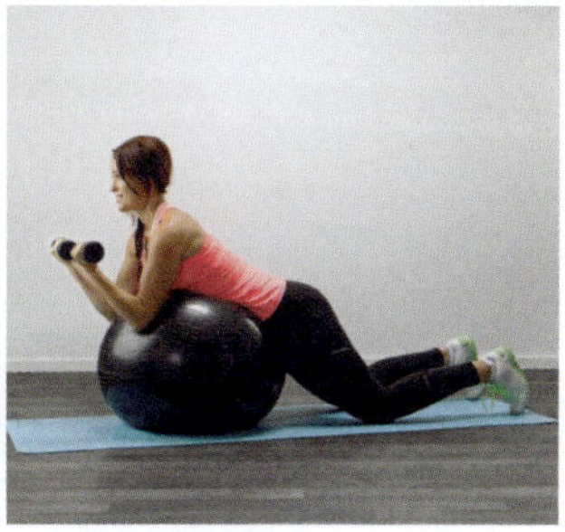

BICEPS CURLS

Sidan 65.

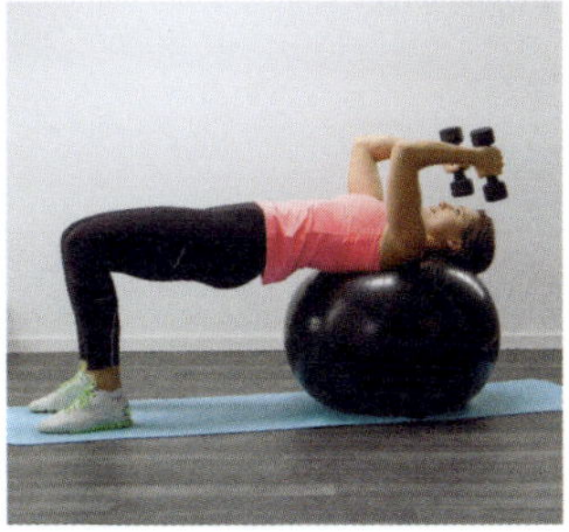

FRENCH PRESS

Sidan 65.

SAMMANFATTNING AV STEG 3/PERIOD 1-2

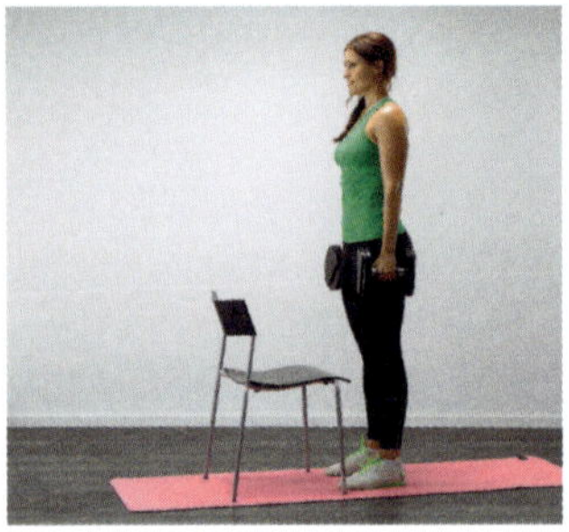

STEP UPS
Sidan 74.

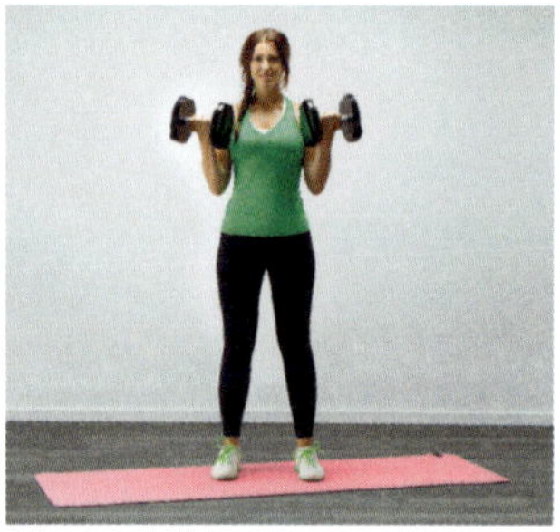

ARNOLDS PRESSAR
Sidan 75.

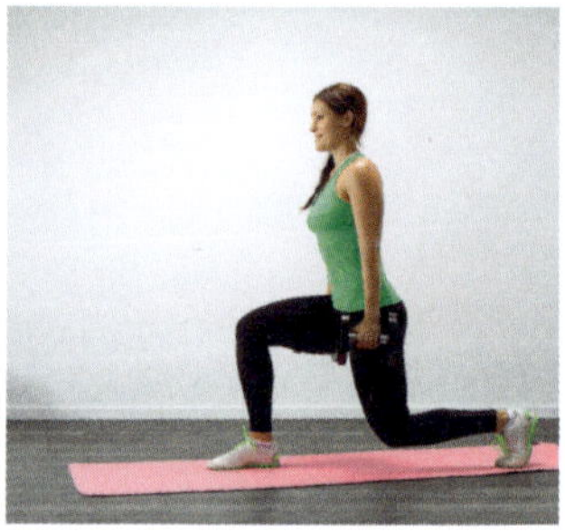

OMVÄNDA UTFALL
Sidan 76.

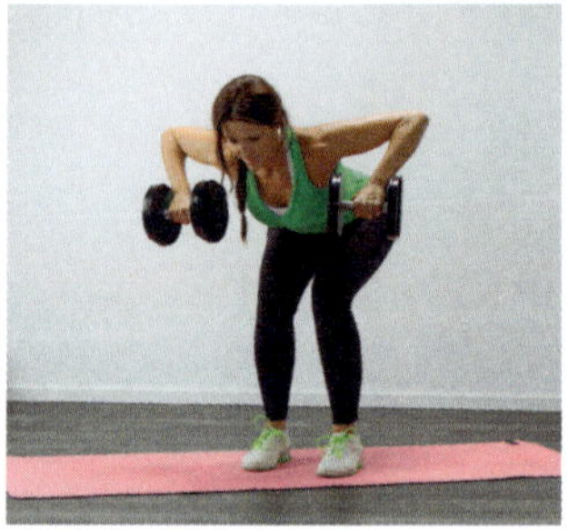

HÖG RODD, STÅENDE
Sidan 77.

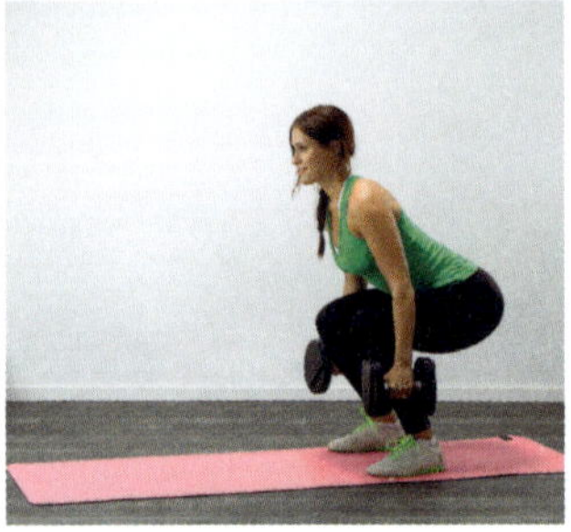

KNÄBÖJ MED HANTLAR
Sidan 78.

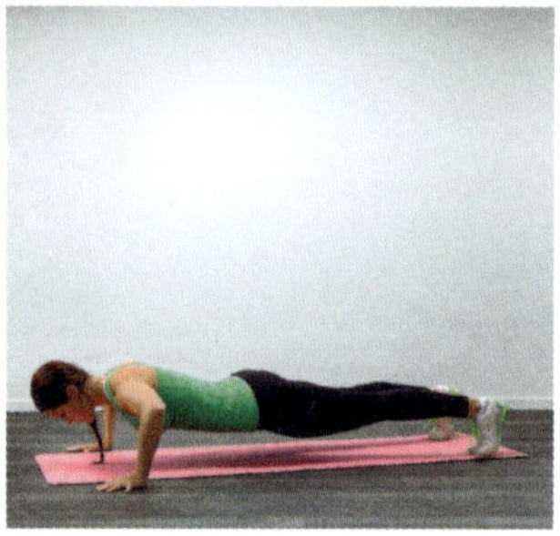

ARMHÄVNINGAR
Sidan 79.

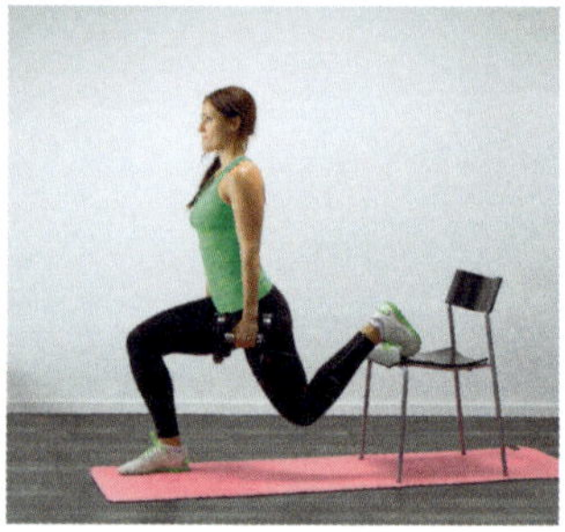

KNÄBÖJ PÅ ETT BEN
Sidan 80.

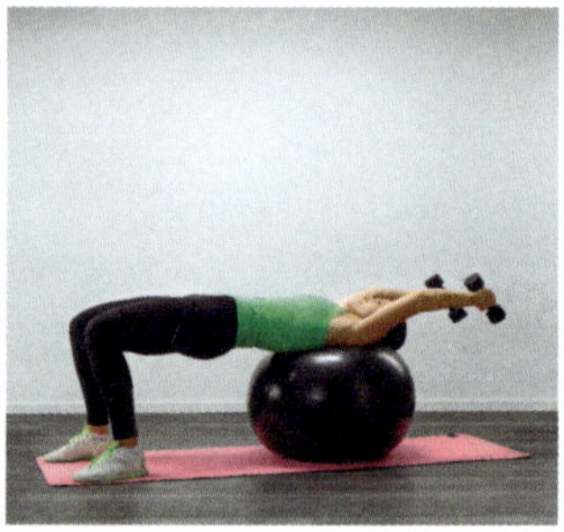

PULLOVER
Sidan 81.

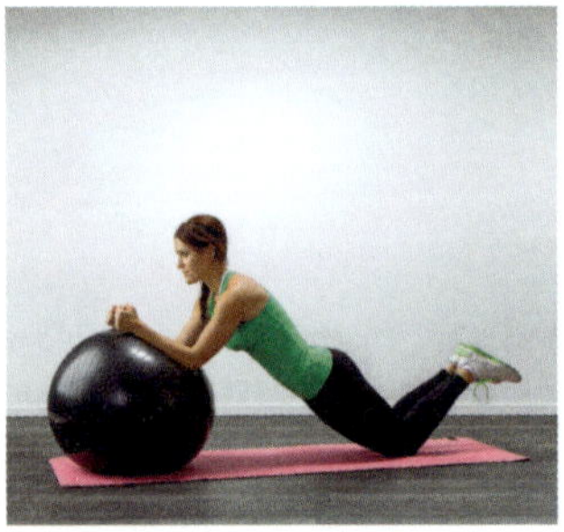

RULLA FRAM BOLLEN-PLANKA
Sidan 82.

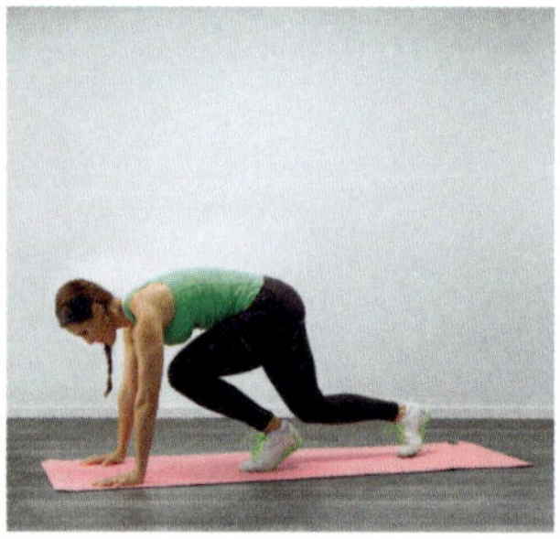

BERGSKLÄTTRARE
Sidan 83.

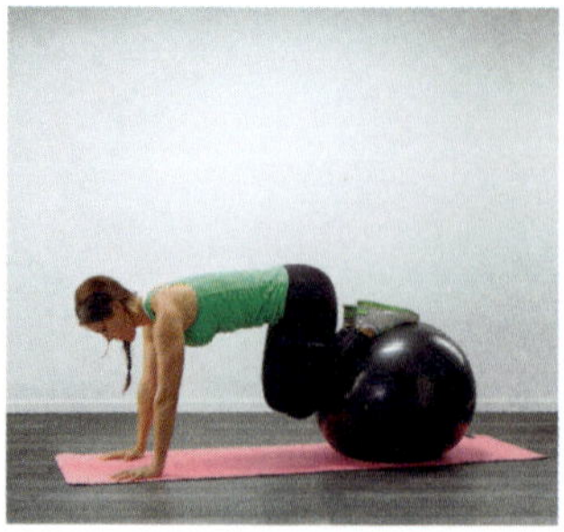

DRA IN KNÄNA-PLANKA
Sidan 84.

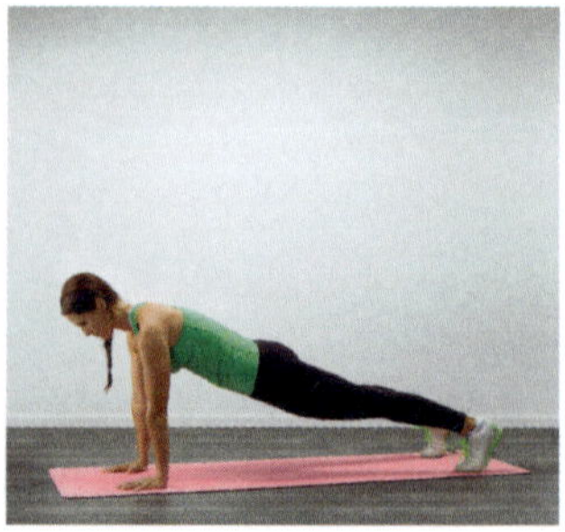

BURPEES
Sidan 85.

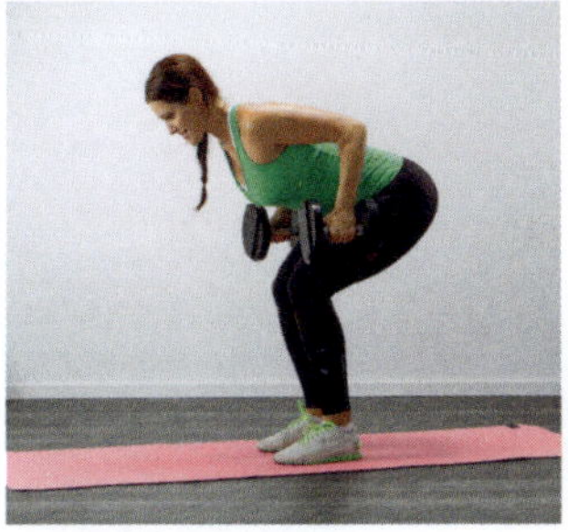

STÅENDE RODD
Sidan 86.

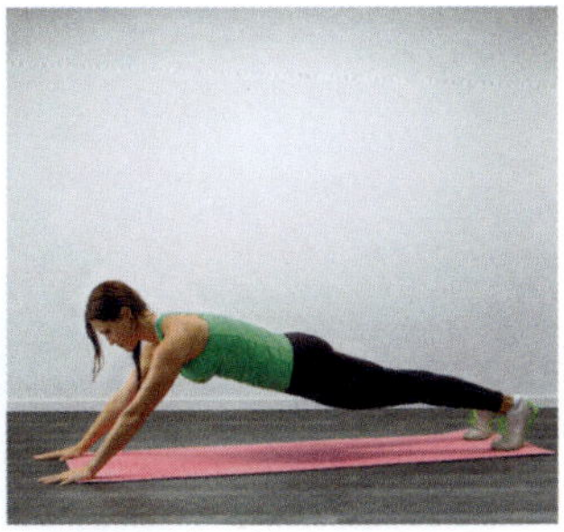

MASKEN
Sidan 87.

SAMMANFATTNING AV STEG 4/PERIOD 1–2

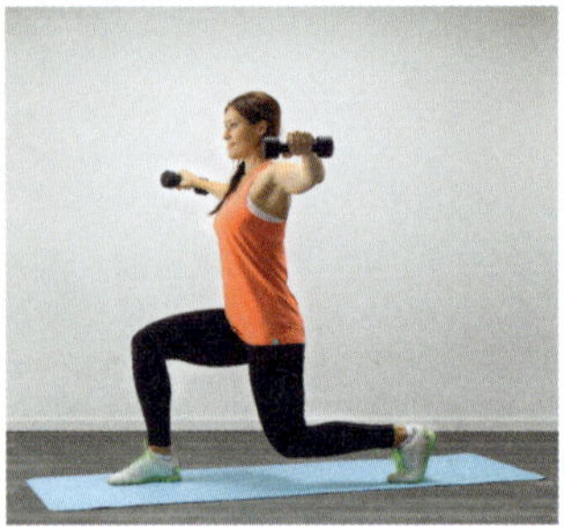

UTFALL BAKÅT MED AXELLYFT ÅT SIDAN
Sidan 94.

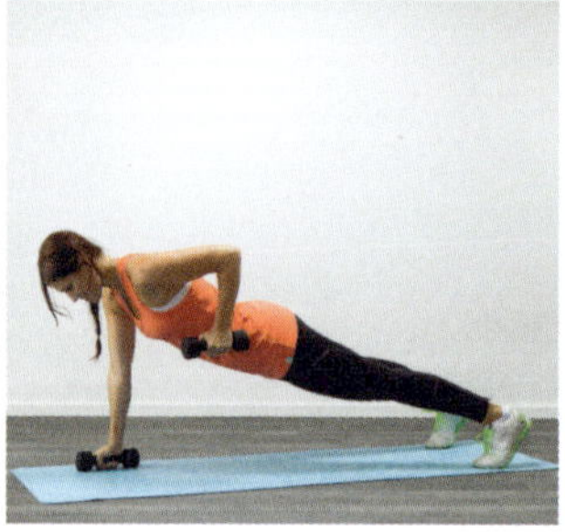

RODDPLANKA
Sidan 95.

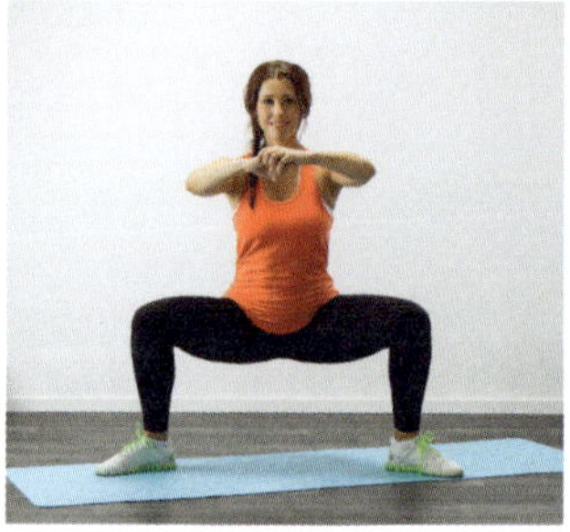

DJUPA KNÄBÖJ
Sidan 96.

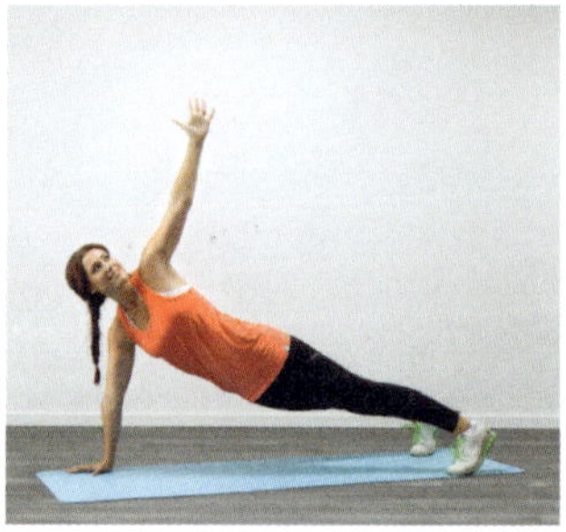

T-ARMHÄVNING
Sidan 97.

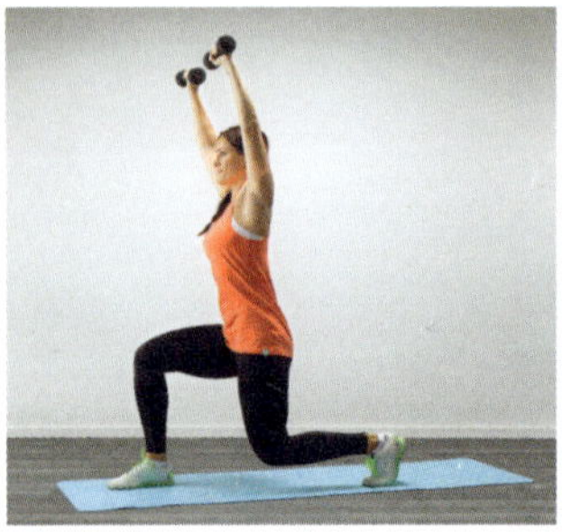

UTFALL BAKÅT MED AXELPRESS
Sidan 98.

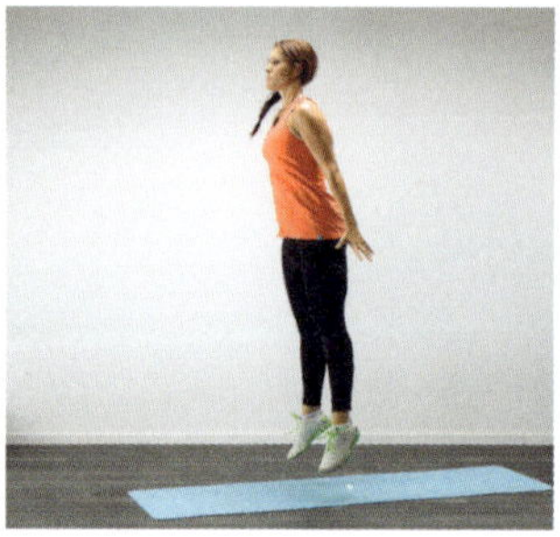

KNÄBÖJ MED HOPP
Sidan 99.

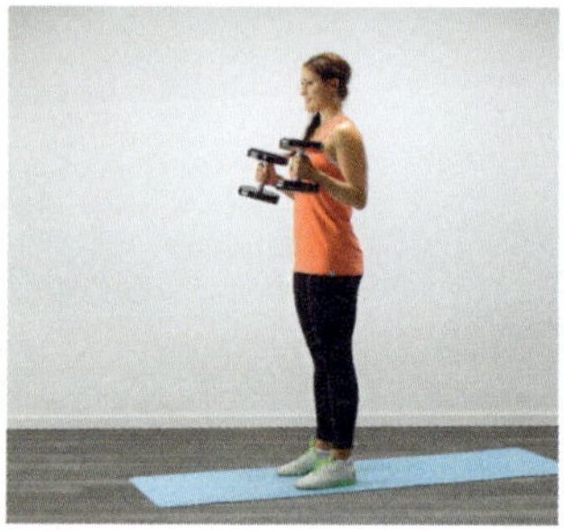

HAMMER CURL
Sidan 100.

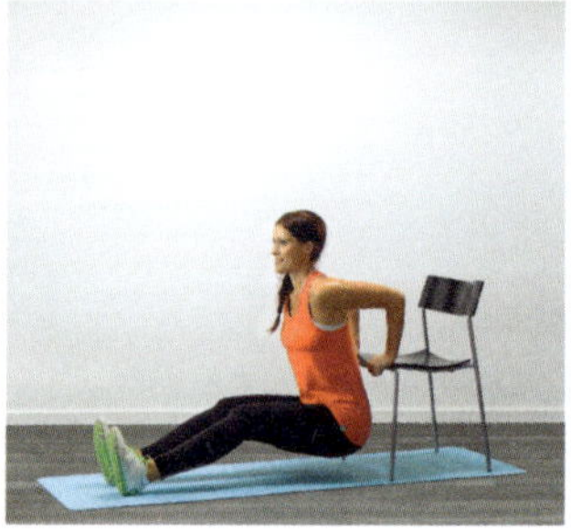

DIPS
Sidan 101.

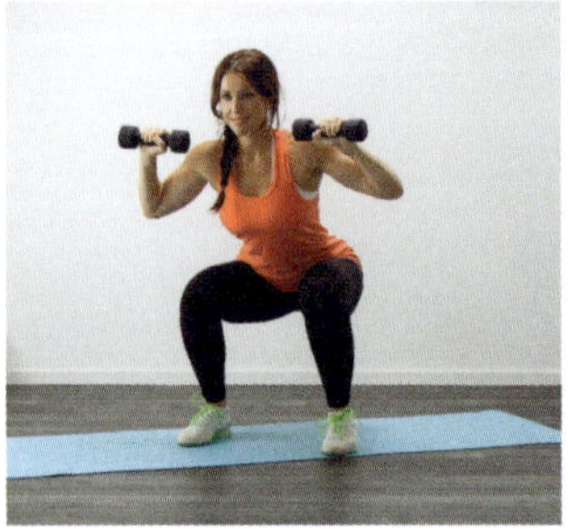

KNÄBÖJ MED AXELPRESS
Sidan 102.

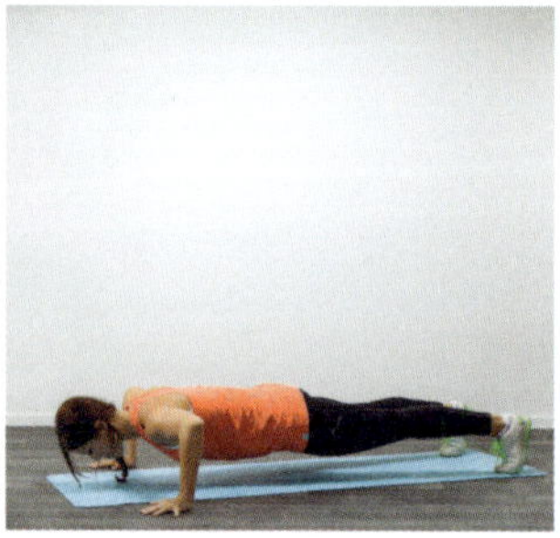

ARMHÄVNINGSPLANKA
Sidan 103.

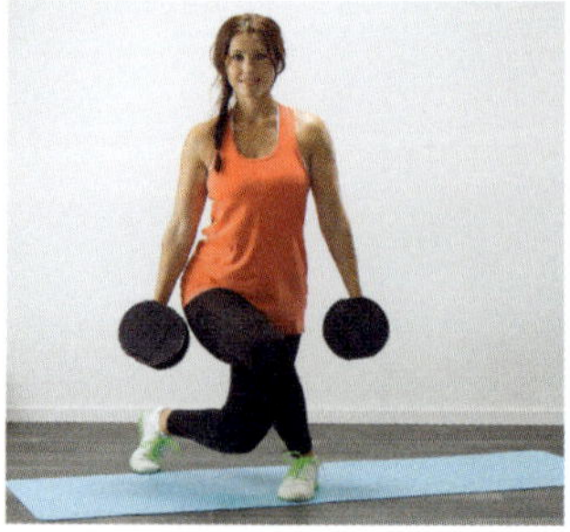

KORSUTFALL
Sidan 104.

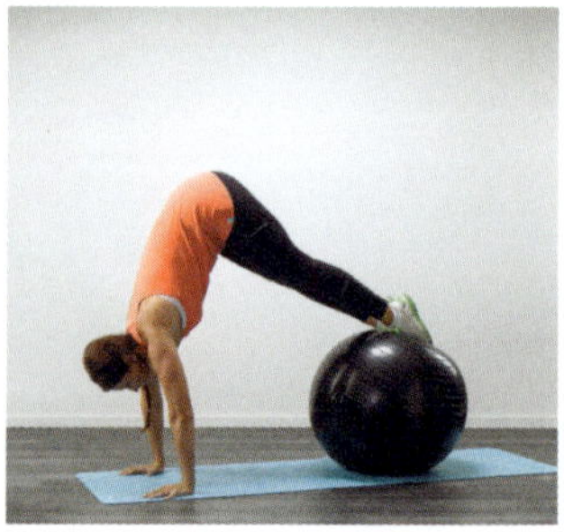

FÄLLKNIVSPLANKA (JACK KNIFE)
Sidan 105.

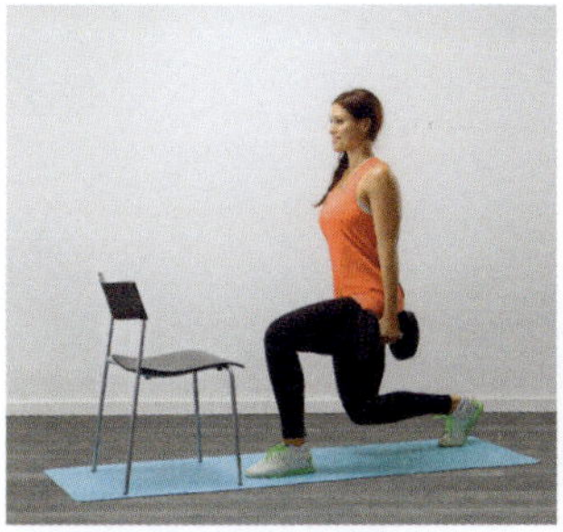

STEP UP MED UTFALL BAKÅT
Sidan 106.

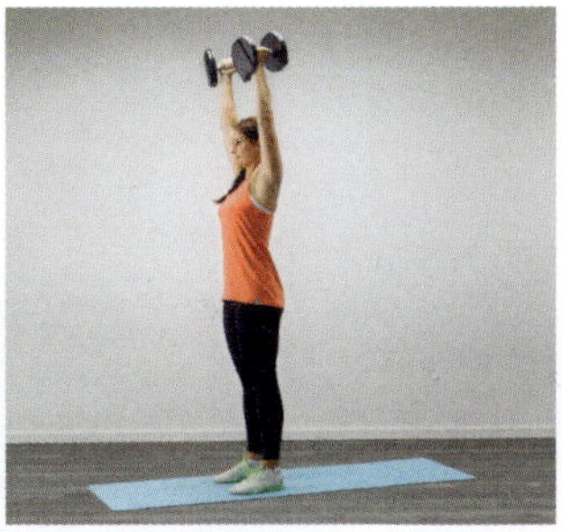

HAMMER CURL MED AXELPRESS
Sidan 107.

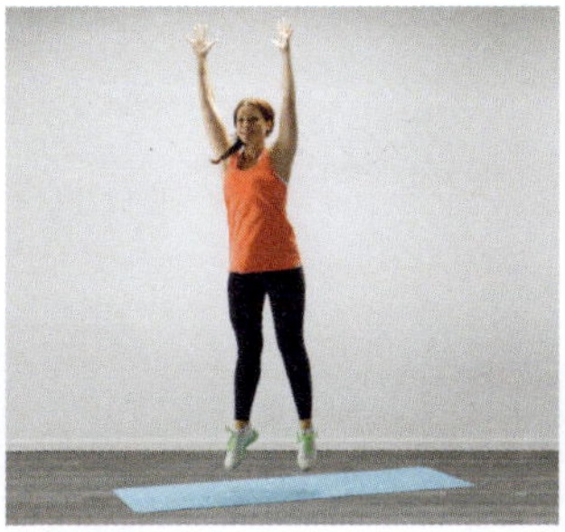

UPPHOPP
Sidan 108.

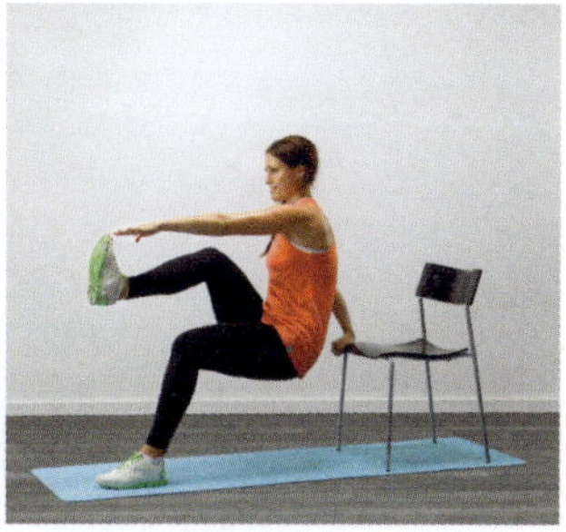

DIAGONALA DIPS
Sidan 109.

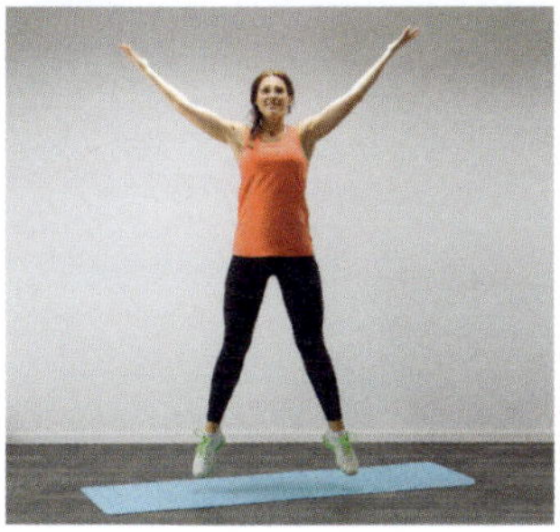

JUMPING JACKS
Sidan 110.

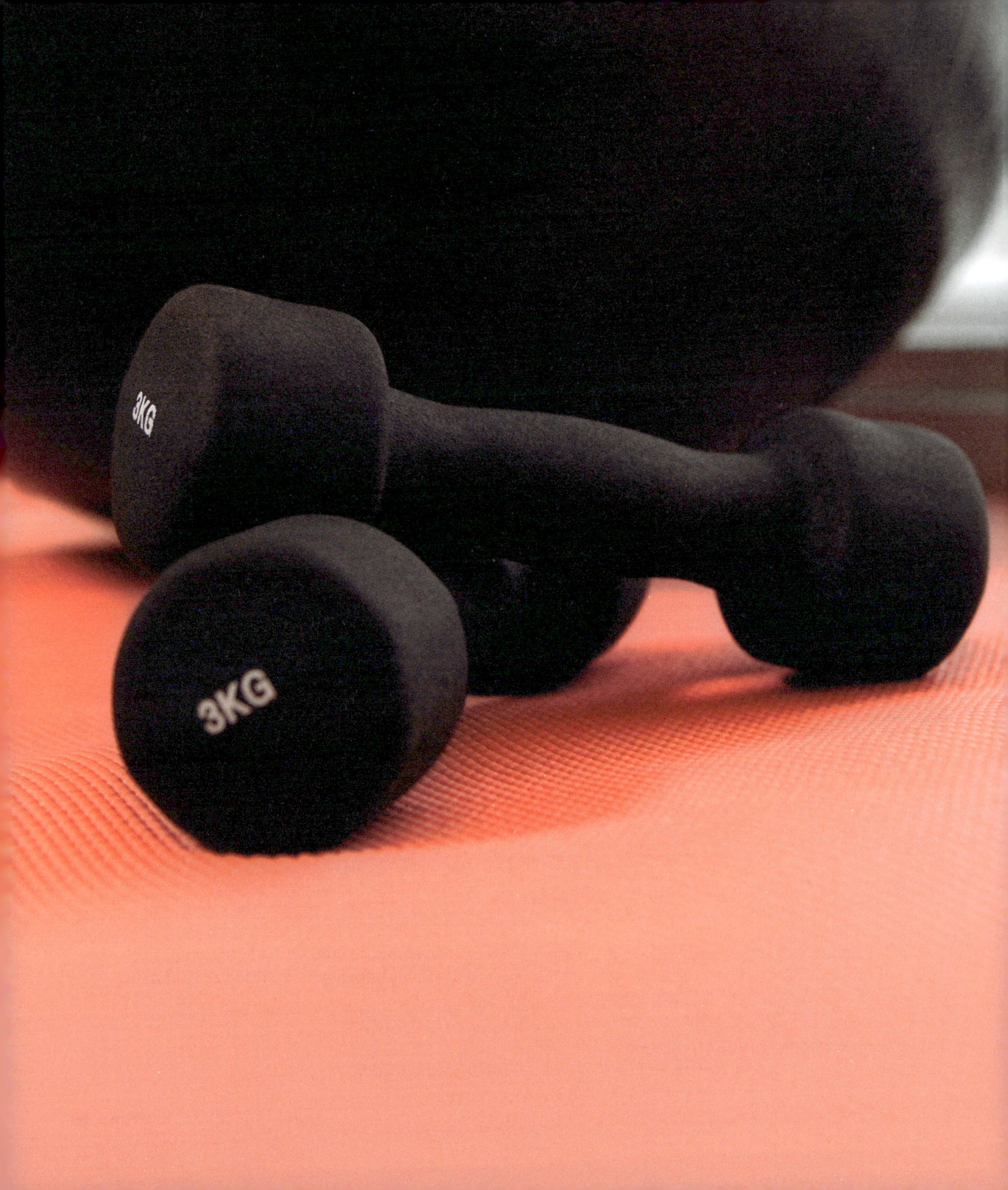
3KG
3KG

SLUTORD

Min fitnessresa började för tio år sedan. Jag började på noll, från ingenting. Det lilla jag hade var viljan att ändra på situationen jag befann mig i då. Drivkraften fanns, men inga kunskaper. Bit för bit byggde jag upp allt – kropp, mindset, låt oss säga mitt liv. För träningen visade sig bli mer än bara fysisk aktivitet där man springer eller lyfter skrot. Visst, det blev min livsstil och allt det där, men den blev livsavgörande för mig. För tack vare det har jag ändrat på så mycket i livet, man kan lugnt säga att den vände upp och ner allt, precis allt. Alltså ... det går inte beskriva med ord – det måste upplevas.

Jag är övertygad om att träningen bygger upp psyket. Det man gör när man tränar är att man försöker övervinna varje repetition och varje kilo. Snacka om att det blir små segrar varenda vecka. Vilken boost!

Hur kan man tillämpa detta på andra områden av livet? Jo, sätta upp mål och uppnå dem. Våga. Att "våga" är en seger i sig. Våga ändra, våga ta plats, våga göra något nytt, våga flytta, våga följa hjärtat, våga tro på sig själv, våga gå sin egen väg. Listan är så lång!

Sedan har vi *fokus*. Hur ofta är man så fokuserad som när man tränar?

Motivation. Jag är säker att man blir mer easy going i många livssituationer om man tränar. Det blir mer "det är bara att ..." än "måste jag?"

Balans. Hur annars skulle jag lärt mig det? När en sak tar över ens liv så är det långt ifrån balans. Jag har lärt mig att träning inte behöver ta över hela mitt liv, den kan blir en del av mitt liv, en viktig sådan. Men jag blir inte hysterisk jag missar ett pass. Jag vet att jag är okej. En gång är ingen gång som du vet.

Tack!

Tack till mina barn Patricia, Vera, Joel, Emma och Anna – utan er skulle inte denna bok vara möjlig.
Tack till min man Håkan och Linnéa von Zweigbergk – för att ni hjälpte mig med att få ner tankarna på papper.
Tack till Kerstin Bergfors på Bonnier Fakta – för att du trodde på min idé.
Tack Pär Olsson – för snygga träningsbilder.
Tack Anna-Karin Sundin – för att boken blev precis som jag velat ha den.

REFERENSER OCH KÄLLOR

Gilleard W.L. Brown JM (1996). *Structure and function of the abdominal muscles in primigravid subjects during pregnancy and the immediate postbirth period.* Faculty of Health Sciences, University of Sydney.

Boissonnault J.S., Blaschak MJ (1988). *Incidence of diastasis recti abdominis during the childbearing year.* Northwestern University Graduate School, Chicago, IL.

Hodges P.W. (1999). *Is there a role for tranversus abdominis in lumbo-pelvic stability?* Prince of Wales Medical Research Institute, Sydney.

Sapsford R (2004). *Rehabilitation of pelvic floor muscles utilizing trunk stabilization.* Mater Misericordiae Hospital, South Brisbane.

Bø K, Mørkved S, Frawley H, Sherburn M (2009). *Evidence for benefit of trans-versus abdominis training alone or in combination with pelvic floor muscle training to treat female urinary incontinence: A systematic review.* Norges Idrettshøgskole, Oslo

Evenson K.R., Aytur S.A., Borodulin K (2009). *Physical activity beliefs, barriers, and enablers among postpartum women.* Department of Epidemiology, Gillings School of Global Public Health, University of North Carolina-Chapel Hill.

Fridén C., Nordgren B., Åhlund S. (2011). *Graviditet, hälsa och träning,* Studentlitteratur.

Mottola MF (2002). *Exercise in the postpartum period: practical applications.* R. Samuel McLaughlin Foundation Exercise and Pregnancy Lab, University of Western Ontario.

Clapp, James F III (2002). *Exercising through your pregnancy.* Addicus Books, Inc.

American Congress of Obstetricians and Gynecologists, ACOG (2006). Exercise during pregnancy and the postpartum period. ACOG, Washington DC.

Samselle, C.M., et al (1999). "Physical activity and postpartum well-being" *Journal of Obstetrics and Gynecological Neonatal Nursing.*

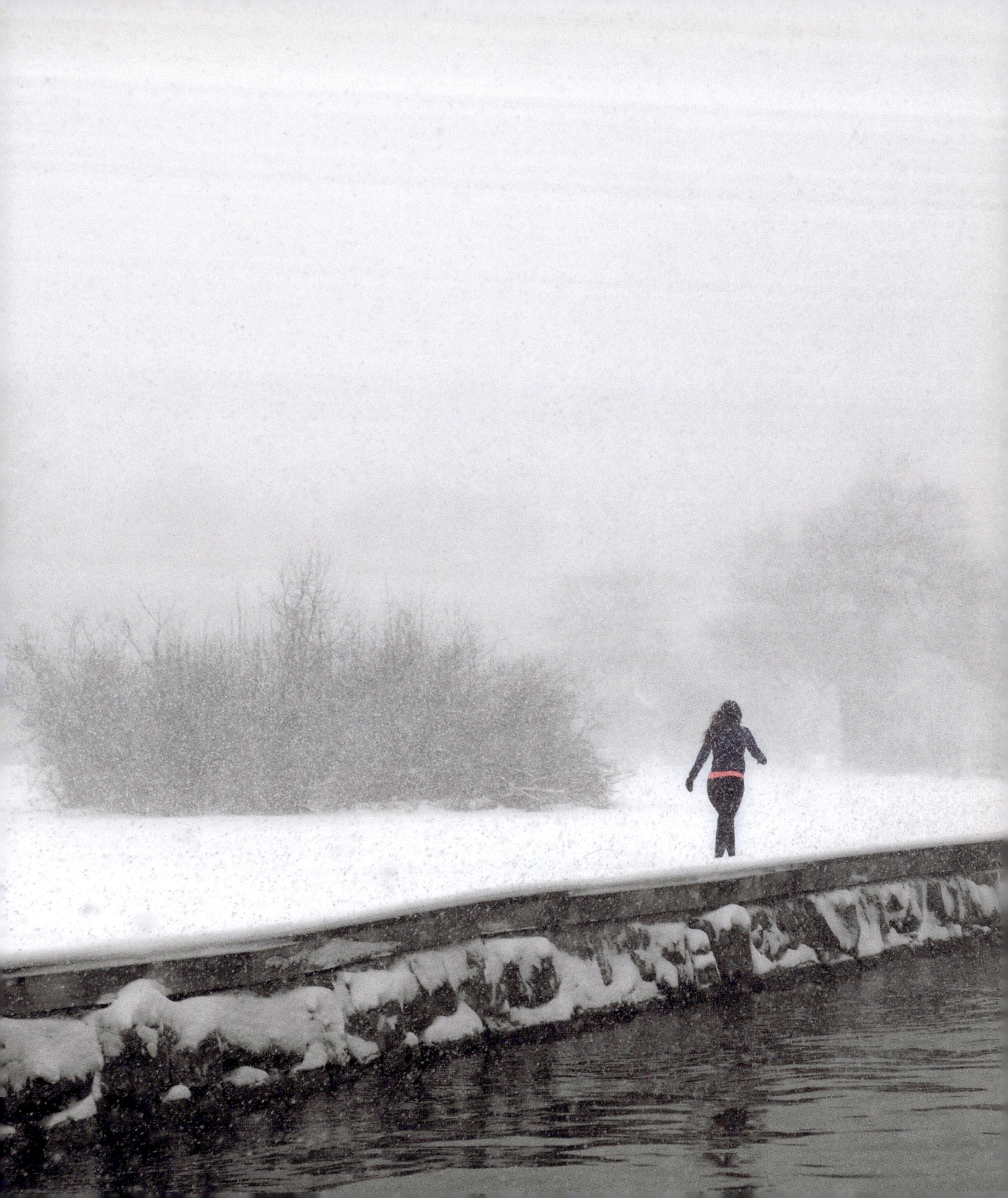